Claudia Cardinal

Die Insel der Vergesslichen

Diagnose Demenz

verlag mainz
ratgeber
sachbücher
2023

Claudia Cardinal

Die Insel der Vergesslichen

Diagnose Demenz

verlag mainz
ratgeber
sachbücher

Impressum

1. Auflage 2023

Printed in Germany

Gestaltung, Druck und Vertrieb:
Druck- & Verlagshaus Mainz
Süsterfeldstraße 83
52072 Aachen

www.verlag-mainz.de

ISBN-10: 3-86317-062-8
ISBN-13: 978-3-86317-062-2

Inhalt

Vorgeschichte: Anjas Weg, der Angst zu trotzen

Anja ist Krankenschwester. Sie ist 45 Jahre alt, trägt seit Kindesbeinen an eine Brille. Ihre Lieblingsfarbe ist orange. Ausschließlich in dieser Farbe kauft sie Accessoires und arbeitet mittlerweile sehr ungern im örtlichen Krankenhaus einer kleinen Kreisstadt. Anja erlebt, wie der Klinikalltag sich verändert und ihre pflegerischen Tätigkeiten immer mehr eingeschränkt werden. Anja musste sich mühsam auf die Computertechnik umstellen, was sie lange vermeiden wollte. Sie hatte ehemals gehofft, dass sie durch ihren Pflegeberuf davon verschont bleiben würde. Das allerdings war heute anders. In der Klinik besteht der Alltag zunehmend aus Dokumentationen. Anja arbeitet im Schichtdienst. Dadurch hat sie schon seit langem Schlafstörungen entwickelt.

Anja hat von ihren Eltern eine Eigentumswohnung mit drei Zimmern geerbt, in der sie mit ihrem Hund lebt. Sie hätte gern einen Garten, doch auch mit dem kleinen Balkon ist sie schon zufrieden. Manchmal denkt Anja, es könne ja noch jemand bei ihr einziehen, damit sie nicht ganz so allein wäre. Doch sobald der Gedanke aufkommt, verwirft sie ihn auch regelmäßig wieder. Im Grunde genießt sie es sehr, genügend Platz für sich allein zu haben.

Sie hat einen schwarzen Mischlingshund, den sie sich vor ein paar Jahren aus einem Tierheim geholt hat. Anja ist der festen Meinung, dass sie ihren Kopf dadurch frei bekommt und besser nachdenken kann, wenn sie täglich mit ihm – bei Wind und Wetter natürlich – durch die Natur läuft. Anja hätte sich niemals ein Haustier angeschafft, wenn sie in einer großen Stadt leben würde. Sowohl die Enge dort, als auch den Straßenverkehr hätte sie dem Tier niemals zugemutet.

Anja hat keine eigenen Kinder und ist Single. Sie leidet ein bisschen unter ihrem kräftigen Körperbau und findet sich auch viel zu klein. Deshalb hat sich Anja angewöhnt, immer und überall mit hohen Absätzen zu laufen, wo es nur möglich ist. Aus ihrer Unzufriedenheit mit sich selbst hat Anja auch lebenslange Erfahrung mit verschiedensten Diätformen. Mit den Ergebnissen dieser Bemühungen ist sie niemals zufrieden gewesen. Einmal in der Woche trifft Anja sich mit Kolleginnen an der örtlichen Bowlingbahn. Das sind immer ganz lustige Abende. Ansonsten hat sie nur Kontakt zu anderen Hundehalter*innen, denen sie auf ihren Spaziergängen begegnet.

Einmal in der Woche besucht Anja ihren Bruder, der gute zehn Jahre älter ist, als sie. Stefan hat mit vierzig Jahren begonnen, eine schwere Demenz zu entwickeln und lebt in einer Einrichtung, die speziell für Menschen mit Demenz gestaltet wurde. Anja sorgt sich sehr um Stefan, denn er wird zunehmend orientierungsloser. Sie befürchtet, dass er sie in absehbarer Zeit nicht mehr erkennen wird.

Stefan war in jungen Jahren begeistert davon, als Schuhmacher zu arbeiten. Er ging vollkommen in seinem Beruf auf. Leider ging seine Ehe in die Brüche und zeitgleich wurde seine Selbstständigkeit zunehmend erfolgloser. Die Menschen in seinem Wohnort kauften sich lieber neue Schuhe, als sein Handwerk – was selbstverständlich kostenintensiv ist – zu schätzen und ihre Schuhe zur Reparatur zu ihm zu bringen. Kurz nach seiner Scheidung war Stefan insolvent.
Auch eine ältere Tante von Anja hatte Demenz. Diese entwickelte sich jedoch später als bei Stefan, als sie Ende sechzig Jahre alt war. Anjas Tante Inge lebte zu der Zeit in einem Pflegeheim, da sie rundum beaufsichtigt werden musste.

Inge war nach dem Ende des Zweiten Weltkrieges geboren. Sie war das Ergebnis einer Vergewaltigung, die ihre Mutter in den letzten Kriegstagen erleben musste. Inges Mutter (die Großmutter von Anja und Stefan) starb, als Inge drei Jahre alt war. Inge und ihre Schwester wuchsen bei Verwandten auf.

Auch in dem Krankenhaus, in dem Anja arbeitet, wurden mehr und mehr ältere Menschen mit multiplen Erkrankungen und zusätzlicher Demenz eingeliefert.

Manchmal, wenn Anja wach wird und nicht mehr einschlafen kann, sorgt sie sich sehr, dass sie selbst auch eine Demenz entwickeln könnte. Dann sieht sie ihre Zukunft in trübem Licht vor sich. Die Aussicht bedrückt Anja immer wieder sehr. Sie sieht keine Chance vor sich, diesem unausweichlichen Schicksal zu entgehen.

Kapitel 1
Sprachliches – Teil 1

»Komisch: Ich kann mich nicht erinnern, dass ich jemals vergesslich gewesen bin.«

© Willy Meurer

Es war Dienstagabend. An jedem Dienstag trafen sich Anja und vier ihrer Kolleginnen zum Bowlingspielen. Anja freute sich, obwohl sie sich, als sie noch zu Hause war, am liebsten auf ihr Sofa eingerollt hätte, um bloß nicht noch einmal vor die Tür gehen zu müssen. Doch Anja war sich sicher, dass ihr der Abend guttun würde. Das Wetter war regnerisch und kalt, und doch hatte der ausgedehnte Spaziergang mit ihrem Hund nicht dazu geführt, dass ihre Laune besser wurde. Sie hatte an diesem freien Tag ihren Bruder Stefan in der Einrichtung besucht, in der er nun schon einige Jahre lebte. Stefan war vor fünf Jahren an Demenz erkrankt und konnte schon seit zwei Jahren nicht mehr allein in seiner Wohnung zurechtkommen. Stefan war sehr aufgeregt an diesem Tag. Er suchte die ganze Zeit nach seinen Schuhmacherwerkzeugen. Natürlich brachte es nichts, ihm wiederholt zu erklären, dass seine Werkstatt schon lange aufgelöst worden war. Und Anja fragte sich, ob das jetzt die ersten Anzeichen dafür waren, dass er auch sie vergessen würde. Seufzend machte sie sich auf den Weg, um die anderen Frauen zu treffen.

Vor der Bowlingbahn traf sie nur Marion, eine der Frauen. Alle anderen hatten abgesagt – wohl wegen des schlechten Wetters. Und nun saßen die beiden Frauen – anstatt Bowling zu spielen – bei einem Getränk an der Bar.

Ihre Stimmung wurde besser. Anja redete sich ihr Erlebnis und ihre Sorge um Stefan vom Herzen. Das Gespräch kam auf den Begriff »Demenz«. Die beiden Frauen befragten das Internet. Hier waren einige ähnliche Worte zu finden.

Demenz
Dementieren
Dementoren

Ob diese Begriffe auf irgendeine Weise zusammenhingen?

Demenz

Unter Demenz wird ein anhaltendes und/oder fortschreitendes Nachlassen der Gehirnfunktionen verstanden. Hierzu gehören die Gedächtnisleistung und die Denkfähigkeit. Es findet ein Abbau sowohl der kognitiven, der sozialen und der emotionalen Fähigkeiten statt. Lateinisch: »dementia« bedeutet »Wahnsinn« oder »Torheit«. »Demens« wiederum bedeutet: ohne Verstand oder das Fehlen von Besonnenheit.

> »Gustave Doré trifft auf einem Schiff nach schwerem Sturm den Tod. Dieser ist unterwegs mit seiner wahnsinnigen Schwester namens Dementia. Der Tod stellt Gustave schwere Aufgaben, die er zu lösen hat, ansonsten wird er seine Seele verlieren.«

Handlung aus »Die wilde Reise durch die Nacht«, Walter Moers

Anja rang nach Worten. »Mein Bruder Stefan ist doch nicht wahnsinnig! Er ist der gleiche, gutmütige Mann, der er schon immer war. Er hat das gleiche Lächeln, wenn er sich freut genau wie früher und er hat die gleichen vorsichtigen Handbewegungen, wenn er sein Besteck in die Hand nimmt. Ganz behutsam macht er das. Genau so ist er mit seinen Werkzeugen auch umgegangen, als er seinen Laden noch hatte.«

Marion beugte sich zu Anja. »Nun, das mag schon stimmen, doch Besonnenheit scheint ihm ja zu fehlen. Und auch der Verstand entspricht wohl nicht ganz dem, was wir anderen, normalen Menschen, als Verstand bezeichnen. Sonst würde er doch eigenständig leben und selbst auf sich aufpassen können. Ein wenig orientierungslos scheint mir das schon.« Anja biss sich auf die Lippen. Sie hatte Zeit ihres Lebens das Gefühl gehabt, Stefan verteidigen und schützen zu müssen.

Dementieren

Für dieses Fremdwort wird eine ganze Bandbreite an verschiedenen Bedeutungen angegeben.

- zurückziehen
- zurücknehmen
- zurückweisen
- rückgängig machen
- abstreiten
- verleugnen
- aufheben
- revidieren
- für ungültig erklären

»Ich dementiere mir.«

Friedrich von Wrangel, 1877 als er totgesagt worden war

»Bei allen Begriffen, die angegeben werden, geht es um Abgrenzung«, sinnierte Marion. »Das ist seltsam. Wer grenzt sich ab? Grenzen wir uns ab oder grenzen sich Menschen mit einer Demenz von allen anderen ab? Haben sie sich zurückgezogen oder zurückgenommen? Es kann natürlich auch sein, dass wir Menschen mit einer Demenz für ungültig erklären und aus dem normalen Umfeld absondern.« Anja wusste genau, was Marion mit ihren Gedanken meinte. Sie erlebte es oft, wenn sie mit Stefan spazieren ging, und er freundlich lächelnd auf andere zuging ohne Hemmungen zu zeigen, wie verwirrt diese Menschen einen Moment später, wenn sie bemerkten, dass er anders war, auf ihn reagierten. In diesen Momenten war es keineswegs Stefan, der sich zurückgenommen hatte. Es waren alle anderen, die nicht wussten, wie sie mit ihm umgehen konnten und die sich von selbst zurückzogen.

Dementoren

Bei Dementoren handelt es sich um eine besonders üble und grausame Spezies der magischen Wesen aus den Harry Potter Romanen der Schriftstellerin J.C. Rowling. Dementoren werden sehr gefürchtet. Sie sind groß und kalt und bewegen sich schwebend. Sie entstehen ohne sich zu paaren und entziehen ihren Opfern alle mentalen Fähigkeiten und Empfindungen. Dementoren rauben den Verstand und den Geist. Sie saugen ihren Opfern die das letzte bisschen Seele aus dem Mund.

Dementoren wurden von J.C. Rowling nach einer depressiven Episode ihres Lebens kreiert.

»Wenn Sie wieder einmal anonym feiern wollen und ihre Mitmenschen prüfen wollen, wie groß ihre Schrecktoleranz ist, tragen Sie das gruseligste Kostüm: das Dementor Kostüm für Kinder und Erwachsene.«

Aus einer Werbung eines Kostümhändlers

»Das ist ja noch viel schlimmer als Wahnsinn und Torheit. Die Dementoren sind bösartig und erbarmungslos. Das sind richtige Ungeheuer«, differenzierte Anja nachdenklich. Sie wusste, dass Menschen oft Abstand hielten von denen, die auf irgendeine Weise anders waren. Das ging Menschen mit den verschiedensten Behinderungen nicht anders, als Menschen mit einer Demenz. Anja wusste auch sehr genau, dass selbst Menschen, die eine Krebserkrankung haben und ohne Haare leicht erkennbar sind, sehr schnell stigmatisiert werden. Ganz einfach, weil sie »anders« sind. Anja und Marion wussten beide sehr genau, dass auch Menschen, die an einer Demenz erkrankt waren, anders als alle anderen waren.

Weshalb wohl der Begriff Dementoren für diese Monster aus den Harry-Potter-Romanen gewählt wurde? Von Dementoren sollte jeder Mensch und jedes Wesen besser Abstand halten. Ob das mit deren Namensgebung gemeint war? Sollte von Menschen mit einer Demenz auch Abstand gehalten werden?

Die Sprache

Marion und Anja staunten nicht schlecht, als ihnen diese Zusammenhänge in der Sprache auffielen.

Die Bar füllte sich mit anderen Menschen, die nach ihrem Sport noch ein wenig zusammensitzen wollten. Es wurde lauter und die beiden Frauen hörten es neben sich lachen: »Ich wusste doch heute Morgen nicht mehr, wo ich mein Handy hingelegt hatte! Ich werde wohl dement!«, sagte eine Stimme neben ihnen. Anja zuckte zusammen.

»Nein, nein«, redete Marion auf sie ein. »Man wird nicht dement. Kein Mensch *ist* dement. Es gibt nur Menschen, die eine Demenz *haben*. Sie *sind* es nicht! Das wäre eine völlige Reduktion auf einen Aspekt eines ganzen, in sich vollkommenen Menschen. Da sollte jeder Mensch doch mit seiner Sprache etwas vorsichtiger und achtsamer sein.«

Offensichtlich suchte Marion nach einer bildhaften Ergänzung zu dem, was sie gerade nachdenklich erläutert hatte. »Menschen haben ja auch Angst, aber sie sind nicht die Angst! Und sie haben ein gebrochenes Bein aber sind kein gebrochenes Bein!« Marion schüttelte den Kopf.

»Ich zucke jedes Mal zusammen, wenn ich höre, wie mit dem Begriff Demenz umgegangen wird«, brach es aus Anja hervor. »Wer immer etwas vergisst, ist gleich dement. Und ich wundere mich sehr darüber, wie sehr darüber gelacht wird. Die Entstehung einer Demenz ist ein Einschnitt im Leben der Betroffenen, die damit ganz und gar aus der Gesellschaft herausfallen. Daran ist nichts Lustiges!«, regte sich Anja auf. »Da wird scherzhaft über sich selbst gesagt, dass ›ich dement werde‹, nur weil sie irgendeine Kleinigkeit vergessen haben oder ihnen ein Name nicht einfällt. Und die Leute lachen dann selbst. Die wissen doch gar nicht, wie das ist. Ich kann das kaum ertragen.« – »Ach Anja, das ist ganz normal. Menschen machen auch so lange Witze über dritte Zähne und Rollatoren, bis sie selbst welche haben. Genau das ist der Unterschied zwischen Theorie und Praxis!«, gab Marion zu bedenken.
»Nein«, widersprach Anja. »Mein Bruder, den ich sehr lieb habe, hat eine Demenz entwickelt. Und mir tut es weh, wenn andere darüber lachen oder Witze reißen. Das ist diskriminierend. Stell dir einmal vor: mir hat eine alte Dame, die in einem betreuten Wohnprojekt ihre Wohnung bezogen hat, erzählt, wie junge Männer, die dort etwas zu tun hatten zu ihr sagten ›geh' aus dem Weg Alzi!‹«

Von oben nach unten

Marion schüttelte den Kopf über diese Unglaublichkeit. »Diskriminierung entsteht dort, wo keine Vielfalt ist. Das ist immer und überall so. Und Diskriminierung ist hierarchisch und extrem arrogant.«

Anja dachte kurz nach, dann fiel ihr etwas ein: »Ich habe einmal gelesen, dass Menschen, die älter werden auch zunehmend diskriminiert werden. Dafür gibt es sogar einen Begriff, der heißt »Ageism«. Und nun stelle ich mir vor, wie es einem älter werden Menschen gehen mag, wenn dieser Mensch auch noch eine Demenz entwickelt. Was die wohl den lieben langen Tag aushalten und ertragen müssen?«

Dann setzte sie seufzend nach: »Ich bin jetzt 46 Jahre alt. Wie es wohl mit mir weitergeht? Bestimmt entwickle ich auch eine Demenz. Das liegt wahrscheinlich in unserer Familie, denn meine Tante hatte auch eine Demenz. Ich habe sie auch oft besucht, als sie in ihrer Pflegestation lebte. Anfangs hat sie sich noch gefreut, dann hat sie mich nicht mehr erkannt und freute sich nur noch, wenn ich alte Lieder mit ihr gesungen habe. Und am Ende konnte sie auch das nicht mehr.« Anja wurde traurig. Sie hatte ihre Tante gern gemocht und musste miterleben, wie sie immer weiter abbaute und auch die Möglichkeit, sie zu erreichen immer schwerer wurde.

»Stefan war noch so jung, als er an Demenz erkrankte. Das ist bestimmt genetisch bedingt. Bevor ich eine Demenz bekomme, will ich lieber sterben!« Dann gestand Anja ihrer Kollegin Marion ein, wie oft sie Herzrasen bekam, wenn sie an ihre eigene Zukunft mit Demenz dachte, und wie oft sie nachts, wenn sie wach wurde, nicht mehr einschlafen konnte und sich immer wieder in ihren Gedanken in der Zukunft auf einer Station für Menschen mit Demenz wiederfand. Sie sah sich rundum betreut, unfrei und ganz und gar orientierungslos. Die Welt und sie selbst passten gar nicht mehr zusammen und sie stand vor der Welt, ohne zu begreifen, wo sie war, geschweige denn, deren Zusammenhänge verstehen zu können. Wenn dieser Zeitpunkt eintreten würde, wird sie einsam und allein sein, Stefan wäre schon gestorben und sie hätte keine Kinder oder Nichten und Neffen, die sie besuchen würden.

Marion schaute Anja nachdenklich an. »Anja, ich glaube so geht das nicht gut mit dir weiter. Ich habe den Eindruck, du legst schon jetzt genau fest, dass du in zwanzig Jahren an einer Demenz erkranken wirst. Ich glaube, so etwas kann gefährlich werden. Ich finde, du solltest dich einmal auf den Weg machen und diese Krankheit kennenlernen. Vielleicht findest du dann auch einen Ausweg für deine Zukunft! Ängste mögen es nicht, wenn sie angeschaut werden. Das weiß ich ganz sicher!«

Dann machten sich die beiden Frauen auf den Rückweg. Und Anja machte sich auf den Weg, die Krankheit Demenz kennenzulernen und für sich selbst zu erforschen. Sie war etwas unlustig und ein wenig widerwillig. Nein, das war kein sonderlich erbaulicher Abend gewesen.

Ageism/Ageismus

»Alter Schwede, wie geht's?«

Deutsches Sprichwort

Diese Anrede stammt noch aus der Zeit des Großen Kurfürsten Friedrich Wilhelm, der alte schwedische Soldaten in seine Dienste nahm

Unter Ageism/Ageismus wird – im soziologischen Sinne – Rassismus und Diskriminierung gegenüber älter werdenden

Menschen verstanden. Älter werdende Menschen tauchen nur reduziert in der Öffentlichkeit auf, sie sind weder als Models, noch in der Wirtschaft, geschweige denn in der Öffentlichkeit sonderlich geschätzt. Ihre Lebenserfahrung ist wertlos geworden angesichts neuer Medien und neuer Erfindungen.

In vielen Kulturen der Welt werden Menschen, die ein höheres Alter erreicht haben, geachtet und wertgeschätzt. Sie werden aufgrund ihrer Lebenserfahrung um Rat gebeten, ob es um Investitionen geht oder um Zwiste mit anderen Menschen. Ältere gelten in vielen Ländern als diejenigen, die als besonders religiös, wohlwollend und wohltätig innerhalb der Familie gelten und als dies angesehen werden. Eine solche Grundhaltung besteht auch außerhalb der Familie. Ältere werden in vielen Teilen der Welt geachtet, respektiert, als Autorität geschätzt und auch so behandelt.

Gleichzeitig ändern sich – von einer wertschätzenden Haltung ihrer Umgebung einmal angesehen – die Lebensbedingungen von Menschen in der modernen westlichen Welt, die älter werden. Meist leben sie allein, nicht – wie in anderen Regionen der Welt – eingebunden in die Familie und dementsprechend Aufgaben übernehmend, die für die ganze Gemeinschaft wichtig sind.

Das niedrigste Respektniveau liegt in den Industrieländern, die über das höchste Einkommen verfügen. Es wird angenommen, dass sich die Haltung dem eigenen Altern gegenüber auf die Lebenserwartung auswirkt. Im Schnitt wird bei einer negativen Einstellung vermutet, dass sich die Lebenszeit um 7,4 Jahre reduziert.

Wenn etwas langsamer wird, ist es für eine Gesellschaft, die Schnelllebigkeit und Fitness ganz hoch in der Hierarchie ansiedelt, sehr schwer, etwas Langsameres, Bedächtigeres, Faltigeres und Erfahreneres als wertvoll anzuerkennen. Mangelnde Wertschätzung und Anerkennung erleben alle Menschen, wenn sie älter werden, von Personen, wie Helmut Schmidt und ein paar wenigen anderen einmal abgesehen. Helmut Schmidt wurde und wird immer noch große Wertschätzung, ebenso große Achtung und Bewunderung entgegengebracht.

Es gibt bestehende Vorwürfe und Forderungen an älter werdende Menschen. Ihnen wird unter anderem vorgeworfen, jüngeren die Arbeitsplätze wegzunehmen und ihnen werden die hohen Ausgaben im Gesundheitswesen und der Rentenausgaben zur Last gelegt. Dahinter steht auch die Forderung, Platz für die nächsten Generationen zu machen.

Ein wesentliches Merkmal von Diskriminierung ist es, dass die Betroffenen nicht über ausreichende Mittel verfügen, um diese Diskriminierung anzuprangern, geschweige denn, etwas gegen sie zu tun. Älter werdende Menschen haben keine Lobby und keine Macht, ihre Situation darstellen und verteidigen zu könnten.

Verschiedene Punkte des Alltags können das verdeutlichen:

→ Außer in politischen Zusammenhängen, also in Fernsehen, Kino usw. sind ältere Menschen wenig vertreten und spielen eher in Nebenrollen.
→ Menschen jenseits der 60 Jahre – und manchmal bereits früher – haben nur wenige Möglichkeiten, bezahlte Arbeit zu finden, bzw. aus einer bestehenden Arbeitslosigkeit herauszukommen.
→ Barrieren im Städtebau bereiten Älteren und allen Menschen mit Behinderungen erhebliche Probleme.
→ Nacktheit und die Körper von Älteren werden als hässlich angesehen, Liebe unter oder mit älteren Menschen wird lächerlich gemacht oder verniedlicht und mit Spott und Hohn betrachtet. Witze hierüber können jederzeit gemacht werden.
→ Alt werden wird in Verbindung damit gesetzt, dass die Betroffenen unfähig werden, Denken zu können. Das führt auch dazu, dass sie oftmals wie Kinder betrachtet und

behandelt werden. Es scheint, als würden sie sich in einer Show für Kinder im Fernsehen befinden, in der ihnen mit eindeutiger Verstellung der Stimme und lauter und deutlicher, langsamer Aussprache Zusammenhänge mühsam vermittelt werden müssen.

- → Vielen älteren Menschen begegnet die Haltung, dass sie nicht mehr selbst über sich entscheiden können und dies andere für sie übernehmen müssen.
- → Alt werden und eine Demenz zu entwickeln scheinen Hand in Hand einherzugehen.

> »Wie können alte Menschen Wertschätzung erleben, wenn sie gar keine Möglichkeit haben, sich verteidigen zu können?«
>
> *T., 69 Jahre alt*

Betroffenen, älter gewordenen Menschen, wird geraten, sich eine positive Grundeinstellung zu behalten. Es wird wenig dazu gesagt, wie dieses funktionieren kann. Es wird ihnen auch geraten, Stellung zu beziehen und laut zu werden.

> »Wenn meine Tochter zu mir kommt, geht sie zuerst an den Kühlschrank und kontrolliert, ob ich nur ja keine Dinge darin habe, deren Verfallsdatum abgelaufen ist. Vorwurfsvoll in Wort und Miene wirft sie dann alles einfach weg, ohne mich zu fragen. Ich bin bei meiner Tochter noch niemals ungefragt an den Kühlschrank gegangen.«
>
> *U., Mutter einer erwachsenen Tochter*

> »Wenn meine Kinder zu Besuch kommen, reden sie mir in alles hinein. Sie wollen mir vorschreiben, welche Sendungen ich ansehe, ob meine Kleidung zusammenpasst oder welche Bücher ich lese. Mache ich in ihren Augen etwas, was sie so

nicht für gutheißen, sehe ich sie genervt die Augenbrauen hochziehen! Sie wollen kontrollieren, was ich esse und geben zu jedem, was ich in den Mund stecke, einen Kommentar ab, ob das gut oder schlecht für mich und meine körperliche Verfassung ist. Was wohl wäre, wenn ich zu deren Süßigkeitenkonsum oder deren Fahrstil eine Bemerkung machen würde.«

M., Vater von drei erwachsenen Kindern, 74 Jahre

»Ich soll in den Augen meines Sohnes dringend in ein Fitnessstudio gehen, damit ich fit bleibe. Er kann sich gern weiter auf seinen Marathonlauf vorbereiten. Ich schreibe ihm ja auch nicht vor, welche Tageszeitung er lesen soll. Wenn ich eine Zigarette rauche, heißt es jedes Mal: ›Das sollst du doch nicht!‹«

I., Mutter eines erwachsenen Sohnes, 64 Jahre

»Ich will meine weiß gewordenen Haare nicht mehr einfärben! Ich will weder beim Ironman mithalten, noch mit einer Harley Davidson durch die Sonntage knattern. Das scheinen die einzigen Momente zu sein, in denen ein alt gewordener Mensch Bewunderung erfährt. Wenn ich malen kann, wenn ich Erfahrungen in vielen Krisensituationen habe, wenn ich Kochen kann, wenn ich mich nur langsam bewegen kann, zählt das gar nicht. Ich werde belacht, weil ich einmal mein Hemd falsch herum an habe? Ich muss bei der Bank mehr Geld für Überweisungen bezahlen, weil ich mich nicht mit dem Online-Banking auskenne. Ich habe als alt gewordener Mensch das Recht, mich nicht mehr auskennen zu müssen!«

C., 73 Jahre alt

Ageism/Ageismus und Demenz

> »Zwei von drei Menschen glauben immer noch, dass Demenz ein normaler Teil des Alterns ist. 62 Prozent der Ärzte glauben noch immer, dass Demenz ein normaler Teil des Alterns ist. Dem Bericht zufolge fühlen sich rund 50 Prozent der Demenzkranken von Angehörigen der Gesundheitsberufe (Ärzten und Krankenschwestern) ignoriert, während 33 Prozent der Befragten der Ansicht waren, dass sie von Angehörigen der Gesundheitsberufe oder Ärzten nicht angehört werden würden, wenn sie an einer Demenz leiden würden.«

Befragung von 70.000 Menschen in 155 Ländern aus dem Jahr 2019

(www.alzheimer.de)

»Wenn so viele Menschen der Bevölkerung der Ansicht sind, dass Alter und Demenz maßgeblich gemeinsam einhergehen, ist die Bezeichnung ›Alzi‹ für einen älter gewordenen Menschen kein Wunder mehr.« Anja hatte sich bislang wenig Gedanken darüber gemacht, wie es alt gewordenen Menschen gehen mag. Sie mochte alte Menschen sehr gern. Sie erlebte sie häufig, wenn diese ins Krankenhaus kamen. Sie waren oft sehr dankbar für ein freundliches Wort, das an sie gerichtet wurde. Nur manchmal waren einige richtig biestig und klingelten ohne Unterlass, als ob sie sich in einem Luxushotel befänden.

Spezies Mensch

Gleichzeitig stellt sich die Frage, inwieweit älter gewordene Menschen mit einer Demenz diskriminiert werden. Das ist in erheblichem Maße der Fall. Im Jahre 2016 wurde unter

Gesundheitsminister Hermann Gröhe durch den Bundestag ein Gesetz verabschiedet, das Medikamentenversuche an Menschen mit geistiger Behinderung und Menschen mit Demenz erlaubt, auch wenn sie als nicht mehr einwilligungsfähig angesehen werden. Bislang waren derartige Versuche nur dann erlaubt, wenn sie für den Probanden von Vorteil gewesen sind. Das ist abgeschafft. Obwohl Kirchen und Ethikverbände Sturm gegen diesen Vorstoß von Herrn Gröhe liefen, hat das an dem Geschehen nichts geändert.

Die Tests dürfen dann gemacht werden, wenn die betreffenden Personen vorab in einer Patientenverfügung grundsätzlich damit einverstanden waren und die gesetzlichen Betreuer*innen dem zustimmen. Mahnung und Hinweise einiger Bundestagsabgeordneter auf die Zeit des Faschismus und der damals praktizierten Euthanasie von »wertlosem« Leben und mit massiven medizinischen Versuchen an Menschen hatten keine Wirkung auf den Abschluss dieses Gesetzes. Damit ist ein Mensch mit einer Demenz von einem Subjekt zu einem Objekt geworden und ihm werden Grundrechte abgesprochen.

Spezies Menschenaffen

Bis 1990 wurden Tiere als »Dinge« angesehen und dementsprechend lauteten auch Ergebnisse bei juristischen Auseinandersetzungen. Ab diesem Zeitpunkt 1990 wurden Tieren Rechte zugesprochen. Mittlerweile heißt es, dass große Menschenaffen, wie es Gorillas, Orang-Utans, Schimpansen und Bonobos sind, nur einen kleinen genetischen Unterschied von 1,5% zu uns Menschen haben. Der Unterschied zwischen Männern und Frauen unter uns Menschen kann einen Unterschied von 2–5% betragen. Das bedeutet, dass uns einige aus der Spezies Affen genetisch ähnlicher sein können, als unter den Geschlechtern bei der Spezies Mensch. Es gibt Forderungen, dass es strafbar werden soll, wenn Menschenaffen gejagt werden, wenn sie zur allgemeinen Bespaßung dienen, wenn Laborversuche an ihnen vorgenommen werden oder ihr Lebensraum zerstört wird. Ihre Rechte sollen durch Sachverwalter eingeklagt werden können.

Menschen mit einer Demenz scheinen damit auf der untersten Stufe der Wertschätzung und Achtung zu stehen. Sie drohen nahezu entrechtet zu werden. Das spricht für eine ganz enorme Arroganz und Überheblichkeit einer ganzen Gesellschaft. Der Verstand ist in den privilegierten Ländern der Erde das höchste Gut. Das, was sich außerhalb einer Verstandesebene bewegt, darf kaum existieren.

> »Verwirrte sind wie Menschen, die das Telefon nicht abheben. Sie sind nicht erreichbar! Diese ›Aussteiger‹ werden dann von denen, die sie raus geworfen haben, zur eigenen Gewissensberuhigung als, Sie wissen schon, Demente oder ›M. Alzheimer‹ bezeichnet.«
>
> *Erwin Böhm in ›Seelenlifting statt Gesichtsstraffung‹*

Anja war wütend. Sie erinnerte sich genau an die sonderbaren Blicke, die sie oft zugeworfen bekam, wenn sie mit Stefan unterwegs war. Manchmal lachte Stefan abrupt laut auf, wenn er etwas lustig oder schön fand und immer wieder musste Anja Stefan rufen, damit er nicht querfeldein davon lief. »Wir Menschen können etwas anderes als uns selbst nur schwer ertragen. Und wenn wir etwas nicht verstehen, ist es schlecht – für die anderen.« Anja hatte wiederholt bemerkt, dass Menschen die ihnen entgegenkamen, auswichen und den Abstand zwischen ihnen und Anja und ihrem Bruder vergrößerten.

Dabei war Stefan immer freundlich zu allen, die ihm begegneten. Er lächelte Fremden zu, er streichelte ihren Hund und freute sich an ihm. Und fast alle Hunde kamen ihm schwanzwedelnd entgegen. Die Vorstellung, dass irgendjemand an Stefan medizinische Versuche unternehmen würde, ließ Anja ohnmächtig nach Luft schnappen. Sie wusste, dass sie sich erheblich und vehement dagegen einsetzen würde.

Anja wusste sehr genau, dass auch Hunde und Katzen unterschiedliche Charaktere haben. Die einen waren schlauer, als die anderen und die einen waren misstrauischer als die anderen. Anja wurde regelmäßig körperlich übel, wenn sie etwas über Tierversuche hörte. »Ob die Begriffe ›Unmenschlichkeit‹ und ›Menschlichkeit‹ ausgetauscht werden müssten?«, erwog sie.

Ob sie selbst auch dachte, dass ältere und alte Menschen weniger wert seien, als junge? »Wann ist ein Mensch eigentlich alt?«, fragte sie sich. Anja ertappte sich dabei, dass sie ungeduldig wurde, wenn ältere Menschen an der Supermarktkasse so lange Zeit brauchten, bis sie das Geld gezählt hatten und wenn sie nicht schnell genug ihre Einkäufe verstaut bekamen. Sie fühlte sich manchmal wie auf glühenden Kohlen, wenn auf ihrer Station alte Menschen dreimal nachfragten, welche Medikamente sie wann einnehmen sollten.
Anja erkannte, dass sie sich in bester Gesellschaft befand mit allen anderen, die Alten gegenüber Vorurteile hatten.

Gegenüber Menschen mit einer Demenz hatte Anja die Ungeduld nicht. Sie erinnerte sich an eine Mitbewohnerin in dem Heim, in dem Stefan sich befand. Dort lebte eine alte Dame mit schlohweißem Haar, die gerade eben noch Kinderlieder singen konnte. Sie konnte auch noch selbst essen. Sie schlurfte durch die Flure, verirrte sich regelmäßig und musste immer wieder von anderen in ihr Zimmer gebracht werden.

Eines Tages im Spätsommer stand sie im Garten auf einer Wiese. Die Sonne schien, ein leichter Wind regte sich.

Die alte Dame stand dort, breitete die Arme hoch aus und wiegte sich mit einem strahlenden Lächeln auf ihrem Gesicht und geschlossenen Augen schwingend mit dem Wind langsam hin- und her. Anja stand wie verzaubert dort und beobachtete sie. Sie war innerlich gerührt und begeistert von dieser gelösten Hingabe, die die Frau dabei zeigte. Wenn Anja sich an diese Situation erinnerte, fragte sie sich manchmal, ob alte und weise Zen- Meister Ähnliches empfinden oder zeigen könnten.

Kapitel 2
Die große Angst

»Am Ende behält der Hypochonder Recht.«

© Werner Hadulla

- Dementophobie ist die Angst davor, wahnsinnig zu werden.
- Agateophobie ist die Angst davor, geisteskrank zu werden.
- Meningitophobie ist die Angst davor, eine Hirnerkrankung zu bekommen.
- Gerascophobie ist die Angst davor, zu altern.

Anja wusste, dass Menschen vor allem, was es auf der Welt gibt, Angst entwickeln können. Dazu kannte Anja sich selbst zu gut. Sie wusste um ihre Phobie vor dem Thema Demenz. Doch alle beruhigenden Worte, die sie sich auch selbst zusprach, prallten an der Angst ganz einfach ab.

Sie hatte auch einiges davon während der ganzen Jahre, in denen sie ihre Tante und Stefan, ihren Bruder, begleitete, praktisch und hautnah erlebt, wie so ein Krankheitsverlauf bei einer Demenz aussehen kann. Anja war sich klar über den schleichenden Verlauf, den eine Demenz nehmen kann. Sie war sich auch bewusst über den schleichenden Beginn der Krankheit. Sie kannte ebenfalls ihre eigene Schwäche, wie sie Schweißausbrüche bekam, wenn sie irgendetwas – und sei es nur eine Kleinigkeit – vergessen hatte. Dann war sie jeden Mal sicher, dass das die ersten Anzeichen davon sind.

Sie nahm sich vor, alles zu sammeln, was sie über die Demenz und ihren Verlauf auffinden konnte. Anja wusste nur zu gut, dass sie Etliches auf dem Weg erschrekken würde. Gleichzeitig ahnte sie, dass sie nur dann ihre Ängste in den Griff bekäme, wenn sie sich ihnen stellen würde. Marions Worte hatten sie davon überzeugt, dass sie nicht mehr umhin kommt, sich dem Thema endlich zu widmen.

Anja hatte bei ihrer Arbeit im Krankenhaus so viele Menschen mit Ängsten erlebt, dass sie verstand, weshalb die bloße Beruhigung »Sie brauchen keine Angst zu haben«, nur eine oberflächliche Floskel war. Das half weder bei Menschen im Krankenhaus, noch bei ihr selbst. Wer denn – außer ihr – hatte den jahrelangen schweren Abschied von ihrer Tante begleitet und würde jetzt den von ihrem Bruder erleben? Niemand, außer ihr selbst. Sie war ganz und gar allein gelassen mit ihren Sorgen. Einzig Marion war die Person, die sie ansprechen mochte. Marion nahm ihre Gedanken ernst und tat sie nicht einfach als unwichtig ab und relativierte ihre Sorgen.

Anja nahm sich vor, eine Expertin für alle Fragen zum Thema »Demenz« zu werden. Sie begann zu recherchieren. Ihr standen viele Quellen zur Verfügung. Sie hatte ihre Lehrbücher aus der Ausbildung zur Krankenschwester, sie konnte sich Bücher zum Thema Geriatrie und Demenz ausleihen, sie war fähig, im Internet zu recherchieren und das Wichtigste war ihre Erfahrung im Alltag mit den speziellen Abteilungen für Menschen mit einer Demenz durch ihre Tante und durch ihren Bruder Stefan, wie auch die Gespräche und Beobachtungen dort. Anja wollte ab jetzt sehr viel aufmerksamer mit ihren Beobachtungen umgehen.

Sie sah sich inmitten einer immer riesiger werdenden Schar von Menschen, die sich orientierungslos in einer

Gemeinschaft befinden, von der sie nicht mehr wissen, woher sie kommen und wohin sie gehen mögen und der Welt immer fremder werden und sich von allem immer mehr entfremden. Anja war zunehmend bedrückt und sah ihr kommendes Schicksal klar vor Augen.

Schon während ihrer Ausbildung zur Krankenschwester hatte Anja gelernt, dass es verschiedene Formen einer Demenz gibt. Diese Tatsachen waren für sie keineswegs neu.

Sie dachte an die alte Dame, die als »Alzi« tituliert worden war. Anja erinnerte sich auch an den »Morbus Alzheimer« aus ihrem Wissen als Krankenschwester.

»Morbus« heißt Krankheit in der lateinischen Sprache. In der Fachsprache der Medizin wird der Name desjenigen, der die Krankheit erstmalig beschrieben hat, dahinter gesetzt. Und diesem Falle war es der Arzt Alois Alzheimer, der die Krankheit im Jahre 1906 beschrieben hatte. Alois Alzheimer hatte im Gehirn verstorbener Patient*innen charakteristische und spezifische Eiweißablagerungen gefunden.

Ob vielleicht eine Früherkennung sinnvoll wäre? Doch alles, was Anja dazu finden konnte, half ihr keineswegs weiter.

Die Diagnose

Es war durchaus möglich, durch spezifische Untersuchungen, wie ein MRT (bildgebendes Verfahren Magnetresonanztomografie), entsprechende Ablagerungen im Gehirn und Hinweise auf eine Alzheimerkrankheit zu finden. Diese Untersuchung wird allerdings als

Privatleistung angesehen und gilt als nutzlos, da dadurch kein Vorteil erkennbar sei. Eine entsprechende Diagnose hat keinerlei Einfluss auf die Zukunft, denn die Entstehung der Krankheit lässt sich weder ansatzweise verhindern, noch abmildern. Das bedeutet, es gibt keine Behandlungsmöglichkeiten.

Das hatte Anja geahnt. Doch sie hoffte weiter und weiter, dass doch irgendjemand etwas finden müsste, was diesen Schrecken in Zukunft lindern könnte. Es gab offensichtlich nichts, was Anja Mut dazu machen konnte, ihrem Familienschicksal zu entgehen.

Wie es zu dem Begriff Alzheimer kam

Alois Alzheimer war Arzt in einer Nervenklinik. Vor etwa 120 Jahren wurde eine 51-jährige Patientin in die »Anstalt für Irre und Epileptische« gebracht. Sie litt an Vergesslichkeit und hatte Wahnvorstellungen. Alzheimer war der Meinung, dass die Frau viel zu jung für eine Altersdemenz war. Sie bekam die Diagnose »Präseniles Irresein«. Als die Frau ein paar Jahre später starb, untersuchte er ihr Gehirn mikroskopisch. Er fand eine Menge an untergegangenen Zellstrukturen und Ablagerungen, den krankmachenden pathologischen Eiweißstrukturen, »Amyloide« genannt. Alzheimer sah dadurch seine Theorie bestätigt, dass Geisteskrankheiten einen organischen Hintergrund haben.

Bis zu Beginn der 1970-er Jahre blieben alle weiteren Zusammenhänge ungeklärt. Dann jedoch zeigte sich, dass die Erkrankungsrate in höherem Alter ansteigt. Sie ist also nicht nur – wie von Alzheimer vermutet – eine seltene Erkrankung jüngerer Menschen. Im weiteren Verlauf wurde erforscht und herausgefunden, welche mikrobiologischen Zusammenhänge eine weitere Rolle spielen.

Heute wird davon ausgegangen, dass die Ursache für die Entstehung einer Demenz von multiplen Faktoren abhängig ist. Etliche Risikofaktoren können die Krankheit begünstigen oder in ihre Schranken weisen.

> »Mein Vater hat stetig und langsam eine Demenz entwickelt. Er hat einen absolut rhythmischen Tagesverlauf. Am 1.Tag steht er auf, ist geistig klar, kann allein zur Toilette und mit uns sprechen. Am nächsten Tag wirkt er verwirrt und am 3.Tag muss er gefüttert und gewindelt werden. Dann fängt alles wieder bei Tag 1 an. Das ist wirklich sehr seltsam!«
>
> *Die Tochter*

Es gibt ungefähr fünfzig verschiedene Formen einer Erkrankung an Demenz.

➡ Primäre Formen:

- Alzheimer:

  Eiweißablagerungen im Gehirn sind nachweisbar. Alzheimer kennzeichnet sich durch stark verminderte Gedächtnisleistung. Später kommen psychische Symptome hinzu.

  Die Krankheit schreitet langsam und allmählich voran.

  Es wird angenommen, dass in etwa 50–60% der Fälle von Demenz, eine Alzheimererkrankung vorliegt.

  In etwa der Hälfte der Fälle geht der Diagnose voraus, dass die Fähigkeit zu Riechen abnimmt.

- Parkinson-Demenz

  Durch Dopaminmangel (Dopamin steuert Bewegungsabläufe) entsteht die so genannte »Schüttelkrankheit«, mit Muskelstarre, steifer Bewegung bis zur Bewegungslosigkeit.

Neben der gestörten Bewegung ist vor allem Vergesslichkeit ein wichtiges Symptom.

In etwa 40% der Fälle entsteht im Laufe der Zeit auch eine Demenz.

In etwa 75–95% der Fälle können die Betroffenen nicht richtig riechen und in Folge auch nicht mehr richtig schmecken.

- Lewy-Körperchen-Demenz

  Das Gedächtnis kann länger erhalten sein, gleichzeitig treten häufig Halluzinationen auf. Es kann sein, dass die Betroffenen mit anderen reden, die nicht da sind.

  Gleichzeitig treten Symptome auf, die bei Parkinson bekannt sind, wie steife Bewegungen, Zittern und eine sehr fragile, instabile Körperkontrolle.

- Frontotemporale Demenz, Morbus Pick:

  Die Betroffenen zeigen Veränderungen in ihrer Persönlichkeit und »seltsames« Verhalten. Sie sind vielleicht aggressiv oder sie zeigen sich reizbar und für normale Menschen taktlos und peinlich. Typische Symptome – wie bei Demenzerkrankungen üblich (Gedächtnisverlust) – treten erst später auf.

- Vaskuläre Demenz

  Durchblutungsstörungen im Gehirn. Hier stehen die Symptome der Orientierungslosigkeit, Sprachvermögen und verminderte Aufmerksamkeit im Vordergrund.

  Multi- Infarkt-Demenz: wenn mehrere Schlaganfälle passiert sind, die eine Arterie blockieren.

➡ Sekundäre Formen:

- Die Demenzerkrankung wird durch andere, bestehende Krankheiten hervorgerufen:
- Gehirntumore und andere Verdrängungsprozesse im Gehirn.
- Vitaminmangelerscheinungen, z.B. Vitamin B12
- Schilddrüsenerkrankungen
- Stoffwechselerkrankungen, auch Austrocknung

- Alkoholmissbrauch
- Entzündungen im Gehirn, z.B. bei Aids oder durch Creutzfeldt-Jacob- Erkrankung

  Mischformen zwischen primärer und sekundärer Demenz sind bekannt.

➡ Zahlen

- Es gibt in Deutschland etwa 1,7 Millionen Menschen, die an einer Demenz erkranken.
- Pro Jahr sollen 300.000 Neuerkrankungen dazu kommen.
- Es wird davon ausgegangen, dass bis 2050 etwa 3 Millionen Menschen an Demenz erkrankt sein werden.
- Es gibt ungefähr 25.000 Menschen unter 65 Jahren, die an Demenz erkrankt sind. Weniger als 2% entfallen auf jüngere Menschen.
- Besonders ältere Menschen erkranken an einer Demenz. Ca. einer von zehn der über 65-Jährigen, etwa zwei von zehn der über 80-Jährigen und fast jeder Dritte der über 90-Jährigen leiden an einer Demenz in seinen verschiedenen Formen.
- Etwa 65% der Erkrankungen sind vom Typ Alzheimer.
- Die Krankheit ist irreversibel (nicht rückgängig zu machen) und endet mit dem Tod der betreffenden Person. Die Lebenszeit kann zwischen 4–5 Jahren betragen, es ist durchschnittlich von 7–10 Jahren auszugehen, doch auch Fälle von mehr als zwanzig Jahren sind bekannt.
- Frauen haben etwa ein doppelt so hohes Risiko, an Demenz zu erkranken als Männer.
- Hintergründe sollen sein:
- Weiblicher Hormonzyklus
- Höhere Lebenserwartung

➡ Demenzen werden in zwei Formen eingeteilt. Es gibt reversible, also umkehrbare Formen der Demenz und es gibt Formen, die nicht umkehrbar, also irreversibel sind.

- Reversibel:
  das sind die Formen, die z.B. durch Flüssigkeitsmangel oder Vitaminmangelerscheinungen auftreten. Werden die Substanzen zugeführt, ist eine Linderung aller Symptome in Sicht. Das gilt auch bei Schilddrüsenerkrankungen, deren dementielle Erscheinung sich bei entsprechend guter Einstellung von Medikamenten deutlich verbessert. Auch Hämatome, Hirntumore usw. können nach erfolgreicher Behandlung die Zeichen einer Demenz verschwinden lassen.

  In erster Linie sind also die sekundären Demenzen reversibel.
- Irreversibel:
  eine Alzheimer-Demenz ist irreversibel und wird ihren eigenen Verlauf nehmen.

  In diesen Bereich fallen auch die Demenzen nach Multi-Infarkten und die AIDS-Demenz.

Menschen mit einer Trisomie 21 (Down-Syndrom) erkranken häufig im mittleren Lebensalter an einer Alzheimer-Demenz. Offensichtlich begünstigt die Chromosomenverschiebung die Bildung von Amyloiden im Gehirn. Während Menschen mit Trisomie 21 in früheren Jahren relativ früh verstarben – meist an einer Leukämie oder an einem Herzfehler – werden heute viele durch eine verbesserte Behandlung älter.

Als Anja sich in diese Zahlen, Fakten und wissenschaftlichen Erkenntnisse noch einmal vertiefte, erinnerte sie sich an ihre Tante und dachte an Stefan. Stefan gehörte zu den ganz wenigen, die so früh an dieser Krankheit erkrankten. Dann hätte Stefan wohl eine Alzheimererkrankung und ihre Tante eine »normale Altersdemenz«.

Jede Demenzerkrankung verläuft anders, jeder Mensch ist anders, jeder Mensch reagiert anders. »Wahrscheinlich gibt es gar keine zwei gleichen Krankheiten!«, dachte Anja »Hoffentlich!«, fügte sie in ihren Gedanken noch hinzu. Beruhigt wurde sie dadurch nicht.

Zahlen und Prognosen

Anja vertiefte sich in die Informationen der Deutschen Alzheimergesellschaft (www.deutsche-Alzeimer.de). Dort las sie, dass nach Hochrechnungen pro Jahr mit einer Neuerkrankung (Inzidenz) von etwa 300.000 Menschen gerechnet werden kann.

Sie las auch, dass es eine wachsende Zahl von Hinweisen darauf gäbe, dass es in Zukunft in den westlichen Ländern eine Verminderung der Krankheitsrate zwischen 11–35% innerhalb eines Jahrzehnts geben kann.

Das könnte tatsächlich die Hoffnung wecken, dass die Krankenzahlen nicht in dem Maße ansteigen werden, wie bislang angenommen. Für einen winzigen Moment stutzte Anja: »Steigen die Zahlen nun oder sinken sie?« Doch dann nahm überhand, was allgemein über das Thema gesagt wurde. Schlaflosigkeit wurde als ein erstes Warnzeichen angegeben. Anja erschrak. Sie konnte doch manchmal nur sehr schlecht schlafen. Besonders nachts um drei Uhr lag sie oft wach und fand keinen Weg zurück in einen erholsamen Schlaf!

Anja hatte bei ihren Besuchen von Stefan erlebt, dass einige der Menschen, die dort leben, sehr aggressiv waren. Sie hatte auch Menschen gesehen, die ruhelos hin- und her liefen. Und sie hatte andere mitbekommen, die nur noch apathisch vor sich hinguckten. Ihr schauderte. »So werde ich wohl eines Tages enden! Doch dann wird kein Stefan mehr da sein, der mich besuchen kommen könnte!« Mit dieser Zukunftsvorstellung war sich Anja ganz sicher.

Wann immer Anja bei diesen Gedanken festhing, traten ihr Schweißperlen auf die Stirn, sie begann zu frieren und wusste nicht mehr, wohin sie sich wenden solle. Es war unausweichlich! Manchmal konnte sie sich dann nur dadurch wieder ein wenig in Normalität bringen, wenn sie ausgiebig duschte.

Sie war sich nicht sicher, ob sie Beruhigungstabletten nehmen solle. Vielleicht halfen diese ihr auch dabei, besser schlafen zu können? Und jetzt, da sie sich noch auf den Weg machen wollte, die Krankheit kennen zu lernen, fühlte sich das Ganze erst einmal noch furchtbarer an.

➡ Leichtes Stadium Demenz:

Oftmals zeigen sich Hinweise auf eine beginnende Demenz dadurch, dass die Fähigkeit Riechen zu können abnimmt. In Folge nimmt auch der Geschmackssinn ab. Bei einem normalen Schnupfen, verschwinden die Symptome mit Abklingen des Schnupfens. Das ist bei einer beginnenden Demenz nicht der Fall. Das Aussetzen von Geruchs- und Geschmacksfähigkeit bleibt bestehen.

Eine leichte Form ist schwer von einer ganz normalen Altersvergesslichkeit zu unterscheiden. Bei einer leichten Form einer Demenz stellen sich zeitliche Orientierungsprobleme ein. Hier können gestellte Fragen nach Wochentag, Uhrzeit und nach dem bestehenden Monat nur schwer beantwortet werden. Auch einer Fernsehsendung oder einem Zeitungsbericht kann häufig nur schwer gefolgt werden. Auch das Ausfüllen von Überweisungsträgern kann Schwierigkeiten bereiten.

Es kann sich zusätzlich eine Orientierungsschwierigkeit einstellen, die vorher nicht zu beobachten war. Es kann auftreten, dass die Betroffenen ihr Äußeres und ihre Hygiene vernachlässigen. Und es kann auch sein, dass sie auf gestellte Fragen mit Rückfragen antworten, da sie selbst keine Antwort mehr darauf finden können.

In dieser Zeit können die Betroffenen meist noch allein in ihrer gewohnten Umgebung leben und kommen dementsprechend auch weitgehend allein zurecht. In dieser Phase vergessen die Betroffenen Verabredungen und verlegen auch leicht Dinge an Orte, an die sie sich kurze Zeit später nicht mehr erinnern.

Ob selbständiges Autofahren in diesem Stadium noch zulässig ist, kann nur individuell entschieden werden. Es gibt mittlerweile Fahrschulen, die speziell für Menschen mit Demenz Probestunden dazu anbieten. Dieser Probetest sollte in halbjährigen Abständen wiederholt werden.

Wenn solche Zeichen auffallen, ist es ratsam, rechtzeitig Vorsorgevollmachten und Verfügungen aufzusetzen.

➡ Mittleres Stadium Demenz:

Der Verlauf ist schleichend und wechselt sich immer wieder mit guten Tagen ab. Es kann sein, dass die Betroffenen Probleme damit haben, Sätze zu bilden. Es kann auch sein, dass sie Tageszeiten durcheinanderbringen. Ihre Feinmotorik wird schwächer, was auch an dem persönlichen Schriftbild zu erkennen ist. Das Schriftbild kann sich stark verändern und Linien sind kaum einzuhalten.

Für alle Beteiligten ist es zunehmend schwer, wenn die Erkrankten im fortschreitenden Verlauf keine Erinnerung mehr an Hochzeiten, gemeinsame Feiertage, Urlaube oder gar die eigenen Kinder haben.

Es kann sein, dass bei den Betroffenen erlebte Enttäuschungen hochkommen. Dann können Veränderungen in der Persönlichkeit eintreffen. Das kann von verstärktem Mistrauen hin zu Gereiztheit und Aggressivität gehen.

Allen in der Umgebung wird hier zu größter Geduld geraten – wie schwer auch immer das sein mag. Die Betroffenen brauchen erheblich mehr alltägliche Unterstützung, als im ersten Stadium.
(siehe auch: Woran kann ich eine Demenz erkennen, Kapitel 3)

➨ Spätes Stadium Demenz:

Die Betroffenen haben starke Stimmungsschwankungen und unvorhersehbaren Bewegungsdrang. Es kann sein, dass sie lange Zeit nur vor sich hinstarren und plötzlich und unerwartet Bewegungsschübe bekommen.

Jetzt kann es auch passieren, dass sie altbekannte Menschen aus ihrer Umgebung und Familie nicht wiedererkennen und auch ganz alltäglichen Gegenständen völlig fremd gegenüberstehen. Menschen, die bislang ausgesprochen friedfertig waren, können scheinbar ohne jeden Grund in Wutanfälle und sogar Gewaltanfälle ausbrechen.

Im Spätstadium können die Erkrankten kaum noch sprechen, haben Muskelverspannungen, können den Blasenmuskel nicht mehr kontrollieren und zum Schluss sind sie bettlägerig. Solange sie sich bewegen können, müssen die Betroffenen unter ständiger Beobachtung bleiben, sonst laufen viele davon.

Viele Menschen, die an Demenz erkranken reagieren stark auf Berührung und Musik und sehr sensibel auf Gerüche – besonders auf vertraute Gerüche.

Ja, genau so war der Verlauf bei Anjas Tante gewesen. Anja hatte sie all die Zeit hindurch regelmäßig in der Einrichtung besucht und den Verlauf der Krankheit mitbekommen. Einige Zeit hatte sie sich wirklich gefragt, ob sie die Verwandte weiter besuchen sollte, denn irgendwann erkannte sie Anja nicht mehr. Sie dachte, Anja wäre eine Krankenpflegerin und sprach sie ab dem Zeitpunkt auch immer als »Reni« an. Alle anderen Vergesslichkeiten ihrer Tante Inge konnte Anja gut hinnehmen und sie amüsierten sich früher oft gemeinsam darüber. Doch jetzt, als Anja nicht mehr als sie selbst erkannt wurde, brach in Anja etwas ab: ihre eigene gemeinsame Geschichte, die sie mit ihrer Familie hatte, fand damit ein Ende. Anja war bislang das Bindeglied zwischen der Vergangenheit ihrer Tante und ihr selbst, ihrem Bruder Stefan und allen anderen gewesen.

Anja erblickte auch in ihrer eigenen Zukunft ein kommendes Wegbrechen ihrer Geschichte. Wenn Stefan eines Tages nicht mehr wissen würde, dass sie, Anja, seine Schwester war, dann war sie mit ihren Erinnerungen ganz und gar allein. Als ob sie dann eine Zeitzeugin war und alle anderen waren weggestorben oder frei von allen Erinnerungen. Sie war dann die Einzige, die übrig geblieben war. »So muss sich Einsamkeit anfühlen«, dachte Anja.

Anja hatte sich entschieden, sowohl Inge bis zum Schluss, als auch Stefan weiterhin regelmäßig zu besuchen. Irgendwann hatte sie erkannt, dass ihre Tante lächelte, wenn sie bei ihr war. Anja wusste, dass sie das wahrscheinlich nur wenige Momente, nachdem sie das Zimmer verlassen hatte, vergessen würde, dass überhaupt jemand gekommen war. Doch das machte nichts, denn in diesen Momenten war sie fröhlich. Und das war Anja das Wichtigste. Sie wusste sehr genau, dass Stefan mehr und mehr in eben diesen Zustand hinein schlidderte. Doch auch ihn würde sie nicht allein lassen, denn vielleicht würde er sich ja auch später noch freuen, wenn sie käme – unabhängig davon, ob er sich einige Minuten später nicht mehr daran erinnern könnte, dass sie da gewesen war oder wer sie war.

Anja freute sich auch, wenn ihr Hund ihr – offensichtlich begeistert – mit dem Schwanz wedelnd entgegen kam, wenn sie die Haustür aufschloss. Ob der Hund einen Moment später noch wusste, dass sie gekommen war? Ob ihr Hund ganz und gar im Hier und Jetzt lebte? So, wie diese schönen Sprüche auf den Postkarten, die daran erinnern sollen, dass wir weder dauernd an die Vergangenheit, noch an die Zukunft denken sollen, sondern ganz und gar im Moment der Gegenwart leben sollten?

Anja seufzte. Ob ein Vogel oder eine Katze sich Sorgen machte? Ein Vogel weiß absolut nichts von diesen furchtbaren Krankheiten und Zukunftssorgen, und eine Katze – da war sich Anja sicher – lebte rein aus ihren Instinkten heraus.

Kapitel 3
Die Hintergründe und die Ursachen

»Ursache der Moral ist oft nur ein niedriger Blutdruck.«

Samuel Taylor Coleridge

Anja wusste nicht recht weiter. Denn erst dann, wenn die Ursachen für eine Krankheit herausgefunden werden, dann wird klar, ob überhaupt etwas getan werden kann und vor allem, was. Da war sich Anja ganz sicher. Bislang war Anja davon ausgegangen, dass eine Demenz erblich bedingt ist. »Das muss doch mit den Genen zu tun haben«, war Anjas sichere Meinung. So genau schien das jedoch niemand zu wissen, wenn sie einmal auf ihrer Station ein Gespräch darüber begann.

Sie nahm sich vor, jeden Tag etwas mehr und etwas Neues im Internet zu recherchieren. Sie wollte wissen, wie es zu einer Demenz kommen kann. Sie sammelte Informationen und legte sich einen ganzen Ordner über die Ursachen der Entstehung einer Demenz an. Anja war fast überwältigt davon, wie viele Informationen zu finden waren. Sie stöhnte. Denn alle Zahlen, die sie fand und die ihr gesagt wurden, widersprachen sich manchmal und manchmal verwirrten sie diese nur. »Statistik ist ein schweres Gebiet!«, da war sich Anja sicher.

> »Es scheint einen deutlichen Zusammenhang zwischen der Schrittgeschwindigkeit und dem Sterberisiko älterer Menschen zu geben. Die Wahrscheinlichkeit zu sterben sinkt bei höherer

Geschwindigkeit. Optimale Geschwindigkeiten scheinen 4,8 km/Std. zu sein.«

Australische Forschung bei Männern über 70 Jahren

Das zweite zuerst:

Bei den sekundären Formen einer Demenz, die mit Gefäßveränderungen, Diabetes Mellitus, Bluthochdruck und Übergewicht einhergehen, ist der Zusammenhang klar und deutlich. Alles, was die Gefäße schädigt, wird auf Dauer Durchblutungsschwierigkeiten mit sich bringen. Diese Probleme bestehen selbstverständlich auch im Gehirn, das stark durchblutet ist, weshalb die dortigen Nervenzellen mangelhaft mit allem versorgt werden, was sie für ihre optimale Funktion brauchen. Das erscheint logisch und einfach. Wenn lebendige und elastische Gefäße dauerhaft beansprucht werden, ist nachvollziehbar, weshalb diese im Laufe der Zeit immer unelastischer und starrer werden. Wenn Menschen älter werden, gehen alle Vorgänge langsamer und auch sie werden unbeweglicher. Auch wenn es älter werdenden Menschen so erscheint, als renne die Zeit und rinne ihnen quasi durch die Finger, ihre eigenen Bewegungen werden langsamer, vorsichtiger und stockender und auch ein wenig unsicherer.

Wenn Niemand weiß ...

»Idiopathisch: hat nichts mit Idioten (Dummköpfe, Vollpfosten, Einfaltspinsel, Blödmänner) zu tun. Idiopathisch bedeutet, dass niemand die Ursache weiß. Das ist ein Unterschied zur Hypochondrie, denn hier wird keine Ursache vermutet. Bei einer idiopathischen Krankheit werden die

> Beschwerden ernst genommen und Hintergründe vermutet, doch gleichzeitig wird zugegeben, dass niemand weiß, weshalb sie entstanden ist.«
>
> *Definition Idiopathisch*

Wenn niemand genau sagen kann, weshalb eine Krankheit entsteht, wird dies als ›idiopathisch‹ bezeichnet. Weshalb es im Gehirn bei der primären Demenz zum Verlust von Nervenzellen kommt, ist unbekannt, also idiopathisch. Im Verlauf der Alzheimerkrankheit und der Demenz kann das Gehirn um 20% schrumpfen. Auch die Kommunikation unter den Nervenzellen ist dabei in erheblichem Maße gestört. Es kommt zu Problemen in der Weiterleitung und Verarbeitung von Informationen. Dadurch ist der, uns allen so gewohnte, reibungslose Ablauf unserer Gedanken und der daraus resultierenden Handlungen gestört. Wodurch es zu der Bildung der – bei Alzheimer bekannten – »Dr. Alois-Alzheimer Plaques« kommen kann, weiß niemand. Diese fehlerhaften Eiweiße können, nach heutiger Sicht, sich wie ein Gift auf das Gehirn auswirken. Der Stoffwechsel der Nervenzellen wird gestört. Dadurch wird die Leitungsfähigkeit des Gehirns eingeschränkt und zeigt sich in den bekannten Folgen für die Betroffenen und ihre ganze Umgebung.

»Gott gehört die Welt, und er gibt sie den Mutigen zum Erbe.«

Mohammed

Vererbung

Es wird heute davon ausgegangen, dass etwa 5% der Demenzen auf genetischer Disposition beruhen, also vererbbar sind. Gleichzeitig geschieht es sehr viel häufiger, dass spontane Demenzen auftreten. Bei vielen Menschen besteht die Sorge davor, auch dementiell zu erkranken, wenn sie in ihrer Familie Menschen mit Demenz kennen und erlebt haben. Die ungenaue und verwirrende Antwort aus medizinischen Kreisen heißt dann zur Annahme der Vererbung einer Demenz sowohl Ja, als auch Nein.

Bislang sind drei Gene ausgemacht worden, die bei der Entstehung einer Demenz eine Rolle spielen. Dazu wird eine Demenz dominant vererbt.

Rezessive Vererbung, kann durch ein dominantes Merkmal als Vererbung gelöscht werden.
Dominate Vererbung, Merkmale, die dominant vererbt werden setzen sich gegen rezessive Merkmale durch.

Wenn also Vater oder Mutter an Demenz erkranken, und liegt es an einem der drei herausgefundenen Gene, liegt die Wahrscheinlichkeit, auch eine Demenz zu entwickeln bei 50%. Gleichzeitig soll nur etwa 1% der Alzheimer-Erkrankten von einer erblichen Form betroffen sein. Es wird davon ausgegangen, dass die Demenzen, die vor dem 65. Lebensjahr auftreten, erblich bedingt sind.

Das versetzte Anja einen Schock! Ihr Bruder Stefan gehörte eindeutig zu dieser Gruppe. Damit würde sie selbst auch dazu gehören. Und Anjas und Stefans Eltern waren vor ihrem 65. Geburtstag gestorben. Sie hatten keine Demenz entwickelt. Anja wusste nicht, was wohl weiter passiert wäre, wenn sie länger gelebt hätten. Von anderen Vorfahren wusste Anja auch nichts. Bis auf ihre Tante hatte sie keine Familienmitglieder in ihrem Umkreis und sie wusste auch von keinen anderen. Ob diese nicht auch an Demenz erkrankt waren? Wie alt waren sie überhaupt geworden? Oder hatten alle um sie her in ihrem älterwerdenden Prozess etwas mitleidig-lächelnd als

»alterstüddelig« angesehen? Ob sie eine genetische Untersuchung vornehmen lassen sollte?

Marion sagte ihr dazu: »Es ist bei einer festgestellten genetischen Disposition nicht sicher, dass du eine Demenz entwickeln wirst. Und bei einer negativen Disposition, also wenn es keinen genetischen Zusammenhang geben sollte, ist es nicht sicher, dass du nicht doch eine Demenz entwickelst. Das ist das Problem bei allen genetischen Untersuchungsergebnissen!« Also auch durch die Idee an eine genetische Untersuchung bekam Anja absolut keine Beruhigung. Ihre Unsicherheit wuchs.

Ursachenforschung

Das Auftreten von den Plaques und von Neurofibrillen (Urstruktur der Nervenzellen) ist spezifisch für die Krankheit. Besonders bekannt ist das Eiweiß Amyloid Tau-Protein, das den Botenstoff Acetylcholin hemmt.

Doch niemand weiß, ob die Plaques oder die Neurofibrillen die vorhergehende Ursache sein können. Zusätzlich spielen offensichtlich Entzündungsfaktoren eine Rolle, sowie Probleme in den Mitochondrien. Letztere befinden sich in jeder Körperzelle, sie sind sozusagen die Kraftwerke unserer Körperzellen und ganz wesentlich an der zelleigenen Atmung beteiligt. Je mehr Energie eine Zelle braucht, desto mehr Mitochondrien hat sie. Beispiele dafür sind Muskelzellen, besonders der Herzmuskel.

Sicher scheint zu sein, dass Co-Faktoren und Vorerkrankungen eine große Rolle spielen. Hier sind besonders die großen bekannten »Volkskrankheiten« bekannt. Das sind:

- Übergewicht
- Hoher Blutdruck
- Diabetes Mellitus (DM)

- Metabolisches Syndrom
  - Hierbei handelt es sich um keine eigenständige Krankheit. Es gehören verschiedene Faktoren dazu:

    Übergewicht

    Gestörter Fetthaushalt

    Bluthochdruck

    Gestörte Insulinbildung, erhöhte Blutzuckerwerte

    Es wird auch als »deathly quartet« oder »tödliches Quartett« bezeichnet. Besonders in der westlichen Welt stellt das Metabolische Syndrom einen erheblichen Risikofaktor für die Entstehung von Herzinfarkt und Schlaganfällen und damit auch an einer Demenz zu erkranken dar.

Nach Untersuchungen in den USA scheint ein Schädel-Hirn-Trauma in der Jugend ein Risiko dafür zu sein, im Alter an einer Demenz zu erkranken.

Die Kehrseite des Abnehmens

Starker Gewichtsverlust scheint sich auf eine bestehende Demenz ungünstig auszuwirken und kann sie verstärken. Gewichtsprobleme von Betroffenen zeigen sich oftmals schon einige Jahre, bevor Anzeichen für eine Demenz erkennbar sind, auch wenn die Gründe hierfür bislang unklar sind. Es gibt Ideen dazu, dass durch ein Absinken der Riechfähigkeit das Interesse an der Nahrungsaufnahme bei den Menschen verloren geht. Bei gleichzeitiger Unruhe und Konzentrationsstörung kann zu jedem genussvollen Essen ganz einfach die nötige Ruhe zur Essensaufnahme eingeschränkt sein.

Der Gewichtsverlust zeigt sich auch durch Abbau der Muskelmasse und natürlich auch der Muskelkraft, wodurch die Gefahr von Gebrechlichkeit ansteigt. Bislang gibt es allerdings noch keine »Anti-Demenz-Ernährung«.

> »Ein Huhn und ein Ei stehen beim Bäcker und wollen bedient werden. Der Bäcker schaut die beiden fragend an: ›Wer von Ihnen beiden war denn zuerst da?‹«
>
> *Unbekannt*

»Gottseidank!«, sagte Anja laut und deutlich, obwohl sie ganz allein war. »Dieser Faktor schied eindeutig aus«. Sie ließ ihre geliebte Schokolade immer langsam, manchmal sogar, wie in der Werbung mit geschlossenen Augen im Munde zergehen. Und abgenommen hatte sie auch nicht. Sie fühlte sich auch kräftig und munter genug, um ihre ausgedehnten Spaziergänge mit ihrem Hund zu unternehmen. Anja rief sich alle bisherigen Zusammenhänge wieder ins Gedächtnis. Ob sie sich einmal auf Diabetes Mellitus untersuchen lassen sollte? Hatte sie Übergewicht? Sie nahm sich vor, bei ihrem nächsten Einkauf weniger Süßigkeiten einzukaufen und sich stattdessen endlich eine Personenwaage anzuschaffen. Sie wusste, dass sie viel zu viel Süßigkeiten aß. Eine Diabetes Mellitus wollte sie nun gar nicht haben. Gottseidank hatte sie ihren Hund. Bewegung war immer gut. Das war Anja absolut klar. Ihr schlechtes Gewissen regte sich.

»War es nicht Joachim Fuchsberger, der gesagt hat ›Altwerden ist nichts für Feiglinge‹?«, fragte sie ihre Bekannte Marion, als sie sich beim Bowling trafen. »Altwerden geht mit diesen ganzen zunehmenden Risikofaktoren einher. Ob es nicht besser ist, jung zu sterben?«

Marion hielt einen Moment inne und erzählte Anja ein Märchen:

»Es war einmal ein steinalter Mann, dem waren die Augen trüb geworden, die Ohren taub, und die Knie zitterten ihm. Wenn er nun bei Tische saß und den Löffel kaum halten konnte, schüttete er Suppe auf das Tischtuch, und es floss ihm auch etwas wieder aus dem Mund. Sein Sohn und dessen Frau ekelten sich davor, und deswegen musste sich der alte Großvater endlich hinter den Ofen in die Ecke setzen, und sie gaben ihm sein Essen in ein irdenes Schüsselchen und noch dazu nicht einmal satt; da sah er betrübt nach dem Tisch und die Augen wurden ihm nass. Einmal auch konnten seine zittrigen Hände das Schüsselchen nicht festhalten, es fiel zur Erde und zerbrach. Die junge Frau schalt, er sagte nichts und seufzte nur. Da kaufte sie ihm ein hölzernes Schüsselchen für ein paar Heller, daraus musste er nun essen. Wie sie da so sitzen, so trägt der kleine Enkel von vier Jahren auf der Erde kleine Brettlein zusammen. ›Was machst du da?‹, fragte der Vater. ›Ich mache ein Tröglein‹, antwortete das Kind, ›daraus sollen Vater und Mutter essen, wenn ich groß bin.‹ Da sahen sich Mann und Frau eine Weile an, fingen endlich an zu weinen, holten sofort den alten Großvater an den Tisch und ließen ihn von nun an immer mitessen, sagten auch nichts, wenn er ein wenig verschüttete.

»Wer weiß, was passiert, wenn der Körper schwächer wird. Ob nicht gleichzeitig etwas anderes stärker wird? Und was wird wohl stärker, wenn das Gehirn schwächer wird?« Marion setzte Rätsel für Anja in die Welt.

Woran kann ich eine Demenz erkennen?

Die Demenz ist eine meist langsam auftretende Krankheit. Deshalb ist auch ihr Verlauf schleichend und die Diagnose meistens schwer. Dabei gilt es, auf Anzeichen zu achten, die Hinweise darauf geben können.

Geruchssinn

Schränkt sich bei älter werden Menschen die Fähigkeit zu riechen ein, kann dies ein erster Hinweis auf eine entstehende Demenz sein. Riechtests, die dazu eingesetzt werden, herauszufinden, wie gut die Fähigkeiten sind, haben ergeben, dass bei einer schlechten Riechfähigkeit das Risiko eine Alzheimerkrankheit zu entwickeln fünfmal höher war, als bei Menschen, deren Geruchssinn intakt war.

Schrift und Wort

Als erstes Anzeichen wird es angesehen, wenn die Betroffenen Sprachstörungen entwickeln und Schwierigkeiten dabei haben, die richtigen Worte zu finden. Sie haben also Ausdrucksschwierigkeiten. Die verzweifelte Suche nach richtigen Worten frustriert die Betroffenen stark und setzt sie unter gehörigen Stress. Das kann sich in Nervosität äußern, es kann sich auch in depressiven Verstimmungen, Reizbarkeit und Wut zeigen. Diese Reaktionen sind so individuell, wie wir Menschen es eben sind. Ihr Schriftbild ändert sich. Schriftzüge werden fahrig und Linien können kaum eingehalten werden.

Die Betroffenen sind sich oftmals darüber sehr bewusst, dass sich Abweichungen ihres normalen Verhaltens ergeben. Das kann sich auch in paranoiden Reaktionen zeigen. Die Erkrankten ahnen dabei sehr wohl, dass dieser eingeschlagene Weg in eine zunehmende Demenz unabwendbar ist. Es kann sein, dass sie sich in ihren Verhaltensweisen kaum wiedererkennen. Auch das ist ein Teufelskreis: je mehr die Erkrankten denken, dass sie etwas nicht können, desto weniger werden sie es vermögen. Das ist letztlich eine ganz normale Reaktion wie bei allen Menschen – unabhängig von einer Demenz.

Vielleicht mögen viele Erkrankte deshalb auch nicht mehr an Orte gehen, die vorher beliebte Ziele waren und auch an vorher angenehmen Aktivitäten nicht mehr teilnehmen. Rückzug ist die gewöhnliche Verhaltensweise. Möglicherweise ahnen die Betroffenen auch, dass sie sich zunehmend mehr von allen anderen »normalen« Menschen und der Gesellschaft entfernen. Sie werden zunehmend introvertierter.

> »Wir wollten meiner Mutter etwas Gutes tun. Sie war in den früheren Jahren so gern auf eine ostfriesische Insel gefahren, weshalb wir für drei Tage ein nettes Hotel dort gebucht hatten. Und als wir dort waren, saß sie nur in ihrem Zimmer und weinte und wollte wieder nach Hause. Wir haben das absolut nicht verstanden. Wir wollten ihr doch gern eine Freude bereiten.«
>
> *Tochter und Schwiegersohn*

Vielfalt

Im Weiteren reduziert sich das Vermögen, komplexe Handlungsabläufe zu überblicken, bzw. umzusetzen. Das kann sowohl das Zubereiten einer Mahlzeit sein, einen Einkauf zu tätigen oder – auch einfache – elektrische Geräte zu benutzen. Es kommt vor, dass den Erkrankten die Fähigkeit abhandenkommt, ihre Schuhe zuzubinden. Ein Klingeln an der Tür kann unter Umständen nicht mehr damit in Verbindung gebracht werden, dass dort ein Besucher oder ein Paketbote vor der Tür steht. Kochendes Wasser auf dem Herd wird in keinen Zusammenhang mit dem aufzusetzenden Tee gebracht. Der Topf auf dem heißen Herd wird in keinen Zusammenhang mehr mit der Essenszubereitung erkannt. Möglich ist auch, dass das Konzept von Zahlen im Allgemeinen vergessen wird. Dadurch ist es den Betroffenen auch erheblich und zunehmend erschwert, Überweisungen korrekt auszufüllen oder Telefonnummern zu nutzen. An Demenz

Erkrankte fallen auf diese Weise zunehmend aus dem normalen Alltag heraus und können ihn immer weniger selbst bewältigen.

Ganz allgemein reduziert sich auch ihr bisheriges Achten auf ihr Äußeres – denn auch dies verlangt einen Überblick über ein Gesamterscheinungsbild.

Wo habe ich das denn nur hingelegt?

Hinzu kommt die Alltagsvergesslichkeit. Dinge werden an Orten verlegt und die Betroffenen erinnern sich nicht daran, wo diese sein können. Verschiedene Dinge werden so auch an normalerweise unmögliche Orte platziert, also z.B. ein Haustürschlüssel im Kühlschrank oder Schuhe im Geschirrschrank. Die Erkrankten wiederholen Gesagtes immer wieder und erinnern sich an gemeinsame Erlebnisse und Gespräche immer weniger.

Wer zunehmend orientierungslos wird, sich in fremder und später auch in gewohnter Umgebung nur schwer zurechtfindet, kann möglicherweise an Demenz erkrankt sein. Räumliche und zeitliche Verwirrungen sind dabei nur ein Zeichen, durch das sich eine Abnahme der Hirnkapazitäten zeigen kann. Es kann passieren, dass die Betroffenen einen Weg gehen und nicht mehr wissen, wie sie dorthin gekommen sind, geschweige denn wie sie den Rückweg finden sollen. Diese Situation kann für die Betroffenen gefährlich werden und ihre Orientierungslosigkeit erheblich verstärken.

Die zeitliche Desorientierung kann zunächst ganz unauffällig sein, also kleine Veränderungen und Verschiebungen in den Essens- und Schlafenszeiten. Im Verlaufe können diese Abweichungen signifikanter werden, also wenn jemand mitten in der Nacht Essen zubereitet oder am helllichten Tag Vorbereitungen dazu trifft, sich für die Nacht bettfertig zu machen.

Alle Störungen sind vollkommen unterschiedlich ausgeprägt. Gemeinsam ist ihnen jedoch, dass es im Laufe der Zeit zu einem völligen Verlust an kognitiven Fähigkeiten kommt.

> Ein einziger Indikator reicht dabei nicht aus, um die Diagnose Demenz zu stellen.

Das war es, was Anja beunruhigte. Sie wusste, dass sie Zeit ihres Lebens völlig orientierungslos war. Sie fand sich ausgesprochen schlecht in fremden Umgebungen zurecht. Und sie vergaß andauernd irgendetwas. Manchmal stand sie auf, um etwas zu holen und als sie dort ankam, wusste sie nicht mehr, was sie dort wollte. Sie sagte dann manchmal spaßhaft: »Ich gehe noch mal zurück und hole mir meinen Gedanken wieder ab!« Am Ausgangspunkt fiel es ihr dann auch wieder ein. Das passierte ihr in ihrer Wohnung und das war auch schon an ihrem Arbeitsplatz geschehen. Sie hatte sich schon angewöhnt, alles auf Zettel zu schreiben. Und wenn sie es manchmal las, dann stellte sie fest, dass sie sich niemals wieder daran erinnert hätte, wenn sie das nicht notiert hätte. Von ihren Stimmungsschwankungen ganz zu schweigen. Der einzige, auf den sie nie böse war, war eben ihr Hund. War sie mit anderen Menschen gemeinsam, nahm sie sich zusammen. Doch in ihrem eigenen Wohnraum hatte sie schon voller Wut Kissen zerrissen – was nicht ganz einfach war – wenn sie sich über irgendetwas aufgeregt hatte. Wenn sie bei sich zu Hause war, lief sie nur in Jogginghosen herum. Und sie hatte sich schon dabei ertappt, dass sie nicht bemerkt hatte, dass sie ein T-Shirt verkehrt herum angezogen hatte und verschieden farbige Strümpfe trug. Vielleicht waren das heimliche und sich ganz langsam entwickelnde Zeichen dafür, dass sie selbst eine Demenz entwickelte? Hatte der Modedesigner Karl Lagerfeld doch Recht, als er sagte, »Wer Jogginghosen trägt, hat die Kontrolle über sein Leben verloren«?

Und ihr Schlafverhalten war Anja auch nicht geheuer. Manchmal trank sie nachts um zwei Uhr eine Tasse schwarzen Kaffee, manchmal war sie nachmittags um 14 Uhr so müde, als hätte sie eine ganze Nacht nicht geschlafen und wenn sie aufwachte, wusste sie manchmal nicht, wo sie war. Und erst nach einem kurzen Moment des Bedenkens konnte sie sich wieder orientieren. Anja war der Meinung, dass sie alle Anzeichen, die ein Mensch auf dem Weg zu einer Demenz entwickelt, auch bei sich finden konnte.

Ob ihr ein Test weiterhelfen konnte?

»Beim Charakter-Test scheitern fast alle an der Geldfrage!«

© Thomas S. Lutter

»Geht die Sonne auf im Westen musst du deinen Kompass testen.«

Kalenderspruch

Test zur Erkennung von Demenziell erkrankten Menschen

Diese Tests – außer den genetischen Untersuchungen, können relativ schnell durchgeführt werden und geben Hinweise auf kognitive Einschränkungen. Sie werden weniger als »Demenztests«, denn als »psychometrische Tests« bezeichnet.

Der Selbst-Test

Die Beantwortung von 28 Fragen kann einem Menschen selbst Hinweise darauf geben, ob eine Demenz entsteht oder entstanden ist:

→ Ich vergesse, wo ich etwas hingelegt habe.
→ Ich erkenne Orte und Plätze nicht wieder, an denen ich früher war.
→ Ich finde es schwierig, den Inhalt einer Sendung oder eines Films zu verstehen.
→ Wenn sich meine tägliche Routine ändert, fällt es mir schwer, mich an den neuen Ablauf zu gewöhnen.
→ Ich muss häufiger noch einmal zurückgehen, um mich zu vergewissern, ob ich z. B. das Licht oder die Herdplatte ausgeschaltet habe.
→ Ich weiß nicht mehr genau, was sich vor einem Tag oder einer Woche ereignet hat.
→ Ich vergesse, Dinge (z. B. Geldbeutel, Haustürschlüssel, Versicherungskarte, Einkaufstasche) mitzunehmen. Häufig muss ich deshalb zurückgehen.
→ Ich vergesse häufig Dinge, die mir vor einem Tag oder vor ein paar Tagen gesagt wurden. Ich muss an sie erinnert werden.
→ Ich beginne, etwas zu lesen, ohne zu bemerken, dass ich es schon einmal gelesen habe.
→ Ich habe Schwierigkeiten, enge Verwandte oder Freunde oder öffentlich bekannte Menschen wieder zu erkennen.
→ Ich finde es schwer, ein neues Spiel zu erlernen und scheitere schon an den Regeln.
→ Ich kann häufig das richtige Wort nicht finden.
→ Ich vergesse häufig, Dinge zu tun, die ich tun wollte.
→ Ich vergesse wichtige Sachen, die ich gestern getan oder erlebt habe oder die sich gestern ereigneten.
→ Beim Reden weiß ich plötzlich nicht mehr, was ich sagen und erzählen wollte. Mir reißt mir der rote Faden ab.
→ Ich verliere beim Lesen einer Geschichte in einer Zeitung oder in einem Buch das Verständnis und verstehe den Zusammenhang nicht mehr.

- → Ich vergesse, jemandem eine wichtige Nachricht zu übermitteln.
- → Ich weiß nicht mehr, wann und wo ich geboren wurde und weiß nicht, wie alt ich bin.
- → Ich bringe Dinge, die mir erzählt wurden, durcheinander. Ich kann sie nicht mehr in die richtige Reihenfolge bringen.
- → Ich finde es schwer, alte Geschichten und markante Ereignisse zu berichten.
- → Bestimmte alltägliche Erledigungen kann ich nur mit Mühe durchführen. Manchmal weiß ich nicht mehr, wann oder wie ich die Arbeit durchführen soll.
- → Bekannte Gesichter, die im Fernsehen oder in Zeitschriften erscheinen, sind mir plötzlich fremd. Ich weiß nicht mehr, ob ich diese schon einmal gesehen habe.
- → Ich vergesse, wo ich Dinge normalerweise aufbewahre und suche sie ohne sie zu finden.
- → Ich schaue an falschen Orten nach Dingen, die ich verloren habe.
- → Ich finde einen vertrauten Weg, z. B. in einem oft besuchten Gebäude, nicht mehr.
- → In einem Gebäude, in dem ich nur wenige Male war, habe ich Schwierigkeiten, mich zurechtzufinden.
- → Ich wiederhole häufig, was ich gerade gesagt habe, und/oder ich stelle eine Frage zwei- bis dreimal.

Es wird geraten, diesen Test nicht im Alleingang durchzuführen. Bestehende Ängste können dadurch angefeuert werden. Gerade bei den Ängsten vor der Entstehung einer unausweichlichen Krankheit kann sich dadurch alles verstärken. Dieser Selbsttest ersetzt keine ärztliche Fachberatung.

MMST – der Mini-Mental-Status-Test

In diesem Test werden

- Orientierung
- Merkfähigkeit
- Aufmerksamkeit
- Rechenfähigkeit
- Erinnerungsfähigkeit
- Sprache

getestet.

Verschiedene Fragen, die bei richtiger Antwort mit Punkten bewertet werden, werden den Betroffenen gestellt.

Dies geht von Fragen danach, ob die betreffende Person weiß, wo sie sich befindet, welches Datum und welche Tageszeit es ist, bis hin dazu, ob sie sich an Dinge aus den letzten Tagen oder Wochen erinnert. Bei der Merkfähigkeit sollen die Personen sich Begriffe merken und diese nachsagen.

Aufmerksamkeit und Rechenfähigkeit werden darüber getestet, dass Subtraktionen durchgeführt werden sollen, alternativ kann ein Wort rückwärts buchstabiert werden. Eine Erinnerungsfähigkeit findet ihren Aufschluss darüber, dass die Begriffe aus der Merkfähigkeit einige Momente später wieder abgefragt werden. Sprache soll über das zeigen von Gegenständen und dem zugehörigen Begriff gefördert werden.

Uhrentest

Bei dem Uhrentest sollen die getesteten Personen eine Uhr mit ihren Ziffern in einen Kreis einzeichnen und dann eine bestimmte Uhrzeit hineinzeichnen. Ein alarmierender Hinweis auf eine Demenz ist es, wenn möglicherweise zu viele Zahlen vorhanden sind und/oder diese durcheinander angeordnet werden. Der Vorteil dieses Testes ist, dass er schnell durchführbar ist und fast kulturunabhängig und auch mit wenigen Sprachkenntnissen durchgeführt werden kann.

Oft wird der Uhrentest in Verbindung mit dem MMST eingesetzt.

DemTect-Demenztest (auch Demenz-Detektionstest)

In diesem Test werden in fünf verschiedenen Teilen

- Wortlisten wiederholt
- Zahlen und Zahlwörter umgewandelt
- Supermarktaufgaben erfragt
- Zahlenfolgen rückwärts wiederholt
- Die Wortlisten aus Teil 1 wiederholt

Dieser Test erfragt bei den Betroffenen, ob sie sich verschiedene genannte Begriffe merken können, dann werden Zahlen von Zahlwörtern in Ziffern verwandelt. In der Supermarktaufgabe geht es darum, Dinge aufzuzählen, die es dort zu kaufen gibt. Kurze und einfache Zahlenfolgen sollen in umgekehrter Reihenfolge aufgesagt werden und die erste Aufgabe der Begriffsnennung soll noch einmal durchgeführt werden.

Die getesteten Menschen werden in eine Gruppe unter 60 Jahre und eine Gruppe über 60 Jahre unterteilt und ebenso unterschiedlich bewertet.

Bei einem Verdacht auf eine dementielle Erkrankung werden entweder weitere Tests durchgeführt, oder Testwiederholungen finden nach einigen Monaten statt.

Der Test hat weiterhin den Vorteil, dass auch ungeschultes Personal ihn durchführen kann.

Das Kind soll einen Namen bekommen

Den Testmöglichkeiten werden verschiedene Vorteile zugesprochen. Durch ein Ausschlussverfahren können vielleicht Hinwiese auf ganz andere Krankheiten herausgefunden werden, wie z.B. Diabetes Mellitus. Je früher eine Demenz erkannt wird, desto zügiger können wichtige Maßnahmen zur Milderung und Verzögerung des Krankheitsverlaufs organisiert werden. Das betrifft auch Verfügungen und die Unterstützung durch professionelle Beratungen und Begleitungen (siehe auch: »Ach, wenn ich doch unsterblich wäre …« Claudia Cardinal 2020, Verlag Mainz). Gleichzeitig kann durch eine Früherkennung der Umgebung von Erkrankten insofern Ruhe verschafft, da diese vielfältigen Anzeichen endlich eine Zuordnung bekommen können und damit besser einzuschätzen sind. Damit kann auch die Umgebung der Familien und Zugehörigen entlastet, beruhigt und aufgeklärt werden. Bei Dingen, die zusammenhanglos erscheinen und nicht zugeordnet werden können, ist es eine Erleichterung, wenn endlich einmal diese Verbindungen nachvollziehbar und verständlich werden.

Vorsicht/Aufmerksam/Cave

Als Gefahrenpunkt bei den Testungen wird angesehen, dass es sein kann, dass allein durch den Uhrentest (s.o.) eine Diagnose erstellt wird, ohne weitere Untersuchungen und Testungen in die Wege zu leiten. Damit sind sowohl falsch positive, wie auch falsch negative Tests möglich.

Es gibt viele Menschen mit einer Rechenschwäche. Werden diesen Rechenaufgaben gestellt, so kann es sein, dass eine falsche Diagnose auf Demenz gestellt wird. Auf der anderen Seite kann es durchaus passieren, dass die Betroffenen vor ihrem Arztbesuch zur Testung alles auswendig lernen, was sie gefragt werden könnten. Also setzen die Betroffenen sich – und ihre Umgebung – dadurch unter Druck, dass sie das heutige Datum, die Zeit, wann sie aufgestanden sind, den bestehenden Wochentag usw. auswendig lernen. Zwei Stunden nach dem – möglicherweise zumindest für die betroffenen Erkrankten erfolgreichen Arztbesuch – haben sie alles wieder vergessen.

Die Diagnosen und Testergebnisse sind damit maßgeblich von der Schulung der Durchführenden abhängig. Gleichzeitig haben sehr viele Menschen Angst davor, an Demenz zu erkranken. Fällt ein Test also positiv aus – im Sinne eines gefundenen und bestätigten Ergebnisses –, kann die individuelle Belastung sehr groß sein. Die Gefahr einer Abschottung der Familien ist denkbar. Wichtig ist die Öffnung in die Gemeinschaft durch Aufklärung und vielleicht auch durch Selbsthilfegruppen und verschiedene Foren im Internet.

Was war jetzt richtig im weiteren Vorgehen? Es reizte Anja, den Test zu machen. Natürlich kam sie mit einer Uhr klar, doch andere Fragen, die sie gelesen hatte, ließen ihr den Schweiß auf die Stirn steigen. Sie vergaß so viel. Und wie oft stand sie auf und sah nach, ob sie den Herd ausgemacht hatte? Wie oft fand sie etwas partout nicht wieder, obwohl sie es suchte und nicht mehr wusste wohin sie es gelegt hatte. Sie hatte auch die Angewohnheit, ab und zu Geldscheine in Büchern zu verstecken. Und dann wusste sie absolut nicht mehr, in welches sie es gesteckt hatte. Und Anja hatte viele Bücher. Mit Rechenaufgaben war sie schon immer ganz, ganz schlecht gewesen. Anja hatte einige Spiele mitsamt ihren Anleitungen bei sich gehabt. Doch sie scheiterte schon daran, sich nur die Spielregeln durchlesen zu müssen. Und Anja verstand nicht, wie andere Menschen sich bei diesen Vorgaben – wie auch bei Gebrauchsanleitungen irgendwelcher Gerätschaften im Haushalt – durchwühlen konnten, um dann den Spielablauf zu begreifen. Anja wurde dann immer ausgesprochen nervös. Nein, Anja konnte sich auch jetzt nicht beruhigen.

Was hatte Marion ihr zum Abschied gesagt? »Wer weiterhin denken kann, kann auch weiterhin handeln!« Anja machte sich auf die Suche, Weiterzudenken.

Kapitel 4
Ursachen Substanzen

Hinter dem Horizont …

Viele Köche mischen und verderben den Brei

Eine Vielzahl an Substanzen und Ursachen werden für die Entstehung von Demenz verantwortlich gemacht und begünstigen ihre Entstehung.

➨ Moderne Zeiten:

- Wohnen

Untersuchungen in Kanada haben ergeben, dass Menschen, die weniger als 50m entfernt von großen Straßen wohnen, ein um sieben Prozent höheres Risiko haben, an Demenz zu erkranken. In einem Umkreis von 50 bis hundert Metern sind es vier Prozent. Bei einer Entfernung von 200m scheint das Risiko nicht zu bestehen. In den Untersuchungen wurde ein Zusammenhang mit der Entstehung der Erkrankung und der Schadstoffbelastung durch Stickstoff gesehen und gleichzeitig die Lärmbelastung und weitere Schadstoffe als Faktoren vermutet.

- Medikamente

Anticholinergika dienen zur Behandlung von Depressionen, gegen Parkinson und gegen COPD (Lungenkrankheit mit Erstarrung der flexiblen Bronchialstrukturen). Diese können auch kurzzeitig zu Verwirrtheit und Erinnerungslücken führen. Besonders Präparate, die sich hemmend auf den Botenstoff Acetylcholin auswirken, haben diese Eigenschaften. Stellt sich also bei älteren Menschen eine Symptomatik ein, die an Alzheimer erinnert, ist eine Medikamentenwirkung In Erwägung zu ziehen und zu überprüfen.

»Keine Wirkung ohne Nebenwirkung.«

Unbekannt

- Demenz als unerwünschte Medikamentennebenwirkung

Ältere Menschen haben oftmals multiple Erkrankungen, an denen sie leiden und die selbstverständlich in Folge auch vielfältig behandelt werden. Je älter also ein Mensch ist, desto mehr Medikamente werden eingenommen und desto sensibler können die Menschen auf die Einnahme reagieren. Arzneimittelkombinationen, wie bei vielen älteren Patient*innen üblich, können zu einer Vielzahl an zusätzlichen Beschwerden, Nebenwirkungen und auch Wechselwirkungen führen.

Selbst für Mediziner*innen ist es oftmals kaum zu überschauen und zu durchschauen, worin Ursache und Wirkung bestehen. Auch Pflegekräfte, Zugehörige und die Betroffenen selbst haben oftmals keinen Überblick über die Gesamtmenge der eingenommenen Medikamente. Selbst Pharmakologen können oft nicht sagen, welche Wechselwirkungen bei der Vielzahl der vorhandenen Präparate möglich oder zu erwarten sind. Hinzu kommt auch die Zeitknappheit bei Behandlungen und Besuchen, die dann nur einen oberflächlichen Blick auf die Gesamtsituation erlaubt. Es wird also eher nach dem Symptom, als nach strukturellen Hintergründen geschaut. Ein veränderter Hirnstoffwechsel neigt dabei dazu, anfälliger für Neben- und Wechselwirkungen zu sein. (Ärzteblatt)

- Vollnarkose

Operationen unter Vollnarkose scheinen für Menschen ab 65 Jahren mit dem Risiko verbunden zu sein, kurzzeitige Gedächtnisstörungen zu entwickeln. Schwerer allerdings wirkt die

Sorge vor Langzeitschäden. Eingesetzte Medikamente können Entzündungen im Gehirn hervorrufen und dementsprechend Ablagerungen hervorrufen. (Wissenschaft aktuell)

Auf diesen Ansatz wurde bereits in den neunziger Jahren des letzten Jahrhunderts hingewiesen, beachtet werden diese Aspekte eher nicht. Hinzu kommt auch, dass Menschen ab 65 meist aus den klinischen Forschungen ausgeschlossen werden, da sie dazu neigen, »unregelmäßige« Reaktionen auf Medikamente zu zeigen. Das ist besonders fatal, denn sie sind die Bevölkerungsgruppe, die die meisten Medikamente zu sich nimmt.

Hier sind sowohl Steroide als auch Antibiotika (z.B. Moxifloxacin) als Wirkung auf die kognitiven Funktionen des Gehirns zu nennen.

Es ist anzunehmen, dass selbst bei der Lewy-Body-Demenz ein enger Zusammenhang mit dem in Deutschland verschriebenen Mittel Levodopa besteht. Dieses Präparat wird bei Parkinson verschrieben.

> »Mitgeteilte Gedanken können sich verdoppeln. Auch geteilter Freude sagt man das nach. Aber Bakterien vermehren sich auch durch Teilung. Gute wie schlechte. Womit wir wieder bei den Gedanken wären.«
>
> *© Erhard Blanck*

Anja wusste um die vielen Medikamente, die ältere Menschen zu sich nahmen. Viele davon waren ihnen verschrieben worden und dazu kamen noch einige frei verkäufliche, die die Betroffenen oftmals selbständig einnahmen. Das geschah meist in der Annahme, dass diese Tropfen und/oder Tabletten gesundheitsfördernd für sie sein können. Anja wusste auch, dass fast alle Kranken Pillendosen mit der täglichen und wöchentlichen Ration der verschiedenen Präparate bei sich trugen, wenn sie in die Klinik kamen. Anja vernahm immer wieder, wie schwierig die ganze Pharmakologie als Fachgebiet war und wie hoch kompliziert es war, einen Überblick über die Cocktails und ihre Wirkungen zu behalten. Aber wenn sogar das »Ärzteblatt« darüber schrieb, dann müsste an dem Zusammenhang zwischen Medikamenteneinnahme und der Krankheit Demenz ja doch etwas dran sein.

»Das kann doch nicht so schlimm sein«, sagte sie zu sich selbst. »Es ist doch wichtig, dass sie die verordneten Präparate auch einnehmen. Das haben die Ärzte ihnen doch verschrieben!«

- Paradontitis

... ist eine chronisch-entzündliche Krankheit des Zahn-Apparates und durch Bakterien hervorgerufen. Im Hintergrund steht eine allgemein erhöhte Entzündungsbereitschaft, bei der zusätzlich durch im Blut vorhandene Bakterien, wie auch über periphere Nerven die Blut-Hirnschranke passiert werden kann. In Gehirnen verstorbener Alzheimerpatient*innen wurden Keime nachgewiesen, die sehr eng mit einem Keim verwandt sind, der bei einer Parodontitis auch gefunden wird. Ein Zusammenhang zwischen Parodontitis und Alzheimer wird angenommen.

Es scheint gleichzeitig einen direkten Zusammenhang zwischen der Anzahl der Zähne und der Wahrscheinlichkeit an Demenz zu erkranken, zu geben. Es wird auch angenommen, dass Menschen, die keine dritten Zähne haben, ebenso der Gefahr der Entstehung einer Demenz ausgesetzt sind. Nach Untersuchungen und Forschungen aus Japan lassen sich die untersuchten Menschen in zwei Gruppen aufteilen:

→ Ältere Menschen mit einem bis neun Zähnen: 81 Prozent Wahrscheinlichkeit an Demenz zu erkranken.

→ Ältere Menschen mit zehn bis 19 Zähnen: 63 Prozent Wahrscheinlichkeit an Demenz zu erkranken.

Als eine »technische« Erklärung wird angenommen, dass Menschen, denen Zähne fehlen, ihr Kauen reduzieren und meist auf weitgehend flüssige, primär zu schluckende Nahrung angewiesen sind. Durch das fehlende Kauen wird auch die Durchblutung des Gehirns vermindert. Letztlich muss auch davon ausgegangen werden, dass eine reduzierte Zahngesundheit ein Indikator für einen ansonsten schlechten Gesundheitszustand ist.

»Ich wusste es!«, murmelte Anja vor sich hin. »Die Umwelt macht krank und Armut auch. Und kein Wunder also, dass ich keine Medikamente einnehmen will. Ob die Schmerzmittel, die ich immer bei meiner Migräne nehme, auch dazu gehören?« Anja fragte sich weiterhin, ob wohl ihre Tante Inge Parodontitis gehabt hatte. Oder Stefan, ihr Bruder? Das wusste sie nicht. Anja erzählte selbst nicht gern, wenn sie etwas mit ihren Zähnen oder dem Zahnfleisch hatte. Es war ihr auf seltsame Weise peinlich, davon etwas zu erzählen. Anja wusste auch nicht, ob und welche Medikamente Inge in ihrem Leben eingenommen hatte – geschweige denn, ob Stefan jemals Medikamente bekommen hatte. Sie erinnerte sich nur an die Packung mit den Knoblauchpillen, die Inge regelmäßig geschluckt hatte. Ihre Tante war der Meinung, dass das gut sei, um sehr alt zu werden. Das hatte sie irgendwann in einer Zeitschrift gelesen und ihrer Nichte immer wieder erzählt, wenn sie bei ihr war.

Die Tiefen ihrer Recherche, ihre mittlerweile zunehmenden Gespräche mit anderen Besuchern in der Einrichtung, in der Stefan lebte und ihre eigenen Begegnungen mit den Erkrankten gaben Anja immer mehr Hinweise und Details preis.

»Du bist so zuckersüß …«

Redensart

Eine australische Studie hat Belege dafür gefunden, dass Menschen, sie sich in erster Linie und über einen längeren Zeitraum hinweg weitgehend fett- und zuckerreich und durch Fast-Food ernähren und dabei wenig Bewegung haben, prädestiniert dafür zu sein scheinen, nicht nur eine Diabetes Mellitus, sondern zusätzlich auch eine Demenz zu entwickeln. Sogar eine Verkleinerung des Gehirns scheint möglich zu sein. Gesunde Ernährung scheint also sogar eine Prophylaxe gegen die Entstehung einer Demenz zu sein.

Menschen mit einer Diabetes Mellitus und Menschen mit einem erhöhten Körpergewicht erkranken häufiger an Alzheimer und Demenz. Menschen mit Übergewicht und auch Menschen, die an Diabetes Mellitus leiden, haben erhöhte Blutzuckerwerte. Diese schädigen auf der einen Seite die Blutgefäße, was wiederum zu Durchblutungsstörungen führen kann. Gleichzeitig können sich die Zucker-, oder seine Abbauprodukte an Eiweißstrukturen anlagern und ihre Struktur und damit auch die Funktion der Gefäße schädigen. Es kann sein, dass schon in einem frühen Stadium von Alzheimer und Demenz dadurch Enzyme, die für den Abbau fehlerhafter Proteine zuständig sind, an ihrer Arbeit gehindert werden.

- Alkoholmissbrauch

»Der hat sich doch sein Hirn versoffen.«

Redensart

Regelmäßiger hoher Alkoholkonsum scheint sich negativ auf die Hirnfunktionen auszuwirken. Diese negative Wirkung wird noch verstärkt durch Drogen, wie z.B. Ecstasy. Da kann also in der Redensart des »Hirnversaufens« ein Fünkchen Wahrheit stecken. Alkohol hemmt wichtige Rezeptoren im Gehirn, die Botenstoffe an sich binden. Dabei scheint Alkohol besonders die weiße Substanz des Gehirns zu schädigen. In der weißen Substanz sind die Zentren für hemmende Kontrolle und für Selbstbeherrschung und Urteilsfähigkeit angesiedelt. Selbst Menschen, die schon lange Zeit abstinent leben, zeigen eine geringere Zahl an Nervenfasern, als Menschen, die nur leicht trinken.

- Aluminium

Seit langer Zeit ist bekannt, dass Aluminium Schäden auf das Gehirn haben kann. Offensichtlich begünstigt Aluminium die typischen pathologischen Eiweißablagerungen, wie sie bei Alzheimer typisch aufzufinden sind. Eine bekannte Schädigung tritt bei Dialysepatient*innen auf. Hier wird Aluminium der Dialyseflüssigkeit zugesetzt, um Phosphate abzubinden. Dadurch steigt der Aluminiumgehalt im Gehirn und kann zu starken und fortschreitenden Verwirrtheits- und Bewegungsstörungen führen. Aluminiumfreie Flüssigkeiten sollen diese Entwicklung verhindern.

Normalerweise gelangt nur wenig Aluminium in den menschlichen Körper. Dennoch wurde bereits 1970 im Gehirn von Menschen, die an Alzheimer gestorben waren, eine erhöhte Konzentration an Aluminium gefunden. Nach Studien in Kanada, Norwegen und Großbritannien hat es Hinweise auf den Zusammenhang von erhöhten Krankheitsfällen und ebenso erhöhten Aluminiumkonzentrationen im Trinkwasser gegeben. Bewiesen ist der Zusammenhang bis heute nicht in letzter Instanz; Spekulationen dazu gibt es vielfältig.

Aluminium befindet sich viel in unserem Alltag und Umfeld. Es ist praktisch und einfach, Speisen mit Aluminium abzudecken und auch heute noch wird Aluminium wegen seines geringen Gewichtes als Kochgeschirr und Transportverpackung geschätzt. Inwieweit Lagerung und Erwärmung von Speisen in Aluminiumgefäßen und Verpackungen auch als dauernde Lösungsmittel für Aluminium wirken, das dann in den menschlichen

Organismus gelangt, wird diskutiert. Besonders aus Aluminiumdosen, in denen sich Kaltgetränke und Energiedrinks befinden, wird das Aluminium durch die enthaltenen Säuren leicht gelöst. Vor wenigen Generationen noch waren Essbesteck und nahezu alle Kochtöpfe in Europa aus Aluminium. Heute scheint das besonders in den nicht-industrialisierten Ländern noch immer der Fall zu sein.

Doch auch in Kosmetikartikeln, besonders in Deodorants befindet sich Aluminium, das auf rasierter Haut leicht in den Organismus eintreten kann. In Zahnpasta kann Aluminium enthalten sein, ebenso in Sonnencremes – überall können Quellen für die Zufuhr von Aluminium liegen. Selbst in Medikamenten kann Aluminium – nicht nur in den Blistern – als Hilfsstoff enthalten sein. Normalerweise wachsen in stark mit Aluminium verseuchten Böden keine Pflanzen. Werden diese jedoch durch Genveränderungen in ihren Eigenschaften manipuliert, können Pflanzen auch auf Böden gedeihen, die aluminiumverseucht sind. Das allerdings bekommt kaum irgendjemand mit, denn Untersuchungen unserer Lebensmittel auf Aluminiumgehalt sind eher eine Seltenheit.

Etwa die Hälfte des Aluminiums landet in den Knochen, ein Viertel in der Lunge und auch im Gehirn kann es sich anreichern. Tierversuche deuten darauf hin, dass sich Aluminium, besonders bei Kalzium- und Eisenmangel, vermehrt im Gehirn ablagert. Es heißt, dass etwa 60% des Aluminiums nach etwa einem Tag den Körper wieder verlassen hat. Gleichzeitig sind Halbwertzeiten von bis zu 50 Jahren gefunden worden, in denen Aluminium im Körper vorhanden war. Die unterschiedliche Verteilung in den Körpergeweben scheint dafür die Ursache zu sein.

- Quecksilber

Quecksilber (Hg) hat die Besonderheit, dass es ein flüssiges Metall ist. Seine Dämpfe sind extrem giftig.

Dieses Schwermetall gilt als das giftigste nicht-radioaktive Metall. Bekannt und berüchtigt ist Quecksilber dadurch geworden, dass es ein wesentlicher Bestandteil vom Amalgam (Zahnfüllungen) ist. Es wird angenommen, dass durch Kauen aus dem Amalgam Quecksilber freigesetzt wird, weshalb die Verwendung als Zahnfüllung heute kontrovers diskutiert wird. Das Metall ruft schwere Schäden an Nerven und Gehirn hervor. Noch heute wird Quecksilber für Desinfektionsmittel, Medikamente, Augentropfen und Puder in der Pharmaindustrie beigesetzt.

- Glutamat

Glutamat ist bekannt als Geschmacksverstärker. Es wird besonders in der asiatischen Küche verwendet und Fertigprodukten aus der Lebensmittelbranche zugesetzt. Ganz natürlich kommen die Glutaminsalze/Glutamate auch in Käse und in Tomaten vor. Auch der Körper produziert beachtliche Mengen der Aminosäure. Diese ist ein wichtiger Stoff zur Herstellung von Eiweißen und spielt als Botenstoff im Gehirn eine wichtige Rolle. Glutamine sind an der Schmerzübertragung, an der Gewichtsregulierung, der Appetitsteuerung und dem Körperwachstum beteiligt.

Nach gängiger Meinung wird davon ausgegangen, dass durch die Nahrung aufgenommene Glutamate die Blut-Hirn-Schranke nicht passieren können.

Dazu gibt es jedoch auch andere Sichtweisen und Kritik. Bei verschiedenen Erkrankungen, z.B. Hirnhautentzündungen, inneren Blutungen, bei Alzheimer usw. wird davon ausgegangen, dass Glutamat die Blut-Hirn-Schranke durchaus überwinden kann. Der Charakter von Glutamat als »Nervengift« kann auch dadurch erkannt werden, dass bei Schlaganfällen Glutamat freigesetzt wird. Dadurch gehen Zellen zugrunde. Bei einer bestehenden Störung des Gehirnstoffwechsels ist durchaus eine Schädigung durch Glutamat möglich – auch wenn dies bislang nicht bewiesen wurde.

- Vitamin D

Dieses Vitamin ist an vielen Stoffwechselvorgängen beteiligt. Das Vitamin ist in besonderem Maße an der Knochen- und Zahnbildung beteiligt. Mittlerweile gibt es mehr Hinwiese darauf, dass auch unser Gehirn auf Vitamin D angewiesen ist. Bei Vitamin-D-Mangel steigt das Risiko, an einer Demenz zu erkranken. Bekannt ist der Vitaminmangel durch das Krankheitsbild der Rachitis, bei der es zu Erweichungen und Deformierung der Knochen kommt.

Eine Eigentümlichkeit ist es, dass der Körper Vitamin D selbst herstellen kann. Das allerdings geht nur dann, wenn genügend UV-Licht vorhanden ist. Wer nicht gerade im Mittelmeerraum lebt, weist normalerweise in den Wintermonaten einen Vitamin-D-Mangel auf.

Anja schauderte. Ja, sie aß zu viele Süßigkeiten, ab und zu trank sie auch gern Alkohol. Ob sie doch auf biologische Lebensmittel umsteigen sollte? Ob die dort auch genveränderte Lebensmittel produzieren? Anja nahm sich vor, ab jetzt bei allen Kosmetika nachzusehen, on Aluminium enthalten war. Sie zauderte etwas, ob sie die Alufolie aus ihrer Küche verbannen sollte. Sie war so praktisch! Doch sie war sicher, dass sie in ihrem nächsten Urlaub auf einen Sonnenschutz mit Lichtschutzfaktor 30 verzichten wollte. Sie verstand auch sehr gut, dass in Fieberthermometern an der Messskala kein Quecksilber mehr enthalten war. Ob sie deshalb so leicht Kopfschmerzen bekommen hatte, wenn sie asiatisch gegessen hatte? In der Küche soll sehr viel Glutamat verwendet werden.

Mit einem Aspekt in ihrem Leben war Anja zufrieden: dadurch, dass sie täglich mit ihrem Hund nach draußen gehen musste und somit genügend Licht bekam, war sie ein klein wenig beruhigt, was ihren Vitamin D-Haushalt anging.

Anja sah sich nicht nur von der Krankheit Demenz umzingelt. In ihr stieg ein Gefühl hoch, als sei sie mitten in einem Sciencefiction-Film gelandet und befände sich mitten in einer zunehmend verseuchten und verpesteten Umwelt.

Anja fühlte, wie sich langsam ein Flimmern in ihren Augen entwickelte, das sie kannte. Hoffentlich würde sie nicht wieder einen ihrer Migräneanfälle bekommen. Alles sah jetzt so düster aus.

Kapitel 5
Ursachen Überforderung

»Es ist alles viel zu viel …
Druck erzeugt immer Gegendruck«

»Eins, zwei, drei im Sauseschritt, eilt die Zeit, wir eilen mit«

Wilhelm Busch

Das Leben ist kein Ponyhof.
Das Leben ist kein Wunschkonzert.
Ora et labora – Bete und arbeite
Das Leben ist Leiden

Der Begriff »Burn-Out« bedeutet »ausgebrannt« sein. Die Diagnose und der Begriff sind relativ neu, gleichzeitig wird das Krankheitsbild immer häufiger gestellt. Die Betroffenen fallen ab irgendeinem Punkt, wenn ihr eigenes Maß voll ist, aus dem normalen Alltag gänzlich heraus sind dann für lange Zeit ausgeknockt. Dann ist der Alltag mit seinen Anforderungen wie ein zu hoch gebautes Kartenhaus ganz einfach in sich zusammengefallen. Schneller und immer schneller dreht sich vor Betroffenen ein kaum zu erklimmender Berg – aufgetürmt aus allen Aufgaben, die zu schaffen sind. Es gibt sogar Werbesequenzen, in denen gestresste Menschen durch die Straßen eilen, hastig ein paar Vitamintabletten einwerfen, damit ihr Organismus den Anforderungen nachkommen und ihnen standhalten kann. Auf einer Bank vor dem eigenen Hause zu sitzen und die Umgebung geruhsam in sich aufzunehmen, ist eine Seltenheit geworden. Kein Wunder also, dass der weit verbreitete Wunsch besteht, einmal »die Seele baumeln« lassen zu können. Das ist das moderne Leben – ganz besonders in Großstädten. Meditationskurse und Entspannungsübungen stehen hoch im Kurs. Die Welle der Wellnessbewegungen kommt nicht von ungefähr, damit in der Hetze des Alltags wenigstens eine paar Momente Entspannung bestehen kann. Es kann sein, dass weder Wellnessanwendungen, noch Meditationen an den Ursachen irgendetwas ändern. Dadurch wird ein Problem eher verwaltet, anstatt gestaltet, denn eine grundlegende Veränderung findet nicht statt.

Die »Entdeckung der Langsamkeit« und die bekannter werdende »Slow-Food- Bewegung« könnten ein Gegengewicht gegen eine immer schneller sich drehende Zeit setzen, auch wenn sich dieser mögliche Ausgleich einer chronisch überforderten Lebenshaltung noch weitgehend in einer unbekannten Nische befindet.

> »Manchmal frage ich mich, wie Menschen, die noch nie einen Computer bedient haben, eine Fahrkarte am Fahrkartenautomaten lösen können. Ganz zu schweigen davon, dass sie jetzt mit einem Scanner im Supermarkt ihre eingekauften Waren selbst abkassieren sollen. Es sind viele neue Aufgaben, die heute zu bewältigen sind. Ich habe viel Mitgefühl mit ihnen.«
>
> *Eine Beobachterin des Alltags*

Älter werdende Menschen, auch wenn sie aus dem normalen Berufsleben ausgeschieden sind, haben nicht weniger Anforderungen zu bestehen, als alle anderen. Ihre Belastungen sind verschoben. Ältere haben den Nachteil, dass sie sich damit abfinden müssen, älter zu werden und sich auch ganz langsam mit der eigenen Sterblichkeit auseinandersetzen müssen. Dieser Prozess geht langsam, Schritt für Schritt. Schon mit dem Aufgeben des bisherigen Berufes muss sich ein Mensch damit abfinden, dass ein Teil des gelebten Lebens unwiderruflich und unumkehrbar zu Ende ist und nie wieder in der bisherigen Form bestehen wird. Auch das ist eine Trauer (»ambigious loss«, »unklarer, verschwommener Verlust« was bedeutet, dass eine Trauer – vielleicht – auch ohne Abschied stattfindet und die

Trauer vielfältig und unklar ist), die Parallelen zur Trauer durch Tode aufweist. Die Betroffenen wissen, dass es »nie wieder« so sein wird, wie vorher.

Ältere müssen gleichzeitig in einer Gesellschaft bestehen, die sie im Grunde gar nicht mehr braucht. Ihre Aufgaben – außer vielleicht als Großeltern – sind wenig anerkannt. Der Status als Großeltern wird gesellschaftlich bereitwillig angenommen, geachtet oder ernstgenommen wird er eher nicht – außer meist von den Enkeln und den entlasteten Eltern.

> »Wenn du alt wirst, musst du deine Rolle finden. Du musst sie einnehmen und du musst sie verteidigen!«
>
> *Unbekannt*

Zusätzlich haben Älterwerdende möglicherweise mit zunehmenden Einschränkungen ihrer bislang körperlichen Unversehrtheit zu tun. Sie sollen sich problemlos in ihrer neuen Welt und in ihrer neuen Rolle zurechtfinden. Sie sollen sowohl die Flut der Nachrichten, wie auch die Herausforderungen moderner Medien virtuos beherrschen. Diese Probleme werden von dem Teil der Gesellschaft, der die Aktivitätsschraube anzieht, also den Alltag mit allen Facetten und Varianten lebt und das Tempo dabei vorgibt, kaum wahrgenommen. Das dauert natürlich nur so lange, bis diejenigen selbst älter werden.

Eine chronische Überforderung und eine sorgenvolle Gedankenwelt begleiten die Betroffenen überwiegend. Dann ist es nicht weiter verwunderlich, dass älter werdende Menschen den Eindruck bekommen, sich in einer Welt zu bewegen, die nicht mehr die ihre ist.

> »In dem Pflegeheim, in dem ich arbeite, läuft den ganzen Tag ein Mann mit seinem Rollator durch die Flure. Ungefähr alle fünf Meter bleibt er einen

Moment stehen und ruft ganz laut um Hilfe! Er hat dabei große, angstvolle Augen. Ich weiß, dass er einmal ein Manager in einem großen Konzern war und sehr schlecht allein sein kann. Ich kann ihn so gut verstehen! Und im Grunde hat er ganz und gar Recht mit seinem Hilferuf!«

Eine Altenpflegerin

Zudem geschieht es im Prozess des Älterwerdens, dass sie immer häufiger von lang vertrauten Menschen Abschied nehmen müssen. Die Freunde sterben weg. Kommen dazu noch Sorgen um die eigenen Nachkommen, um Gesundheit oder Befürchtungen, dass die Finanzen für das eigene Altern keinen ausreichenden Spielraum bieten, ist ein massives Stresspotential vorgegeben.

- Krankenhausaufenthalt

Es gibt eine hohe Anzahl an Menschen, die auch in hohem Alter noch sehr gut allein in ihrer Wohnung und mit ihrem Alltag zurechtkommen. Sie zeigen sich geistig fit und gut organisiert.

Einige ältere Menschen leben – im wahrsten Sinne des Wortes – auf, wenn sie einmal ins Krankenhaus kommen und dort stationär aufgenommen werden müssen. Für sie ist das endlich einmal eine willkommene Abwechslung in einem ansonsten normal und regelmäßig vor sich hin plätschernden Alltag. Im Krankenhaus sind andere Menschen, es ist andauernd irgendetwas los und sie brauchen sich um nichts von dem zu kümmern, was in einem normalen Haushaltsalltag eben anfällt und ihnen möglicherweise schwerfällt.

Doch andere Menschen reagieren empfindlich auf einen solchen, oftmals abrupten Wechsel ihres Alltags. Und dies betrifft nicht nur ältere Menschen, sondern auch Jüngere können auf einen entsprechenden Wechsel in der Art reagieren, dass sie auf

Außenstehende, Ärzt*innen und Pflegepersonal einen hochgradig verwirrten Eindruck machen und die Diagnose »Demenz« im Raum steht. Ganz plötzlich können sie nicht mehr allein zur Toilette gehen, sie sind ängstlich und sie haben – wie es im Medizinwesen genannt wird – Wahnvorstellungen und Halluzinationen. Kommen die Betreffenden wieder in ihre häusliche Umgebung zurück, verschwinden alle Zeichen wieder, die noch im Krankenhausaufenthalt eine Rundumbetreuung notwendig zu machen schien.

Es werden viele auslösende Faktoren für dieses Phänomen gesucht, gefunden und diskutiert. Es wird davon ausgegangen, dass verschiedene Medikamente, die dort im Mix verabreicht werden, ebenso eine Rolle spielen, wie ein ungewohnter Tag-Nacht-Rhythmus, die fremde Umgebung mit ebenso fremden Menschen, Scham wegen Untersuchungen und Heimweh. Auch Ängste angesichts einer eventuell bevorstehenden Operation gehören mit dazu.

Anja erinnerte sich. Sie war gerade einmal zwanzig Jahre alt gewesen, als sie eine routinemäßige Blinddarmoperation hinter sich gebracht hatte. Das war das erste Mal, dass sie sich als Patientin in einem Krankenhaus befunden hatte. Und neben den Schmerzen, die sie dorthin gebracht hatten, erinnerte sie sich sehr wohl daran, wie sie dort die Tage erlebt hatte. Sie wusste nach zwei Tagen absolut nicht mehr, welcher Wochentag es war. Und sie hatte sich dabei ertappt, dass sie manchmal nicht mehr wusste, ob es morgens oder abends war.

Das war ihr damals ziemlich peinlich gewesen, weil sie andauernd nachfragte, wie spät es sei und welcher Tag es wäre. Sie dachte auch daran, durchzudrehen, weil sie sich an kaum etwas erinnerte. Anja erinnerte sich auch an den »Schock«, den es bedeutete, dann wieder bei sich zu Hause zu sein. Sie hatte damals den Eindruck, sie wäre irgendwo gefangen gewesen und jetzt wieder auf freiem Fuß. Und dann, zu Hause war alles viel zu viel. Heute sagte Anja dazu, sie habe sich damals in einem »Paralleluniversum« befunden. Doch den Ausdruck kannte sie damals noch nicht. Genau so hatte es sich aber angefühlt. Ob es Stephan auch so ging? Ob es ihrer Tante so ergangen war, als sie in die Einrichtung kam, in der sie letztlich auch verstorben war?

Wenn Anja Urlaub hatte, dann musste sie schon nach einer Woche im Kalender nachsehen, welcher Tag es war. Sie fiel immer sehr schnell aus dem Zeitgefühl heraus.

Ob es Menschen in Altenheimen auch so ging? Sie hatte schon gehört, dass es viele Menschen gab, die gesund dorthin kamen und nach wenigen Wochen alle Anzeichen einer Demenz zeigten. Anja nahm sich vor, ab jetzt anders mit Menschen im Krankenhaus umzugehen, wenn diese Zeichen von Verwirrung zeigen.

- Migration

»Im Ausland sind alle Schweizer Ausländer.«

© Walter Ludin

Migrant*innen haben ein erhöhtes Risiko für Krankheiten. Das liegt an ihrem geringeren sozialen Status und auch an ihrem erhöhten Armutsrisiko. Es scheint, dass sie eher altern, als Menschen, die in dem entsprechenden Land aufgewachsen sind. Gleichzeitig ist für Migrant*innen auch der Zugang zur gesundheitlichen Versorgung schlechter.

Menschen mit Demenz sind allein durch ihre Krankheit häufig unsicher in der Gesellschaft. Menschen mit Migrationshintergrund (was bedeutet, dass mindestens ein Elternteil nicht im betreffenden Land geboren ist) zeigen diese Unsicherheit in erhöhtem Maße. Kommen Menschen aus einem anderen Land, ist ihre Zeit in dem neuen und unbekannten Land von Unsicherheit und Fremdheit geprägt. Durch Demenzen verstärken sich die Gefühle, was auch als »doppelte Fremdheit« bezeichnet wird.

- Ist emotionaler Stress ein Auslöser von Alzheimer und Demenz?

Dr. Edgardo Reich, Buenos Aires, untersuchte 118 Patient*innen mit manifestem Alzheimer und 81 gesunde Kontrollpersonen, und fragte dabei insbesondere nach starken Stresssituationen und außergewöhnlichen Belastungen in den drei Jahren vor Krankheitsausbruch. Es zeigte sich, dass zwei von drei Alzheimerpatient*innen in den beiden Jahren von dem Krankheitsausbruch unter schwerem, emotionalem Stress standen. In der Kontrollgruppe war das nur bei etwa einem Viertel der Teilnehmer*innen der Fall.

Die häufigsten Belastungen waren der Tod des Lebenspartners oder eines Kindes, Gewalterfahrungen oder ein Autounfall. Weitere krankheitsauslösende Stressfaktoren stellten finanzielle Probleme, der Eintritt in das Pensionsalter, migrationsbedingte Anpassungsprobleme oder die Diagnose einer schweren Erkrankung bei einem Angehörigen dar. Zwar dürfte es sich kaum um einen monokausalen Zusammenhang handeln, jedoch scheint Stress, so Reich, ein wesentlicher Auslöser für degenerative Prozesse im Gehirn zu sein und Dysfunktionen im Immunsystem sowie im neuroendokrinen System zu triggern.

(Thieme Neurologie)

Anja hatte Falten auf der Stirn. Das waren Sorgenfalten. Sie wusste genau, dass ihr Schichtdienst, den sie hatte, ganz sicher dazu beitragen kann, dass sie eine Demenz entwickelt. Und ihr Beruf war weder gut anerkannt, noch gut bezahlt. In den Zeiten von Corona hatten viele Menschen sie und ihre Kolleg*innen beklatscht und als Held*innen bezeichnet. Doch Anja wusste, dass das nicht lange anhalten würde, geschweige denn, dass es sich dauerhaft auf eine entsprechende höhere Honorierung der geleisteten Dienste auswirken würde.

Anja hatte das Elend der Kranken, der Zugehörigen bei ihrer Arbeit und die Dokumentationen darüber im Kopf. Oh, ja, das Leben war manchmal wirklich sehr schwer und mühsam!

Wie sie wohl reagieren würde, wenn jetzt noch ihr Hund krank werden sollte? Anja legte das Thema erst einmal beiseite.

Doch nach einer Woche ließ ihr die Frage nach den Ursachen keine Ruhe mehr. Anja schüttelte den Kopf. Niemand weiß sichtlich genau, welche direkten Ursachen es für die Entstehung einer Demenz gibt. Ob das Schicksal hier seine Finger im Spiel haben kann? Oder eine Vorbestimmung? Oder haben diejenigen Kulturen Recht, wenn sie meinen, wir hätten in unserem letzten Leben irgendetwas Schlimmes angestellt und würden jetzt unsere gerechte karmische Strafe, den notwendigen Ausgleich dafür erfahren? Was sie wohl Schlimmes getan haben könnte? Ob sie jemanden ermordet hatte?

Es könnte auch sein, dass die, die eine Demenz entwickeln, ganz einfach nur Pech gehabt haben. Und damit hätte die ganze Umgebung von Menschen mit einer Demenz letztlich auch nur Pech gehabt!

Anja war bei einer Kollegin auf einem Gartenfest eingeladen. Dort kam sie mit einem Arzt ins Gespräch, der in der gleichen Klinik arbeitete, wie einige andere auf dem Fest auch. Er jedoch war in der geriatrischen Abteilung. Das ist der Fachbereich, der sich mit den Krankheiten älterer Menschen befasst.

Ihm stellte sie einige Fragen, die sie nach allem, was sie jetzt wieder gelernt und seit ihrer Ausbildung als Krankenschwester wieder neu aufgefrischt hatte, bewegten. »Es wird gesagt, Alter sei eine Ursache für die Entstehung einer Demenz. Wieso haben dann nicht alle älter werdenden Menschen eine Demenz entwickelt? Ich habe so oft bei uns im Krankenhaus ältere Menschen, die rauchen, die keine Bewegung haben, übergewichtig sind und die sich fast ausschließlich von Pizza ernähren. Die sind offen für alles, sie reden munter einher und ich habe keinerlei Defizite erkennen können.« – »Nun ja«, antwortete der Arzt ihr. »Wir wissen heute, dass Menschen, wenn sie älter werden, auch zunehmend mehr Demenzen entwikkeln. Die Zahl wird in den nächsten Jahren noch massiv ansteigen. Die Geriatrischen Abteilungen werden ausgebaut werden müssen.«

Anja fragte weiter: »Wenn Aluminium, Glutamat, Vitamin-D-Mangel und Überforderung eine Rolle bei der Entstehung spielen, weshalb wird das nicht allgemein bekannt?« – »Wir raten allen älteren Menschen, jeden Tag spazieren zu gehen und einmal in der Woche Fisch zu essen, damit sie genügend Sonnenlicht und Vitamin D Quellen zur Verfügung haben. Natürlich sollen die Menschen gleichzeitig eine Sonnenschutzcreme benutzen, damit sie keinesfalls Hautkrebs entwickeln. Und dass Glutamat und Aluminium bei der Entstehung einer Demenz eine Rolle spielen, das sind doch bislang nur Theorien. Ich habe noch keine wissenschaftlich überzeugende Studie dazu gelesen. Na – und dass Quecksilber gefährlich ist, das weiß doch heute jedes Kind. Das nimmt doch keiner mehr zu sich. Selbst die Fiebermessgeräte sind heute alle ohne Quecksilber.«

»Und wieso darf in der Pharmaindustrie sowohl Aluminium, als auch Quecksilber verwendet werden?« – »Das sind sehr wichtige Hilfsstoffe in den Medikamenten, auf die in der Pharmazie kaum verzichtet werden kann.«

»Kann es sein, dass Migrant*innen häufiger an Alzheimer und Demenz erkranken?« Davon hat der Arzt noch nichts gehört. Und er sagte auch, dass er sich das absolut nicht vorstellen kann. »Ob das auch in den Bereich von Verschwörungstheorien fällt?«, fragt er Anja leicht scherzhaft.

»Und woher kommen die Plaques bei einer Alzheimererkrankung?« – »Die Plaques sind mutierte Zellen, die sich zu den spezifisch aufzufindenden Gebilden verkleistern und somit jede weitere Kommunikation der Nervenzellen verhindern«, ist seine Antwort.

»Wenn eine Mutation im Hintergrund als Ursache für die Entstehung von Plaques bei Alzheimer genannt wird, ist das doch ein Symptom oder? Was ist denn die Ursache für die Mutation?« – »Ja«, weicht der Arzt ein bisschen aus, »weshalb eine Zelle mutiert, das weiß man nicht genau. Meistens sind Enzyme oder bestimmte DNA-Reaktionen dafür im Hintergrund zuständig. Das sind ja alles sehr komplexe Zusammenhänge.«

Anja hatte keine ausführliche Antwort bekommen auf ihre Fragen. Sie sprach noch ein wenig über das Wetter, dann machte sie sich mit dem festen Vorsatz auf den Heimweg, jetzt richtig tief in das Thema Demenz einzusteigen.

Sie nahm sich auch vor, sich dazu etwas von allen anderen Aktivitäten zurückzuziehen. Seit ihr Interesse, tief in das Thema Demenz einzusteigen entbrannt war, nahm sie jede Information, die sie bekam auf und flocht sie in ihre Gedanken mit ein. Anja sagte immer mehr

Treffen außerhalb ihrer Arbeit mit anderen Kolleginnen und Freundinnen ab. Auch Bowling strich sie erst einmal von ihrer Aktivitätenliste. Seit sie sich für dieses Thema entschieden hatte, kam ihr alles andere langweilig vor.

Kapitel 6
Ursachen II

Annahmen, Theorien und überraschende Studien

»Die lange Kette aufeinander aufbauender Demenzvorstellungen: auch Theorien können alt und dement werden.«

Gerald Hüther

»Ob es sich bei einer Alzheimererkrankung statt um Eiweißablagerungen eher um abgelagerte Vorstellungen handelt?«

(sinngemäß, Gerald Hüther

Die Zahlen

Es wird bislang angenommen, dass mit steigendem Alter der Bevölkerung auch ein rasanter Anstieg der Demenz-Erkrankungen einhergehen wird. Das sagen die Hochrechnungen.

Momentan sind 44 Millionen Menschen mit Demenz weltweit als Zahlen angegeben. Im Jahr 2030 sollte die Zahl nach der bisherigen Prognose bei 76 Millionen Erkrankten liegen und im Jahr 2050 bei 135 Millionen Menschen weltweit. Diese Prognose scheint sich jedoch nicht zu erfüllen.

»Wer Vorurteile revidieren kann, hat keine.«

Arthur Schnitzler

Die Annahme, das Altwerden und Demenz miteinander einhergehen und die damit zu erwartenden steigenden Zahlen von Menschen mit Demenz in der Zukunft, muss heute angezweifelt werden. Hinweise darauf geben die Ergebnisse an Erkrankungen nach jahrzehntelangen Studien besonders aus Frankreich, Großbritannien, Niederlande und Spanien. In den letzten zwanzig Jahren haben die Neuerkrankungen nicht die prognostizierte Menge an Erkrankten erreicht. So wurde z.B. in den USA anstatt der prognostizierten 11,6% eine tatsächliche Senkung der Neuerkrankungen auf 8,8% festgestellt. Insofern würde die Anzahl der Neuerkrankungen in der Zukunft sinken, anstatt wie angenommen, weiter und stetig ansteigen.

Hierfür wird der verbesserte Lebens- und Bildungsstandard der Menschen in den letzten Jahrzehnten als Hintergrund vermutet. Weshalb dieser Trend in Japan nicht belegt werden konnte, obwohl dort ein hoher Lebensstandard besteht, ist eine offene Frage. Ob nun ein veränderter Lebensstil oder eine ausgewogenere Ernährung, mehr sportliche und längere berufliche Aktivität dahinterstecken – niemand weiß es so genau.

»Wir sollten uns nur wundern, dass wir uns überhaupt noch wundern können.«

François de La Rochefoucauld

Nonnenstudie

Die Studie von David A. Snowdon aus den neunziger Jahren des letzten Jahrhunderts ließ die ganze Theorie von Alois Alzheimer und den Amyloid-Plaques im Gehirn von Menschen mit Demenz gehörig ins Wanken bringen. Bei jahrelangen Untersuchungen von mehr als 600 römisch-katholischen Nonnen im Alter zwischen 75 und über 107 Jahren gerieten die Forscher in höchstem Maße ins Erstaunen. Die Frauen waren neben ihren geistlichen Tätigkeiten als Lehrerinnen aktiv. Alle hatten einen sehr ähnlich ablaufenden Alltag und auch ihr Lebensstil war vergleichbar.

Die Nonnen hatten sich für die Untersuchungen und ebenso für regelmäßige Tests zur Überprüfung ihrer geistigen Leistungsfähigkeit zur Verfügung gestellt und nahezu alle vermachten ihre Körper nach ihrem Tod der Wissenschaft.

Nach ihrem Tod wurden dementsprechend die Gehirne der Nonnen untersucht. Zunächst sah alles nach Bestätigung der Alzheimerannahme aus. Die Gehirne der Nonnen zeigten oftmals die typischen Eiweiß-Amyloide (Plaques), wie sie bei Alzheimer beschrieben waren und die betroffenen Frauen zeigten zu Lebzeiten auch alle Anzeichen davon, an Alzheimer erkrankt zu sein.

Dann jedoch entdeckten die Forscher bei einer Frau namens Bernadette sehr massive Ansammlungen von Plaques in ihrem Gehirn. Jedoch wies sie Zeit ihres Lebens keinerlei Anzeichen für eine geistig- kognitive Reduzierung auf. In Folge zeigten sich auch bei anderen Frauen, deren Gehirne untersucht wurden, die spezifischen Eiweiße, obwohl sie bis zu ihrem Tod sowohl geistig, als auch körperlich fit waren.

Die Frauen hatten, als sie noch jung waren, bei ihrem Eintritt ins Kloster in Briefen sowohl ihre biografischen Zusammenhänge, wie auch ihre Wünsche für die Zukunft formuliert. Als die Berichte verglichen wurden, zeigte sich bei allen Frauen, die eine eher skeptische, verhaltene und negative Sicht auf ihr Leben und die Zukunft hatten, eine Demenz. Und das war unabhängig von allen Befunden in Richtung Alzheimer, die bei der nachtodlichen Untersuchung zutage kamen.

Eine positive und bejahende Haltung im Leben eines Menschen scheint also für ein Leben eine ganz andere Auswirkung zu haben, als eine ablehnende und verneinende.

Diese sogenannte »Nonnenstudie« bedeutet, dass ein medizinisch-geriatrisches (Altersheilkunde) Festlegen auf hirnorganische Veränderungen als Hintergrund einer dementiellen Erkrankung ein Trugschluss und schlichtweg falsch ist. Und insofern scheinen noch ganz andere Faktoren bei der Entstehung einer Demenz oder bei Alzheimer eine Rolle zu spielen.

»Im Kloster ist sich jeder selbst der Letzte.«

© Fritz P. Rinnhofer

Es wird vermutet, dass ein höherer Bildungsgrad die Entstehung einer Demenz oder Alzheimer verringert, wie es bei den Nonnen festgestellt wurde. Ob es nun an der höheren Bildung liegt, der körperlichen Aktivität, an der Enthaltsamkeit, an einer geistigen Anbindung, dem sozialen Halt oder dem Gebet: es sind viele Ideen und Theorien, die durch die Nonnenstudie auf den Plan gebracht wurden. In jedem Fall hat die allgemein fest gemauerte und lehrgängig bestehende Plaques-Theorie erhebliche Risse bekommen. Dennoch hat sich die Idee der krankmachenden Eiweiße im Gehirn von Menschen mit Alzheimer durchgesetzt und wird immer weiter in dieser Weise gelehrt.

Der Müll im Gehirn – die Plaques

Im Zuge dessen hat auch die Theorie, dass die Plaques im Gehirn von Alzheimerpatient*innen eine schädigende Funktion haben und es sich ausschließlich um krankmachende Ablagerungen handelt, Schaden genommen. Neuere Untersuchungen geben Hinweise darauf, dass es sich – ganz im Gegenteil – um eine schützende, denn um eine schädigende Ansammlung von Eiweißen handeln soll. Die Eiweiße werden heute noch weitgehend als »Müll« im Gehirn angesehen, der sich bei Menschen mit Alzheimer dort angesammelt und abgelagert hat.

»Das Recyceln von geistigem Müll sollte verboten werden.«

© Helmut Glaßl

Ganz im Gegenteil sollen nach heutigen, neuen Erkenntnissen die Zellstrukturen vielmehr einen Schutz gegen Candida-Sporen, gegen Streptokokken und andere Bakterien darstellen. Sie werden – zwar noch nicht flächendeckend – doch zunehmend mehr als Protektoren, denn als krankmachende, schädigende Erscheinungen angesehen. Vielleicht stellen sie auf diese Weise eine Verhinderung drohender Entzündungen im Gehirn dar. Ob hinter der Entstehung der Plaques und dem notwendigen Schutz der Gehirnstrukturen durch sie, letztlich eine Infektion durch Erreger oder eine Verletzung stehen könnte, ist noch immer offen. So könnten sich die Plaques letztendlich als Symbionten darstellen. Ein möglicher und wunderbarer Schutz des Lebens von der Natur.

»Unser Kopf ist rund, damit das Denken seine Richtung wechseln kann.«

Francis Picabia

Jetzt war Anja verunsichert. »Dann kann ich ja alles, was ich bislang über Demenz und Alzheimer gedacht habe, revidieren? Soll das jetzt alles nicht mehr wahr sein, was ich gefunden habe? Ist das jetzt so etwas wie bei der großen Posse der Vergangenheit, als es hieß: Spinat habe den höchsten Eisengehalt und sei gut für Kinder? Daraufhin wurde Popeye erfunden, der als Comicfigur durch die tägliche Spinatdosis unüberwindbare Kräfte entwickelte und sich und seine Umgebung, wie Supermann, vor allem bewahrte. Und dann stelle sich heraus, dass die Forscher sich beim Spinat um eine Kommastelle vertan hatten?« Anja lachte in sich hinein. »Das wäre ja ein Ding!«, dachte sie. »Ganze Büchereien sind voll mit Lehrbüchern zum Thema, das Internet ist voll von klugen Informationen zum Thema Demenz und Alzheimer. Und dann wird alles auf den Kopf gestellt und ist genau gegenteilig. Wie lange das wohl dauern wird, bis es im medizinischen und pflegerischen Alltag angekommen ist? Dann müssten alle Lehrbücher umgeschrieben werden. Ob ich das wohl noch erleben werde?«

Anja wurde neugierig. Ob das jetzt endlich einmal »gute Nachrichten« bedeuten könnte?

»Der Traum des Jägers,
Das Trauma des Wildes.«

© Walter Ludin

Trauma und seine Folgen

Wenn ein Schädel-Hirn-Trauma in der Jugend zu einem erhöhten Risiko an Demenz im Alter zu erkranken führen kann, so kann auch ein seelisches Trauma entsprechende Folgen haben. Viele Erlebnisse und Ereignisse in einem Leben können das gesamte weitere Leben schwer machen.

Viele ältere Menschen haben mit Rückblick auf ihre Kindheit und Jugend bemerkt, sie hätten Schläge bekommen, doch »es habe ihnen ja nicht geschadet«. Gelitten haben sie darunter mit Sicherheit, auch wenn die Tatsache an sich im Nachhinein nur schöngeredet, keineswegs ausgeglichen ist. Es gab Zeiten in der Pädagogik, da waren Schläge an der Tagesordnung. Jeder nur halbwegs pervers angehauchte Erzieher (ob Lehrer oder Eltern ist hier egal), konnte sich bei durchgeführten Strafmaßnahmen freuen.

Im Nachhinein bringen viele älter gewordene Menschen Verständnis für ihre eigenen Eltern und deren Lebensumstände auf. Möglicherweise verzeihen sie ihnen sogar ihre Unzulänglichkeiten. Doch Verstehen und Nachvollziehen allein versorgt nichts bei und an einem entstandenen Schaden. Damit gab es die Schmerzen dennoch. Und die Folgen davon sind erst bei genauerer Suche und bei genauerem Hinsehen zu erkennen.

Dass Schläge nicht geschadet haben sollen, ist allerdings möglicherweise eine späte »Entschuldigung« für Erwachsene, die entweder aus Überzeugung, Überforderung oder aus Nichtweiterwissen, Methoden gewählt haben, die heute gottseidank mehr und mehr in den Hintergrund gerückt sind. Heute wissen fast alle Erwachsenen, dass Kinder nicht geschlagen werden sollen nicht geschlagen werden dürfen. Dazu gehört auch, dass Kinder weder weggesperrt, noch auf sonstige Weise psychisch oder physisch unter einen solchen extremen Druck gesetzt werden dürfen. Doch auch heute noch gibt es viele Erwachsene, die in ihrer Kindheit Gewalterfahrungen haben machen müssen. Und auch heute noch gibt es viele Kinder, die nicht nur Verwahrlosung, sondern auch Schlägen und Gewalt ausgesetzt sind – auch wenn so etwas nicht mehr auf offener Straße durchgeführt wird.

> Wir haben in Deutschland einen drastischen Rückgang von vollendeten Morden. Seit der Wiedervereinigung sind diese Taten um 63 Prozent zurückgegangen. Seit den fünfziger Jahren ist zugleich das massive Verprügeln von Kindern von 20 Prozent auf vier Prozent gesunken. Menschen, die in ihrer Familie ständig geschlagen wurden, werden im Schnitt sechsmal so oft mehrfache Gewalttäter, wie diejenigen, die gewaltfrei und liebevoll erzogen wurden.
>
> *Christian Pfeiffer, SZ-Magazin, 27.01.2020*

Es gibt Eindrücke und Erlebnisse im Leben, die nicht so einfach zu verarbeiten sind. Manchmal reichen kleinste Trigger, um das

Geschehnis wieder wach zu rütteln und den erlebten Schmerz wieder hochzuholen. Es ist dann ganz einfach unmöglich, zu vergeben oder gar zu vergessen. Ein solcher Zustand kann ein Teil eines so genannten »Traumas« sein.

Dissoziation

> »Der Begriff Dissoziation bezeichnet das (teilweise bis vollständige) Auseinanderfallen von psychischen Funktionen, die normalerweise zusammenhängen. Betroffen von dissoziativer Abspaltung sind meist die Bereiche Wahrnehmung, Bewusstsein, Gedächtnis, Identität und Motorik, aber manchmal auch Körperempfindungen (etwa Schmerz und Hunger).
> Dissoziative Phänomene können vielfältig sein: Es gibt leichte Symptome, von denen nahezu jeder Mensch im Laufe des Lebens mindestens einmal betroffen sein kann, und schwere Symptome, die zu Beeinträchtigungen und Leiden führen und daher als Störungen bezeichnet werden.
> Im Fall von dissoziativen Störungen sind funktionelle und anatomische Abweichungen im Gehirn festgestellt worden. Bezüglich der Ursachen besteht weitgehende Einigkeit, dass man von einem Zusammenwirken bestimmter persönlicher Voraussetzungen und – in der Regel – traumatischer Erlebnisse ausgehen sollte. Vorübergehende dissoziative Zustände können jedoch auch durch einige chemische Substanzen hervorgerufen werden.«

https://de.wikipedia.org/wiki/Dissoziation_(Psychologie)
Commonsense in der Psychotherapie

Das Phänomen, dass sich nach einem heftigen, schweren und traumatischen Erlebnis quasi eine Art »Abspaltung« entwickeln kann, ist keineswegs neuerer Natur. Traditionelle Gemeinschaften wussten darum, dass dies Phänomen vielleicht als eine Art »Rettung« der Person selbst einsetzen kann, sodass sie im Rahmen eines »Totstell-Reflexes« Teile von sich selbst abspalten. Hier wird davon gesprochen, dass eine »Seelenfacette« abhandenkommen kann.

Eine Abspaltung/Dissoziation ist dann sinnvoll, wenn das Trauma an sich unaushaltbar wäre. Das ist in Momenten von großen Schmerzen oder beim Sterben ein gnadenvoller Zustand. Traumata und die Reaktionen darauf sind absolut individuell, denn Menschen reagieren sehr unterschiedlich auf verschiedene Eindrücke.

In solchen, für die Betreffenden, entsetzlichen Momenten, die eine Abspaltung hervorrufen können, kommt es sehr häufig vor, dass die Betreffenden sich später an nichts mehr davon erinnern.

Anja las sich die Beschreibung der Dissoziation mehrmals durch. Ob Sie etwas übersehen hatte? Das waren doch exakt genau die gleichen Beschreibungen, die bei einer Demenz auftraten! »Worin mag nur der Unterschied liegen?«, fragte sie sich. »Ob es überhaupt einen Unterschied gibt?« Sie nahm sich vor, darüber mit einem Neurologen in der Klinik zu sprechen. »Vielleicht sind das zwei wesensgleiche Zustände, die mal die einen, mal die andere Bezeichnung bekommen!«, war Anjas Idee dazu.

»Als ich meinen Fahrradunfall hatte und kopfüber auf die Straße gefallen bin, bin ich erst im Krankenhaus wieder wach geworden und wusste nichts mehr davon, wie ich dorthin gekommen war. Ich wusste nur noch, dass ich mich über die nassen Blätter auf dem Fahrradweg gewundert hatte und für einen kleinen Moment dachte, ob ich darauf ausrutschen könne«, fiel es Anja ein. »Das ist wie ein blinder Fleck in meiner Erinnerung. Andere haben mir später erzählt, was bei dem Unfall passiert war.«

Anja erinnerte sich bis heute an nichts davon und hatte sich mit ihrem Unfall arrangiert. Der Ausfall ihres Gedächtnisses war ja nur eine kurze Zeit gewesen.

> »Unter den Teppich kehren? Wie soll das gehen? Das, was jemals darunter gekehrt wurde, wird sich immer irgendwann seinen Weg nach draußen suchen. Das ist, wie bei einer Eiteransammlung oder einem Splitter im Körper. Der Körper wird so lange daran arbeiten, bis die Entzündung ihren Weg nach draußen wieder gefunden hat. Und das ist dann eine kleine bis mittelschwere Explosion!«
>
> *Jobst Fricke*

Gesamtgesellschaftliche Abdrücke

Wir haben in unserer europäischen Geschichte ein schweres, gesamtgesellschaftliches Trauma hinter uns und manchmal scheint es, als steckten wir noch in den Anfängen der Verarbeitung dessen, was geschah. Der Erste und dann der so schnell folgende Zweite Weltkrieg haben ganze Generationen in Deutschland und anderen Ländern in erheblichem Maße belastet. Diese Belastung betrifft sowohl die »Täter«, als auch die »Opfer«, deren Gruppen sich auf schreckliche Weise durchmischt, vermischt und sogar abgewechselt haben. Die Folgen davon sind Traumatisierungen. Und diese beziehen sich nicht nur auf die Generationen, die das Ganze leibhaftig miterlebt haben, sondern bedrängen auch noch die Folgegenerationen – bis heute; und es ist anzunehmen, dass die Folgen auch in Zukunft spürbar sind und sichtbar werden. Diese Erlebnisse sind nicht einfach durch ein Wirtschaftswunder oder einen schönen, erholsamen Urlaub in der heutigen Zeit wegzuwischen. Vielleicht ist dann, wenn es einem Menschen gut geht, nur ein hauchdünner Schleier über den Schrecken gelegt, damit die Gänze nicht glasklar erkennbar ist oder wie eine zarte Humusschicht auf einem blanken Felsen, damit noch etwas anderes, außer Entsetzen, darauf anwachsen kann. Unsere menschlichen Strategien, mit kaum zu verarbeitenden Erlebnissen und Ereignissen umgehen zu können, sind erstaunlich.

> »Der Schlaf ist der kleine Bruder des Todes.
> Und was dich nachts bei dem kleinen Bruder, dem Schlaf, wachhält und am Schlafen hindert, wird dich ebenso wachhalten, wenn der große Bruder Tod nahe rückt. Durch das, was offen ist, wird jeder ruhige und sorgenfreie Schlaf verhindert, wie auch jeder ruhige und sorgenfreie Tod.«
>
> *Elli O.*

> »In den sechziger Jahren des letzten Jahrhunderts wurde ein Priester in einen kleinen Ort auf dem Land versetzt. Dieser Priester übernahm auch die Betreuung Schwerstkranker und Sterbender. Und er hörte bei seinen Besuchen von vielen schweren und bedrückenden Erlebnissen, die die Sterbenden in ihrem Leben miterlebt und angesehen hatten. Nachdem er einiges von diesen Geschichten vernommen hatte, fragte er sich, was an diesem augenscheinlich so idyllischen und ruhigen Ort geschehen war. Seine Nachforschungen ergaben, dass an diesem Ort ein Konzentrationslager gestanden hatte. Jetzt verstand er, dass es bittere erlebte Realität war, was diese Menschen hatten mitansehen und erleben müssen. Es wäre der großen Stadt, die den Bau des Konzentrationslagers geplant und umgesetzt hatte, lieber gewesen, wenn nach Beendigung des Krieges – im wahrsten

Sinne des Wortes – Gras darüber gewachsen wäre und nichts an diesen Ort des Schreckens erinnert hätte. Diese Erkenntnis des Priesters und Sterbebegleiters war der Beginn dafür, dass an diesem Ort eine immer größer werdende Gedenkstätte entstanden ist.«

F., auf einer Führung durch eine Gedenkstätte eines Konzentrationslagers in Neuengamme bei Hamburg

Am liebsten hätte Anja sich verkrochen. Sie wusste, sie spürte schon wieder – körperlich fühlbar – jene Ohnmacht, die sie immer befiel, wenn sie Bilder aus dem Zweiten Weltkrieg und den Konzentrationslagern sah. Sie war deshalb auch noch nie in einer Gedenkstätte gewesen. Sie war sicher, das würde sie nicht aushalten. Wahrscheinlich würde sie – vor lauter nachempfundenem Grauen – entweder ohnmächtig werden oder weglaufen und in jedem Falle später Alpträume haben. Das waren die Momente in ihrem Leben, in denen sie ab und zu schon einmal daran gedacht hatte, es wäre besser, tot zu sein. Anja verstand nicht, wie Menschen so ein Entsetzen anrichten und sogar aushalten konnten. Sie wusste, dass sie den Glauben an die Menschheit verlieren würde, wenn sie tiefer in dieses Gräuel einsteigen würde.

Jetzt verstand Anja auch, weshalb sie sich auf ihren ersten Auslandsreisen, als sie noch jung war, nicht getraut hatte, zu sagen, dass sie aus Deutschland kam, obwohl auch sie erst lange Zeit nach Ende des Zweiten Weltkrieges geboren wurde.

»Ich habe doch gar keinen Krieg erlebt. Doch ich kann diese Knallerei an Silvester kaum aushalten. Ich möchte mich am liebsten irgendwo verkriechen. Ob das mit der Erfahrung meiner Großeltern zu tun hat?«

M., geboren 1960

Erlebnisse, die sich vor Generationen abgespielt haben, können Wirkungen auf folgende Generationen haben und sich sogar in der genetischen Formation abbilden. Es gibt Ereignisse im Leben, die sich quasi »in die Seele tätowieren« und durch keinen Schleier oder eine dünne Humusschicht abgedeckt werden könnten. Das sind verbleibende Narben, die nicht nur im einzelnen Leben, sondern über Generationen hinweg weitergegeben werden, wie ein Staffelholz bei einem langen Lauf. Und diese Narben befinden sich nicht nur auf der Seele, sondern tatsächlich auffindbar in den Genen. Durch die über Generationen weiter gegebenen Vorstellungen und Erlebnisse kann es geschehen, dass sich Krankheiten entwickeln, die auf genau dem gleichen Weg weiter transportiert werden, wie in einer sich unentwegt um sich selbst drehenden Mühle. Und das geschieht über viele Generationen hinweg.

Die Epigenetik

Der Begriff ist zusammengesetzt aus

- Genetik – Vererbungslehre und
- Epigenese – Entwicklung eines Lebens

Hier geht es um ein Bindeglied zwischen dem, was wir durch die vererbten Gene unserer Vorfahren übernommen haben und allen Einflüssen des Lebens, der Umwelt, Ernährung und den Erfahrungen, die ununterbrochen unser genetisches Zusammenspiel und die genetischen Anordnungen verändern. Insofern kann auch eine Depression der Großeltern den genetischen Code der Enkel entsprechend verändern und damit eine Disposition für eine Depression bieten. Es bedeutet auch, dass eine Depression nicht nur in der eigenen, persönlichen Lebensgeschichte angelegt sein kann, sondern im Leben unserer Vorfahren mit gesucht und erforscht werden muss. Das ist bei der Weitergabe einer Diabetes Mellitus oder einer Demenz genauso.

*In Kambodscha kämpft ein Endokrinologe seit Jahren gegen die Ausbreitung einer Diabetes Mellitus. Bekannt ist, dass Menschen mit einer Diabetes Mellitus meist übergewichtig sind und einen ausgesprochen bewegungsarmen Lebensstil pflegen. In Kambodscha allerdings zeigt sich zunehmend, dass junge Menschen um die dreißig Jahre, schlank und keinesfalls der Risikogruppe angehörend, eine Diabetes Mellitus entwickelt haben. Mediziner*inne stehen hier vor einem Rätsel. Auffällig allerdings ist daran, dass die meisten von ihnen zu dem Zeitpunkt geboren wurden, als die Roten Khmer regierten und Millionen von Menschen auf grausame Weise töteten und quälten.*

SZ 2017 Die kranken Kinder des Genozids

»Wir vererben unseren Kindern unsere Kriege.«

© Michael Marie Jung

Wenn allerdings solche – manchmal sehr schwerwiegenden – Eindrücke und Probleme weitergegeben werden und wenn unser genetisches Zusammenspiel ununterbrochen im Wandel befindlich ist, dann kann auch jedes Schöne und liebevolle Erleben weitergegeben werden. Und dann ist es auch möglich, durch aktives Erkennen, Verändern und Zutun dafür Sorge zu tragen, dass nicht nur unsere eigenen Narben versorgt werden, sondern auch mögliche Narben unserer Kinder und Kindeskinder. Das allerdings erfordert einen gehörigen Paradigmenwechsel in uns selbst. Der Prozess wäre also durchaus umkehrbar, bzw. im Laufe der Zeit verwandelbar. Das ist – wie heute bekannt – auch eine Domäne der Psychotherapie und auch der Sterbe- und Trauerbegleitung, die sich an diese schweren Geschichten heranwagt und so dafür sorgen kann, dass erlebte Traumata bei den betreffenden Menschen das Leben nicht dauerhaft zur Hölle werden lassen. Und auch deren Nachkommen sind durch eine verbesserte Lebensgrundhaltung, hingehend zu einer Bejahung des Lebens, mehr und mehr davor sicher, in die Falle einer genetischen Übernahme alter Verletzungen zu tappen.

Heilsame, anstatt verdrängte Hürden in Abschiedsprozessen gilt es dabei zu verwandeln.
Welche Folgen es auch gesundheitlich haben wird, wenn – wie in heutiger Zeit – mehr als 70 Millionen Menschen auf der Flucht sein müssen, kann nur erahnt werden. Und diese Menschen, die schwere körperliche und seelische Verletzungen erlebt haben, werden diese Schäden vielfältiger Art, wenn nichts Unterstützendes Fuß fassen kann, auch wieder weitergeben. Für die Versorgung und Linderung des Schreckens muss demnach eine ganze Menschheit gemeinsam in die Pflicht genommen werden.

Ob Anjas Tante depressiv gewesen ist? Ob sie eine bejahende Haltung dem Leben gegenüber hatte?

Anjas Tante Inge war in den letzten Kriegstagen durch eine Vergewaltigung ihrer Mutter ins Leben gerufen worden. Und ihre Mutter starb, als sie zwei Jahre alt geworden war bei einem Verkehrsunfall. Inge hatte nie viel von ihrer Mutter erzählt. Wahrscheinlich hatte sie gar keine Erinnerung daran, sie war ja noch so klein, als das geschah. Ob das trotzdem auch einen Zusammenhang haben kann? »Doch bei Stefans Demenz muss das doch Vererbung sein«, zog es durch Anjas Kopf. Er war doch noch so jung, als er dementiell erkrankte – und so etwas war doch ausgesprochen selten. Stefan war auch immer sehr, sehr freundlich gewesen, als er noch gesund war. Doch Anja hatte Stefan niemals mit einer Depression in Verbindung gebracht.

Wie das wohl bei ihren Eltern und Großeltern gewesen sein mag, fragte sich Anja. Sie hatte nur gehört, dass ein Urgroßvater von ihr sich wohl eines Tages erhängt hatte. Und sein eigener Sohn hatte ihn gefunden. Das war ein Stück Familiengeschichte, bei denen die Stimmen im Familienkreis, als ihre Eltern noch lebten, gedämpft und leise wurden, wenn darüber etwas gesagt wurde. »Mein

Urgroßvater wurde totgeschwiegen!«, dachte Anja. Dann kam ihr dieser Begriff richtig absurd vor. »Im wahrsten Sinne wurde er totgeschwiegen!«, bekräftigte sie sich selbst noch einmal.

»Widerstandskraft und Langmut kann man von den Bäumen lernen.«

Unbekannt

Resilienz:

aus dem Lateinischen »resilire«, was so viel bedeutet, wie zurückspringen, abprallen.

Ursprünglich wurde der Begriff in der Physik verwendet. Hierbei ging es um die Eigenschaft eines Stoffes, in welchem Maße er verformt werden kann, um dann seine ursprüngliche Form wieder einzunehmen.

Resilienz bedeutet, Problemen und Hürden, Schwierigkeiten und Notlagen verschiedenster Art widerstehen zu können, ohne zu resignieren. Krisen und Rückschläge können bei einer hohen Resilienz auf diese Weise genutzt werden, um sich selbst weiter zu entwickeln. Das scheint eine bewundernswerte Fähigkeit zu sein, die einen Erfolg der betreffenden Person im Leben zu garantieren scheint. Es ist vollkommen individuell, wie Menschen auf Widrigkeiten des Lebens reagieren können. Natürlich ist eine möglichst hohe Toleranz gegenüber den Anforderungen wünschenswert. Doch wie kann eine solche Widerstandskraft gestützt und gefördert werden? Die Forschungen zum Thema Resilienz sind seit vielen Jahren im Gange und viele Faktoren, die Menschen stärker werden lassen können, sind bekannt geworden. Doch auf welche Weise tatsächlich eine Art

»psychisches Immunsystem« gestärkt und aufgebaut werden kann, ist bislang nur wenig umgesetzt. Viele Menschen haben – ebenso, wie die Korrektur in Schreibprogrammen – das Wort Resilienz noch nie gehört.

In den fünfziger Jahren des letzten Jahrhunderts gab es auch zu diesem Thema erste Forschungen. Diese fanden vom Emmy Werner auf Kauai, einer hawaiianischen Insel statt. Die Teilnehmer*innen der Studie ließen sich vierzig Jahre lang begleiten.

Ein Drittel der 400 untersuchten Kinder wuchs unter sehr schwierigen Lebensbedingungen auf. Sie erlebten in ihren Familien Armut, Gewalt, Krankheiten, Vernachlässigungen und einen niedrigen Bildungsstand der Eltern. In der Zukunft zeigte sich dann, dass zwei Drittel dieser Kinder bereits in ihrer Jugendzeit sowohl verhaltensauffällig wurde, als auch durch Lernstörungen hervorstach. Etliche wurden strafauffällig. Ein Drittel dieser Kinder jedoch hatte eine positive Entwicklung. Sie zeigten weder irgendwelche Verhaltensauffälligkeiten, noch hatten sie in ihrer sozialen Gruppe Schwierigkeiten.

Das bedeutet, dass auch schwierige Lebensbedingungen nicht unweigerlich dazu führen, dass die Probleme weiter fortgetragen werden.

Die Psychoneuroendoimmunologie

Dieser Fachbereich, der noch relativ jung ist, hat verschiedene Systeme des Körpers im Blick und sieht diese in einem engen und weit verzweigten Zusammenspiel. Wirkt etwas auf eines der Systeme, so wird das Auswirkungen auf jedes andere und auch das gesamte System mit sich bringen.

Diese vier Systeme bestehen alle für sich selbst aus einem übergeordneten System, das sich mit allen anderen in einem gemeinsamen Wechselspiel befindet und ununterbrochen miteinander und untereinander vernetzt. Das macht diesen Fachbereich so kompliziert in der Betrachtung und der Wahrnehmung verschiedener Eindrücke darauf.

- Psycho – Die Psychologie

»Die Resignation ist das schwarze Loch in der Psyche.«

© Hans-Jürgen Quadbeck-Seeger

Die Psychologie ist die Lehre von der Psyche, der Seele eines Menschen. Sowohl das Erleben, wie auch das Verhalten, die von außen und innen kommenden Faktoren, die dabei eine Rolle spielen, wie auch der Verlauf im Leben werden in der Psychologie untersucht, erforscht und betrachtet. Dieser Fachbereich ist eine so genannte »weiche« Wissenschaft, denn sie lässt sich nicht – wie z.B. bei der Mathematik – ausschließlich durch logische Verknüpfungen erklären und nachvollziehen. Der Bereich gehört auch weder eindeutig zu den Sozialwissenschaften, ferner zu den Geisteswissenschaften, noch zu den Naturwissenschaften.

Der Begriff »Psyche« ist auch relativ schwammig. Er wird als: ›Atem‹, ›Hauch‹, ›Lebenskraft‹, und ›Seele‹, ›Geist‹ oder ›Gemüt‹ übersetzt. Vielfach werden in der Psychologie ausschließlich die Betrachtungen von Befinden und Emotionen gemeint, einige wenige Richtungen haben tatsächlich ein bestehendes, geistiges Weltbild, das von einer Seele im spirituellen Sinne ausgeht.

- Neuro – Die Neurologie

»Nerven sind höhere Wurzeln der Sinne.«

Novalis

Die Neurologie Ist die Lehre von unserem Nervensystem. »Neuron« ist ein Wort aus dem Griechischen und bedeutet Nerv. Bei der Lehre von den Nerven – der Neurologie – dreht sich alles um das Nervensystem, seine auftretenden Krankheiten und die Behandlungsmöglichkeiten derselben. Wichtigste Organe in der Neurologie sind das ZNS (Zentralnervensystem) mit Rückenmark und Gehirn. Dazu gehören natürlich auch die umgebenden Strukturen, sowie das versorgende Blutgefäßsystem.

Im Gegensatz zum ZNS (Zentralnervensystem) gibt es auch das PNS, also das periphere Nervensystem. In das Fachgebiet der Neurologie fallen auch periphere Nervenbahnen- und Strukturen, sowie die Muskulatur. Für Untersuchungen des Nervensystems steht die Überprüfung der Sinnesfähigkeit, wie Riechen, Schmecken, Sehen, Hören, Tasten, Sprechen, Mimik, Schmekken und Reflexprüfung als erste Möglichkeiten zur Verfügung.

Eine genaue und präzise Abgrenzung zur Psychiatrie und Neurochirurgie ist schwer möglich.

- Das Vegetativum

Im vegetativen Nervensystem gibt es zwei verschiedene Systeme, die sich ergänzen und ausgleichen und gleichzeitig Gegenspieler darstellen:

Sympathikus: dieser Teil ist zuständig für alle Reaktionen, die eine Anspannung erfordern, Beispiele sind Angst, Stress, also die Reaktion auf eine Anforderung, die Aktivität verlangt.

Parasympathikus: ist der ausgleichende Teil des Nervensystems. Er ist zuständig für alle Abläufe, die Regeneration, Ruhe, Ausgleich und Entspannung erfordern.

Ein lebendiger Organismus ist von Nerven durchzogen, weshalb als Folge in das Fachgebiet der Neurologie auch fast alle Körperteile gehören.

- Umwälzungen

»Hinter den Talaren der Muff von tausend Jahren.«

Kampfruf der 68-er Bewegung

Lange Zeit wurde davon ausgegangen, dass sich zerstörte und verletzte Nerven bei Erwachsenen nicht wieder regenerieren können. Erst in den 90-er Jahren des letzten Jahrhunderts wurde auch diese wissenschaftliche Prämisse umgestoßen. Heute ist klar, dass auch bei alten Menschen neue Nervenzellen und neuronale neue Verbindungen entstehen können. Voraussetzung dazu ist, dass die Gehirnaktivität gesteigert und angeregt wird. Ein solcher Prozess wird als Neurogenese bezeichnet. Das Gehirn muss dazu, wie bei einem Muskeltraining im Fitnessstudio, ebenso trainiert werden.

- Endo – Die Endokrinologie

»Am besten schmecken Antibiotika und Hormone immer noch in Form eines Steaks.«

© Erhard Blanck

Es handelt sich um die Lehre von den Hormonen. Der Begriff stammt auch aus dem Griechischen und bedeutet ›Endo‹ = Innen und ›krinein‹ = abscheiden, absondern. Es handelt sich bei den Hormonen also um Substanzen, die der Organismus aus sich selbst heraus produziert und dem Körper zur Verfügung stellt, damit alle Vorgänge reibungslos ablaufen können. Auch in der Endokrinologie stehen die Entstehung von Krankheiten und mögliche Behandlungsansätze des Hormonsystems im Mittelpunkt. Hormone sind wichtige Botenstoffe in unserem Körper, die Prozesse und Vorgänge steuern und regulieren. Das gilt z.B. für den Menstruationszyklus der Frau, es gilt für Schwangerschaften, für die Milchproduktion, wie auch unter anderem für wichtige Auf- und Abbauprozesse in Stresssituationen. Insulin, das Hormon der Bauchspeicheldrüse ist dafür zuständig, dass alle Zellen genügend Zucker zur Verfügung gestellt bekommen.

Alle hormonproduzierenden Organe greifen ineinander, regulieren sich gegenseitig und sind sehr störungsanfällig. Gibt es an einer hormonproduzierenden Stelle Probleme, geraten auch die anderen Produktionsstätten ins Schlingern. Das Hormonsystem ist also wie ein zartes und feines, sehr kompliziertes Mobile, das ununterbrochen schwingt und manchmal etwas aus dem Gleichgewicht gerät und wieder die Balance findet. Manchmal kann es geschehen, dass dieses fragile System sich gehörig verheddert.

> »Liebe? Ist doch nur eine Ausschüttung von Hormonen!« – »Oh, das könnte auch ganz anders aussehen: Liebe ist AUCH eine Ausschüttung von Hormonen. Und vor allem, was war denn zuerst da, war es die Liebe oder waren es die Hormone?«

Aus einem Gespräch mit einem vorrangig wissenschaftlich orientierten Menschen

- Immunologie

»Besserwisser sind immun gegen besseres Wissen.«

© Walter Ludin

Bei der Lehre vom Immunsystem steht im Zentrum, wie und auf welche Art und Weise Krankheiten entstehen und durch welche Faktoren ein Immunsystem geschwächt oder gestärkt werden kann. Immun – ein Wort, das aus dem Lateinischen stammt, bedeutet so viel, wie »unberührt«, »frei«, »rein«.

Auch unser Immunsystem ist ein sehr kompliziertes System, bei dem schier unübersehbare Faktoren mitspielen, damit wir bei einer Krankheit wieder gesund werden oder auch, wie wir aus einem gesunden Zustand in einen kranken wechseln können. Unser Immunsystem ist dafür zuständig, ob wir uns mit einer Krankheit anstecken – oder eben nicht.

Bei einem funktionierenden Immunsystem spielen verschiedene Blutkörperchen ebenso eine Rolle, wie Substanzen, die in verschiedenen Organen produziert werden. Jeder durchgemachte Schnupfen gibt dem Immunsystem ebenso ein Training, wie Bewegung an der Luft, Sport, gesunde Ernährung und viele verschiedene Substanzen und Eindrücke des Alltags usw. Das Optimum für die Aktivität unseres Immunsystems ist eine erhöhte Temperatur, weshalb Fieber eine durchaus positive Begleiterscheinung einer Erkrankung sein kann.

In verschiedenen Behandlungsansätzen wird das Immunsystem in seiner Arbeit von außen her gedämpft, wie z.B. bei vielen rheumatischen Erkrankungen, bei einer zytostatischen Behandlung bei Krebs und auch dauerhaft nach einer Organtransplantation. In diesen Fällen ist die körpereigene Abwehr reduziert und eine Ansteckung mit einer durch Bakterien, Viren und anderen Erregern hervorgerufenen Krankheit leichter möglich.

Auch unser Immunsystem ist ein verschlungenes und verzweigtes, über den Körper verteiltes System, das nicht einfach isoliert betrachtet werden kann.

- Networking

»Aus einem einzigen Samenkorn entsteht ein ganzes Pflanzenuniversum.«

unbekannt

Jedes einzelne der betrachteten Systeme (Psychologie/Neurologie/Endokrinologie/Immunsystem) spielt eine wichtige Rolle im Gesamtzusammenhang. Besteht also ein Problem im Immunsystem, wird das unweigerlich auch Auswirkungen auf die Psyche, das Hormonsystem und das Nervensystem mit sich bringen. Taumeln Hormone im Hormonsystem, hat auch das unweigerlich Auswirkungen auf alle anderen Systeme. Es ist leicht vorstellbar, dass jedes einzelne, in sich komplexe System verbunden mit den anderen – auch komplexen – Systemen, für einen funktionieren Organismus eine entscheidende Rolle spielt. Meistens bekommen wir dieses unendliche Wunder des Lebens gar nicht mit. Es ist wie ein gigantisches Orchester, das – von wenigen schiefen oder schrillen Fehltönen einmal abgesehen – die Symphonie des Lebens spielt ohne Pause zu machen.

Alle Teile sind für sich selbst und für den Gesamtzusammenhang und die Symphonie zuständig und verantwortlich. Ein lebendiger Organismus ist sich dessen sehr wahrscheinlich weitaus mehr klar, als wir Menschen es untereinander sind. Denn auch die Menschheit bildet ein System. Leider ist es bei der zu spielenden Symphonie noch zu keiner Einigung gekommen.

Staunend hatte Anja diese komplexen Zusammenhänge erfahren. Sie war sprachlos. Natürlich hatte sie in ihrer Ausbildung die einzelnen Systeme kennen gelernt und sie wusste auch heute noch die Namen der zwölf Hirnnerven aufzusagen. Doch dass die Systeme alle zusammengeflochten sind und welche Auswirkungen eine Impression auf nur einen Teil für den Gesamtzusammenhang bedeuten konnte, das war ihr völlig neu und absolut nicht klar gewesen.

Sie erlebte in der Klinik so oft, dass Menschen mit Krankheiten eingeliefert wurden und die bei ihrem Aufenthalt davon erzählten, dass ein nahe stehender Mensch in den letzten Wochen oder Monaten gestorben war. Ob das einen Zusammenhang haben könnte? Dann gäbe es ja Nichts auf der Welt, kein Geschehen, kein Erlebnis, ganz einfach Nichts, das nicht auch eine Wirkung auf den Körper haben könnte! Wenn das stimmte, dann wäre es möglich, dass die Theorie von den pathologischen Plaques die Beschreibung eines Symptoms bei einer Demenz ist – ob Alzheimer oder nicht.

Ob tatsächlich alle diese Faktoren mit dazu gehören, wenn ein Mensch eine Demenz entwickelt? Das Ganze schien extrem kompliziert. Und dann gehört das ganze Feld Demenz doch gar nicht nur in das Fachgebiet der Neurologie, der Psychiatrie oder der Geriatrie. »Das scheint mir unendlich viel komplexer und differenzierter zu sein, als ich jemals geahnt habe«, dachte Anja.

Sie schauderte.

Noch mehr Umwälzungen

- Polyvagal

Meistens wird in den Lehrbüchern beschrieben, dass unserem vegetativen Nervensystem zwei gegensätzliche Zustände unterliegen: Anspannung und Entspannung. Immer, wenn unsere Handlung eine Aktivität erfordert, ist der Sympathikus an erster Stelle, wenn wir wieder zur Ruhe kommen, uns regenerieren, verdauen, schlafen, ist der Parasympathikus am Werke.

Heute werden – bahnbrechend durch Stephen W. Porges – dem Vegetativum drei unterschiedliche Reaktionsmuster zugeschrieben. Neben Anspannung (Sympathikus) und Entspannung, Ruhe (Parasympathikus), steht nun ein drittes Feld im Vegetativum zur Verfügung.

In einer ruhigen und sicheren Umgebung – quasi einer Wohlfühloase – wird unser Verhalten durch das SES (Social-Engagement-System) bestimmt. In diesen Momenten können wir rasch Beziehungen eingehen und Kontakt zu unserer Umgebung aufnehmen. Dieser Zustand wirkt sich ausgesprochen gesund auf unseren Körper aus. Das SES ist ein Seitenstrang des Parasympathikus, der ja bekanntermaßen für Aufbau, Regeneration und Ruhe sorgt.

»Verstehen hebt Trennungen auf. Wie wäre es, wenn wir ein wenig Verständnis für uns selbst aufbringen würden?!«

unbekannt

Fühlen wir uns jedoch angespannt und vor vielen zu bewältigenden Aufgaben oder sogar Stress oder Bedrohung, wird das SES vom Sympathikus abgelöst. Damit nimmt die beruhigende Wirkung des Parasympathikus ab. Jetzt steigt unser Blutdruck und alle körperlichen Stress Symptome zeigen sich und sind messbar. Das bedeutet auch, dass der Adrenalinpegel (Adrenalin ist ein Stresshormon) steigt. Parallel dazu wird die Atmung kurz und flach und unsere Muskeln spannen sich an.

»Stress ist ein Radiergummi für meine Kreativität.«

© Marina Zuber

Sollte sich der Stresszustand so weit steigern, dass eine Lebensbedrohung naht, legt der Parasympathikus das ganze System lahm. Das ist mit dem Totstellen eines gejagten Tieres vergleichbar. Das Lebewesen bricht in allen Funktionen in sich zusammen, fällt in Ohnmacht oder in völlige Erstarrung. Das ist wie eine Notabschaltung bei einem technischen Gerät.

»Ohnmacht hat keine Worte.«

Unbekannt

➡ Die Zustände

Parasympathikus, SES Wachheit, Konzentration, Aufmerksamkeit, Ruhe, Ausgeglichenheit, Präsenz, Neugierde, Verstehen, Beziehung, Verständnis

Sympathikus Anspannung, Wut, Angst, Zorn, Unruhe, Körpersymptome, Sorgen

Parasympathikus Untererregung des ZNS, Ohnmacht, Zusammenbruch, Depression, Hilflosigkeit, Dissoziation

Wechseln sich die drei Bestandteile unseres vegetativen Nervensystems regelmäßig ab, fühlen wir uns wohl mit uns, in unserem Leben und in unserer Haut.

Aus den Fugen geraten

Bestehen Traumata im Hintergrund eines Menschen oder liegen andere Störungen vor, kann es passieren, dass die Nervensysteme selbst in sicheren Situationen annehmen, es läge eine Bedrohung vor. Dann steht der Sympathikus in einer bestehenden harmonischen Lebenssituation im Vordergrund und kann auch hier wieder zu einem Zusammenbruch durch den Parasympathikus führen. Der Zustand des SES im Vordergrund ist zurückgedrängt. Gleichzeitig führt die Domäne des Sympathikus dazu, dass sich – wie in Stresssituationen üblich – die Muskulatur anspannt. Das betrifft auch die Nackenmuskulatur, deren Anspannung dazu führen kann, dass sich die Durchblutungssituation im Gehirn dadurch verschlechtert. In Folge nehmen auch die kognitiven Fähigkeiten Schaden.

Auch das Nervensystem steht vor der Aufgabe, sich immer wieder einpendeln zu müssen. Dabei ist der Zustand des SES erstrebenswert, denn dieser Zustand ist der angenehmste.

Das war jetzt ja etwas ganze Neues! Von einem SES hatte Anja noch niemals etwas gehört. Sie hatte so häufig den Satz gehört »Essen ist der Sex für alte Menschen«. Ob jeder Genuss zu der Vorreiterschaft des SES führt? Natürlich haben alle Menschen das Bedürfnis nach Wohlfühlen und Sinnlichkeit, das war doch ganz klar. Doch Essen ist nur eine einzige der möglichen sinnlichen Erfahrungen. Dazu gehören doch auch Berührungen, Augenschmäuse, Düfte und Musik.

Aber der Wunsch nach Sex ist doch bei alten Menschen gar nicht mehr vorhanden, da war sich Anja bislang ganz sicher. Es war ihr auch immer peinlich gewesen, wenn sie davon gehört hatte, dass in einigen Alten – und sogar Pflegeheimen Prostituierte zu den Bewohnern kamen. »Natürlich zu den Männern!«, das stand für Anja außer Frage. Als sie jetzt aber noch etwas über die »Berührerinnen« las, die das Bedürfnis alter und/oder kranker Menschen nach Berührung stillen konnten, horchte sie auf. »Das wäre dann – außer Essen – die einzige Situation, in der die Betroffenen in einem harmonischen Zustand im Sinne des SES wären. Den Aufenthalt in einer Pflegeeinrichtung stelle ich mir furchtbar vor.«

Manchmal sehnte sich Anja auch nach mehr Beziehung in ihrem Leben.

Kapitel 7
Ursachen III

Gemeinschaft und Sinn

»Heimat ist nicht der Ort, sondern die Gemeinschaft der Gefühle.«

Unbekannt

Manchmal stand Anja fassungslos vor dem, was sie in Zeitungen las. Sie war ebenso fassungslos, wenn sie erlebte, welche Horrorromane Menschen in ihren Urlaub mitnahmen und zur »Entspannung« lasen. »Entspannen durch Horror«, murmelte Anja vor sich hin, »das ist sehr seltsam. Es ist genauso unverständlich, wenn vor einem abendlichen Krimi im Fernsehen in der Ankündigung ›Gute Unterhaltung‹ gewünscht wird.« Dann schüttelte sie den Kopf, zog sich auf ihr eigenes ruhiges Leben zurück, freute sich an ihm und arbeitete und lebte weiter, um die Schrecken der Welt nicht näher an sich herankommen zu lassen.

Sie war tief in das Thema Demenz eingestiegen und jetzt war sie auch ein wenig entgeistert. Sie hatte an der Oberfläche über die Hintergründe zur Entstehung der Demenz gekratzt und hatte Dinge erfahren, die sie nicht für möglich gehalten hätte.

Anja zweifelte zunehmend mehr. Sie hätte es nicht für möglich gehalten, dass so viele Faktoren bei der Entstehung einer Demenz im Hintergrund stehen konnten. Fast wünschte sie sich, sie hätte bei der »Plaques-Theorie« bleiben können. Dann wäre es »Schicksal« und Genetik/

Vererbung gewesen, wenn ein Mensch daran erkrankte. Dass Resilienz eine Rolle bei der Entstehung von Krankheiten ganz allgemein spielen könnte, das war ihr schon klar. Auch, dass Krankheiten aus einer Trauer heraus »geboren« werden können, konnte Anja sehr gut nachvollziehen. Doch Anja hatte vorher weder von der Psychoneuroendoimmunologie, noch von Polyvagal irgendetwas gehört.

Jetzt stand Anja davor, alles, was sie erfuhr anzuzweifeln und immer daran zu denken, dass noch viel, viel mehr dahinter verborgen sein könnte. Und Anja fragte sich, was bei den zusammenlebenden Nonnen und der dort fehlenden Demenz möglicherweise noch Faktoren sein könnten, die sie bislang nicht in Erwägung gezogen hatte und vor ihr so viele andere auch nicht. Anja schien es plausibel, dass eine gute Bildung möglicherweise vor einer Krankheit, wie Demenz sie ist, schützen kann. Doch es hatte auch sehr viele kluge Köpfe gegeben, die an Demenz erkrankt waren. Wieso und woher kam das? Und wieso blieben andere gesund?

Anja konnte sich vorstellen, dass es einiges gab, was das gemeinsame Leben hinter Klostermauern für die Frauen kennzeichnete. Es gab in der Gemeinschaft der Nonnen neben ihrem guten Bildungszustand:

- Eine bestehende, feste Gemeinschaft
- Ein gemeinsames höheres Ziel
- Eine Hinwendung an eine geistige Dimension
- Ein Verständnis ihres Lebens und der Zusammenhänge
- Einen Sinn in ihrem Leben

Noch einmal ins Kloster – Die Gemeinschaft

> »Wahre Gemeinschaft ist wesentlich Gemeinschaft verantwortlicher Personen – bloße Masse aber nur Summe entpersönlichter Wesen.«
>
> *© Viktor Frankl*

Gemeinschaften haben oftmals den Leitspruch »Gemeinsam sind wir stark«. Der Zusammenhalt gibt allen, die sich in diesem Verband befinden, einen Halt. Menschen – und viele Tiere – sind Gemeinschaftswesen und Autarkie ist eine Illusion. Wer denkt, aus irgendeiner Form der Gemeinschaft aussteigen zu können, irrt sich. Selbst ein Robinson Crusoe sehnte sich viele Jahre danach, endlich wieder als Teil einer Gemeinschaft leben zu können. Und jeder als heilig angesehene, zurückgezogene Eremit ist abhängig davon, von anderen Menschen versorgt zu werden.

Selbst in Großstädten gibt es viele Menschen, die davon ausgehen, sie würden allein auf sich selbst gestellt ihr Leben meistern können und unabhängig sein. Diesen Menschen sind – vordergründig – soziale Kontakte egal und sie haben sich oftmals von diesen losgesagt. Dabei verkennen diejenigen jedoch, dass sie z.B. durch die Nutzung öffentlicher Verkehrsmittel, durch Bäkkereien, die ihnen das tägliche Brot backen, durch Menschen, die im Straßenbau tätig sind, dass sie von der Fürsorge und Arbeitsleistung anderer abhängig sind.

> »Bitte gebt mir Geld, damit ich beten kann.«
>
> *Ein Pappschild vor einem Mann in einer Fußgängerzone*

Menschen, die sich gemeinsam – und hoffentlich freiwillig – in einem Kloster befinden, haben besondere Gemeinsamkeiten. Sie alle haben sich einem gemeinsamen Dienst unterworfen. Das ist der Dienst für eine geistige Dimension. Ihnen gemeinsam ist auch, dass sie alle zusammen – von Zweifeln einmal abgesehen – den Glauben an eine geistige Dimension haben. Jede einzelne von den Nonnen war für sich selbst in der bestehenden Gemeinschaft am richtigen Platz. Und ob sie nun gelehrt haben oder Kartoffeln geschält haben, alles diente in dem Nonnenkloster einer großen, gemeinsamen Idee und jede einzelne Person war an dem für sie richtigen und wichtigen Platz, um ein ebenso gemeinsames, wie großes Ziel zu verfolgen.

Mit diesem gemeinsamen Nenner müssen sich Menschen, die in einem Kloster zusammenleben, untereinander nicht wehren oder gar ihre Lebensbedingungen nach außen hin verteidigen – von persönlichen Fehden untereinander einmal abgesehen. Ihre Beweggründe für den Zusammenhalt sind klar und ihre Aufgaben auch. Anfeindungen und Misstrauen von anderen zu widerstehen, ist eher der Normalfall für alle, die sich außerhalb dieser Mauern eines zwar beengenden doch gleichzeitig auch beschützenden Klosters, in der freien Wildbahn der Gesellschaft bewegen. Abgesehen von allen möglichen menschlichen Zerwürfnissen gibt es an dem gemeinsamen Beweggrund, die Tätigkeiten zu verrichten und zusammen in einem solchen Kollektiv zu leben, keinen Zweifel.

Die untersuchten Nonnen sind durch ein starkes Wir-Gefühl miteinander verbunden.

Allein

> »Single-ismus: Unsere Gesellschaft entbildet den Menschen mehr und mehr in seiner Fähigkeit, als ein soziales, beziehungsfähiges Wesen zu leben.«
>
> *© Wolfgang Schulze*

Im Jahr 2013 lebten in deutschen Städten mit mindestens 500.000 Einwohnern, etwa 30% der Menschen allein. Auf dem

Land lebten dazu im Vergleich nur 14% allein. Auffallend ist auch, dass je größer die Stadt ist, desto höher ist auch der Anteil an Singlehaushalten. Gleichzeitig gibt es ein Nord- Südgefälle, während es in Schweden einen Anteil von 52% Singlehaushalten gibt, liegt dieser in südlichen Ländern, z.B. Portugal, nur bei etwa 20%. Auch in Polen besteht ein ebenso hoher Anteil von 20% Singlehaushalten. Der Trend dazu, allein zu wohnen scheint in den letzten Jahren zu steigen. Dieser Entwicklung passt sich natürlich auch der Wohnungsbau an, wie auch die Hersteller von Nahrungsmitteln, die vermehrt Klein- und Kleinstpackungen ihrer Produkte anbieten.

Ein Blick auf den Geschlechtervergleich bringt noch weitere interessante Details zu Tage: der Anteil von Frauen, die als Single leben, stieg seit 1991 um 16%, der Anteil von alleinlebenden Männern dagegen um 81%.

Bei älteren Menschen wird davon ausgegangen, dass weniger Trennung und Scheidung für ihren Singlezustand im Hintergrund stehen, sondern, dass die Betroffenen verwitwet sind. Vor allem betrifft eine Verwitwung Frauen durch ihre höhere Lebenserwartung.

Was auch immer der Hintergrund für diese Zahlenerhebung sein mag. Ab dem 85. Lebensjahr leben drei von vier Frauen allein, jedoch nur einer von drei Männern. Der Anteil steigt an, je älter die Menschen werden.

»Ich lebe auch allein. Schon ziemlich lange«, dachte Anja. »Ob mir das gefährlich werden kann? Ich kann tun und lassen, was und wann ich will und muss niemandem Rechenschaft darüber ablegen. Es geht mir gut allein. Schon allein bei der Vorstellung, dass jemand in meiner Küche handwerkt, rege ich mich auf! Nein, ich bin gern allein!«, verteidigt sich Anja vor sich selbst. Insgeheim weiß Anja auch, dass sie viel zu schüchtern und unsicher ist, um intensiven Kontakt zu anderen Menschen aufzunehmen.

Sie genießt auch den Platz in ihrer Eigentumswohnung, die sie von ihren Eltern geerbt hatte. Eine andere Person in dieser Wohnung würde ihr auch ihren gewohnten Ausweichraum nehmen. Wenn sie frei hatte, lief sie den ganzen Tag in der alten, bequemen Hose herum, mit zerzausten Haaren und ungewaschen. Das wäre alles vorbei, wenn ein anderer Mensch – geschweige denn ein Mann – mit dort leben würde.

»Bloß nicht von anderen Menschen abhängig werden«, fiel Anja ein. Das würde noch früh genug kommen, wenn sie alt und an Demenz erkrankt wäre.

Vereinsamung und Gemeinschaft

> »Gemeinsam mit Denis Peschanski und Francis Eustache habe ich die Erinnerungen an das Attentat im Bataclan-Theater vom 13. November 2015 untersucht. Was wir zuerst herausgefunden haben: Wenn die Menschen damit alleingelassen werden, sind nur wenige resilient und können gesunden.«
>
> *Boris Cyrulnik, Psychiater und Psychoanalytiker*

- Isolation

Die ebenso sagenumwobene, wie auch mysteriöse Lebensgeschichte des Kaspar Hauser gibt auch heute noch etliche Rätsel auf. Kaspar Hauser wurde 1828 im Alter von 16 Jahren in Nürnberg aufgefunden und fünf Jahre später in Ansbach erstochen. Viele Lehrer, Richter und Wissenschaftler bemühten sich damals um ihn und auch heute noch versuchen viele das Rätsel zu enthüllen, um wen es sich bei Kaspar Hauser handelte. Mal wird Kaspar Hauser als Lügner dargestellt, ein anderes Mal wird angenommen, er sei ein vertauschter Badischer Erbprinz.

Der aufgefundene Junge gab an, dass er Zeit seines Lebens in einem dunklen Keller verbracht hatte, nur ein hölzernes Pferd als Spielzeug und keinerlei Kontakt zu anderen Menschen hatte. Er war also ganz und gar mit sich allein. Sein Wortschatz umfasste etwa 50 Worte. In der Zeit in Nürnberg und später in Ansbach, lernte Kaspar Hauser sowohl Schreiben, als auch Lesen und Rechnen und vergrößerte seinen Wortschatz erheblich. Mit zunehmendem Lernen verschwanden, wie sein damaliger Lehrer berichtete, auch seine übersinnlichen Fähigkeiten. Unter „übersinnlichen Fähigkeiten sind alle Wahrnehmungen zu verstehen, die über unsere „normalen" Sinne hinausgehen. Besondere Feinfühligkeit, Vorahnungen, bis hin zum Gedankenlesen gehören hierzu. Heute wird der Begriff »Kaspar-Hauser-Syndrom« oder auch »Deprivation« für ein Krankheitsbild verwendet, das die höchste Form des Hospitalismus darstellt. Das Kaspar-Hauser-Syndrom beschreibt die seelischen und körperlichen und geistigen Schäden, die es mit sich bringt, wenn Kinder ohne Bezugspersonen aufwachsen und sozial isoliert sind und Misshandlungen erdulden müssen. Auch Menschen, die in Heimen oder in Isolation ihre Zeit verbringen müssen, können eine vergleichbare, ähnliche Symptomatik entwickeln. Das gilt auch für Menschen, die in Pflegeheimen unter Isolation leiden und deren soziale Kontakte auf ein Minimum reduziert werden.

»Ich würde sehr gern einen früheren Tod in Kauf nehmen, wenn ich nur meine Lieben sehen könnte!«

Bewohnerin eines isolierten Pflegeheimes in der Zeit der Corona-Pandemie

Die Palette der durch Isolation erzeugten Symptome gehen von Reizbarkeit, Apathie und Depression hin zu massiven Entwicklungsstörungen, Sprachverlust und dem – für Hospitalismus typischem – Hin- und Her und Vor- und Zurückschwanken des

Oberkörpers. Die Betroffenen neigen auch dazu, sich selbst zu verletzen.

Die Auswirkungen von Isolation auf Menschen sind auf erschreckende Weise deutlich geworden, als 1990 Kinderheime in Rumänien aufgelöst wurden, in denen Kinder in dauerhafter Isolation »aufbewahrt« wurden. Die Sterberate in einem Jahr lag in den Heimen bei 50%. Teilweise waren Kinder von sieben Jahren nur so groß geworden wie Säuglinge.

Das Ministerium für Einsamkeit

»Einsamkeit ist eine heimtückische Krankheit.«

Unbekannt

Menschen sind zur Einsamkeit und Isolation nicht gedacht. In England ist wegen der zunehmenden Vereinsamung der Bevölkerung ein Ministerium gegen Einsamkeit geschaffen worden. Mehr als 9 Millionen der 66 Millionen Einwohner des Landes klagen laut Rotem Kreuz über Einsamkeit.

Etwa 200.000 Menschen in England hätten demnach höchstens einmal pro Monat ein Gespräch mit einem ihnen bekannten Menschen. Das Ministerium soll in besonderem Maße Senior*innen, sowie pflegenden Angehörigen und auch Trauernden Unterstützung geben.

Cocooning

Auch wenn es heute durch moderne Medien und Lieferdienste möglich ist, ganz und gar allein in seinem eigenen Zimmerchen das Leben zu verbringen, führt die manchmal auch selbst gewählte Isolation zu allen beschriebenen Problemen. Das selbst gewählte Alleinsein mit sich selbst wird heute als »Cocooning« bezeichnet. Dieses Abkapseln in sich hat viele verschiedene Hintergründe und wird doch durch moderne Zeiten in ganz erheblichem Maße erleichtert. Es ist heute problemlos möglich, wochenlang die eigenen Wände nicht zu verlassen, denn das Internet stellt uns jede Möglichkeit zur Verfügung, versorgt zu sein. Geldüberweisungen laufen ebenso online ab, wie es Einkäufe – selbst von Lebensmitteln – sind. Der tägliche Bedarf ist gedeckt und sollte den Betreffenden die Decke einmal auf den Kopf fallen, so helfen sämtliche Meeting-Dienste dabei – zumindest virtuell –, die Illusion einer Gemeinschaft aufrecht zu erhalten. Das mag für eine überschaubare Zeit gutgehen, doch es ist nicht erstaunlich, dass aus solchen Isolationen wunderliche Menschen herauskommen werden. Wer allein ist und kein regulierendes Gegenüber bei sich hat, pflegt persönliche Marotten ebenso fürsorglich, wie es Gärtner mit ihren Pflanzen tun.

»Erwischt!«, fuhr es Anja ein. Sie lebte jetzt schon so lange allein vor sich hin, dass sie im Grunde kaum mitbekam, welche seltsamen Angewohnheiten sie entwickelt hatte. Sie liebte es, ihre warmen Mahlzeiten mit den Fingern zu essen, wenn sie ganz allein war und sie sehr genau wusste, dass niemand sie beobachtete. Niemand bekam mit, wenn sie wieder einmal eine ganze Tafel Schokolade in kürzester Zeit vernaschte oder ihre Zehennägel in regelmäßigen Abständen am Küchentisch abknipste. »Und wer weiß, was ich noch so mache, wenn ich allein bin?«, dachte Anja. »Wer weiß, wie sich andere wundern würden, wenn sie das mitbekämen?«

Anja ertappte sich dabei, dass sie sich von vielem zurückgezogen hatte. »Ob das gut ist?«, fragte sie sich selbst. »Bin ich schon abgekapselt und nur mit mir allein so richtig zufrieden? Ziehe ich mich von der Gesellschaft zurück?«

Wenn sie über ihren Alltag nachdachte, stellte sie fest, dass sie sehr gern mit sich allein war. Und manchmal war es ihr schon zu viel, mit ihrem Hund hinauszugehen. Doch immer, wenn sie wieder zurück war, war sie sehr befriedigt. Das war bei verabredeten Treffen mit anderen Menschen ähnlich. Wenn Anja irgendwohin losging, tat sie es widerwillig, und am Ende war sie heilfroh, dass sie die Unternehmung getan hatte. Gleichzeitig musste sie sich doch etwas zaghaft eingestehen, dass sie momentan ihre selbst gewählte Isolation sehr – vielleicht sogar zu sehr – genoss.

»Die Welt, obgleich sie wunderlich, ist gut genug für dich und mich.«

Wilhelm Busch

Älter werden und allein

Ältere Menschen beziehen sich oft sehr auf ihre Familien. Kinder und Enkel decken ihr Bedürfnis nach sozialen Kontakten meist viel mehr ab, als es Freunde und Bekannte könnten. In einer Gesellschaft, die mobil unterwegs ist, passiert es immer häufiger, dass die Kinder an andere Orte ziehen und auch sonst ist sowohl ein hohes Maß an Flexibilität, wie auch Mobilität von ihnen verlangt. Gleichzeitig haben sie meist viel mehr mit ihrem eigenen Leben zu tun. Ältere Menschen haben nun einmal mehr Zeit am Tage zur Verfügung, denn sie sind nicht mehr in dem Maße im Arbeitsleben und der Gesellschaft eingespannt, wie es jüngere sind. Die Lebenszeit allerdings schmilzt vor älter werdenden Menschen gefühlt immer schneller zusammen und wird kleiner. Das ist das Paradoxon an der Zeit.

Stirbt jetzt ein/e Lebenspartner*in ist der Weg vom Alleinsein hin zur Einsamkeit ein kurzer. Auch eine im Hintergrund bestehende Krankheit kann den älter werdenden Menschen zum Problem werden. Mögliche Schmerzen, Bewegungsprobleme, und andere Krankheiten sorgen für Immobilität. Das verringert zusätzlich alle sozialen Kontakte, denn um anderen Menschen leibhaftig zu begegnen, braucht es Beweglichkeit. Moderne Kommunikationsmittel, die Treffen auch am Bildschirm ermöglichen, sind für jede persönliche Begegnung nur ein schaler Ersatz. Gleichzeitig sind viele alte Menschen heute (noch) nicht in der Lage, die dazu nötigen Geräte zu bedienen, um diese Dienste auch optimal nutzen zu können.

Diese betroffenen Menschen verlassen ihre Wohnung immer seltener und ziehen sich mehr und mehr zurück. Dann tritt auf, was zu erwarten war: wer mehr Zeit zur Verfügung hat, hat auch mehr Zeit zum Grübeln.

Stresstabelle

Auf der Stresstabelle wird mit Punkten markiert, welche Ereignisse im Leben den höchsten Stress für Menschen bedeuten.

- Weihnachten bekommt 12 Punkte
- Wohnungswechsel bekommt 20 Punkte
- Schulbeginn oder Ende bekommt 26 Punkte
- Neues Familienmitglied bekommt 39 Punkte
- Schwangerschaft bekommt 40 Punkte
- Heirat bekommt 50 Punkte
- Scheidung bekommt 73 Punkte
- Tod des Partners/der Partnerin bekommt 100 Punkte

»Ich bin einsam,
Bist auch Du einsam?
So lass uns gemeinsam einsam sein.«

Unbekannt

> »Meine Mutter zeigt eine zunehmende Demenz. Jetzt – in der Corona- Krise – ist sie in dem Pflegeheim isoliert und niemand von uns darf zu ihr. Ich gehe jeden Tag an ihr Fenster und spreche mit ihr. Ich kann zusehen, wie ihre Demenz stärker wird. Und ich weiß schon jetzt, dass sie mich nicht mehr erkennen wird, wenn ich sie wieder besuchen gehen darf!«
>
> *C., Tochter*

Vereinsamung ist ein wachsendes Problem und rückt dementsprechend auch mehr in den Fokus von Forscher*innen. Heute wird davon ausgegangen, dass eine Vereinsamung einen ähnlichen Risikofaktor für die Gesundheit darstellt, wie es Rauchen oder Übergewicht auch tun.

> »Die Familie ist ein mächtiger Schutz gegenüber dem Selbstmord und wirkt umso nachhaltiger, je fester sie gefügt ist. Die Beobachtungen der Geschichte zeigen, dass mit zunehmendem Verfall der Gesellschaft, d.h. dem Zerfall eines kollektiven Bewusstseins die Selbstmordrate steigt.«
>
> *Emile Durkheim*

An erster Stelle jedoch steht die Gefahr, an einer Depression zu erkranken. Einsamkeit und Depression bedingen sich und verstärken sich gegenseitig. Es ist für die Betroffenen kaum möglich, diesem Kreislauf zu entkommen.

Entsteht auf diesem Boden eine Demenz, weiß niemand, ob die Betreffenden Erkrankten durch die Demenz eine Verstärkung der Depression bekommen haben, oder durch die Depression eine Demenz entwickelt haben.

»Bin ich in Gefahr, zu vereinsamen?«, fragte sich Anja. Sie ließ auch die Frage zu, ob sie manchmal ins Grübeln verfallen würde. Ganz eindeutig konnte sie es nicht beantworten. Die Tage liefen nun einmal so vor sich hin. Sie arbeitete, kam nach Hause, ging mit dem Hund spazieren und freute sich darauf, abends auf dem Sofa zu sitzen und beim Stöbern durch das Internet Schokolade zu genießen. »Ein bisschen zu wenig ist das vielleicht schon«, gestand sie sich ein.

Anja leuchtete sehr ein, dass die Nonnen das Problem von Vereinsamung ganz sicher nicht hatten. Sie hatten eine Gemeinschaft und sie waren wahrscheinlich durchaus mal allein mit sich selbst, doch einsam waren sie wohl eher nicht. Sie ahnte plötzlich, dass es in einer zusammenlebenden Gemeinschaft sehr wahrscheinlich kaum möglich wäre, eine Depression oder eine andere Krankheit zu entwickeln, ohne dass dies bemerkt werden würde. »So ein Leben hat etwas für sich«, dachte sie. »Wenn ich mehrere Tage hintereinander frei habe, dann frage ich mich manchmal, wie viele Tage es wohl dauern würde, bis jemand merken würde, ob mir etwas passiert ist?« Und manchmal fiel es ihr schwer, an freien Tagen aufzustehen, denn in ihrem Leben wartet nichts und niemand auf sie – außer ihrem Hund. Und niemand würde es bemerken, wenn sie einfach den ganzen Tag liegen bleiben würde. »Manchmal stehe ich nur auf, weil mein Hund nach draußen will«, gesteht sich Anja ein. »Das können sich Nonnen in einem Kloster ganz sicher nicht erlauben.«

Ein Ziel

> »… da der Mensch in seinem Leben etwas braucht, das über ihm steht, d.h. ein Ziel, für das es sich zu leben lohnt.«
>
> *Emile Durkheim*

»Eine Fata Morgana ist kein Ziel.«

© Else Pannek

Das Leben ist eine unsichere Angelegenheit. Es gibt so viele verschiedene Lebenskonzepte und wir alle lernen, wie wir uns bestenfalls verhalten sollen, damit wir lange gesund bleiben und es uns – und allen anderen um uns herum – gut geht. Und dennoch gibt es keine Garantie darauf, da kann unter Umständen die ganze schöne Resilienz noch so hoch sein, und es passieren dennoch Katastrophen. Diese Geschehnisse bringen Lebenskonzepte durcheinander und jedes gesteckte Ziel kann dann unter Umständen unter einem Trümmerhaufen begraben werden. Dann helfen manchmal auch Ausgrabungen nicht viel, um das Ziel wieder vor Augen führen zu können.

Es passieren Dinge in unserem Leben, die alles aus dem Gleichgewicht bringen, was vorher als Basis zu halten schien. Und vielfach wissen wir selbst nicht, was wir damit zu tun haben oder auch, was wir verbrochen haben könnten, dass es passiert. Offensichtlich sind weder wir selbst, noch andere wirklich Schuld daran.

Victor Frankl war Psychiater in Wien und war spezialisiert auf das Thema Suizid. Er stellte in seiner Arbeit der Suizidprävention immer mehr die Frage nach dem Sinn des Lebens in den Mittelpunkt. Er hat in seinem Leben vier KZ-Aufenthalte überlebt, obwohl seine ganze Familie darin umgebracht wurde. Victor Frankl war der festen Überzeugung, dass es – selbst in der inhumansten und furchtbarsten Umgebung – möglich wäre, einen Sinn und ein Ziel in seinem Leben zu entdecken, diese zu verfolgen und an ihnen festzuhalten.

Frankl hatte in seiner Zeit im Gefangenenlager immer das Ziel im Auge, dass er nach der Zeit als Gefangener Vorlesungen über die Auswirkungen auf die Psyche halten wolle, die ein Aufenthalt in einem solchen Lager mit sich bringt. Offensichtlich hat ihm sowohl sein Lebenssinn, als auch dieses große Ziel jenes Durchhalten und Überleben dieses Alptraums ermöglicht.

Ein Ziel vor den eigenen Augen zu haben, ist ein großer Motor dafür, ungeahnte Kräfte entwickeln und freisetzen zu können. Einige Menschen schaffen es, mit dem großen Ziel vor dem inneren Auge über lange Zeit hinaus etwas durchzuhalten, was unmöglich scheint. Das kann bedeuten, für einen Marathonlauf zu trainieren und dann an einem Rennen teilzunehmen, für andere kann es heißen, eine Fremdsprache zu lernen oder von einer übergewichtigen Figur zu einer schlanken Normalfigur zu kommen. Ein bewundernswerter eiserner Wille kann dazu gehören, langjähriges Rauchen einzustellen oder unbeirrt seinem beruflichen Erfolg nachzukommen. Ziele sind so verschieden, wie Menschen und ihre Leben es auch sein können.

- Der Frosch, der gehörlos war

Eines Tages entschieden die Frösche, einen Wettlauf zu veranstalten. Um es besonders schwierig zu machen, legten sie als Ziel fest, auf den höchsten Punkt eines großen Turms zu gelangen. Am Tag des Wettlaufs versammelten sich viele andere Frösche, um zuzusehen. Dann startete endlich der Wettlauf.

Nun war es so, dass keiner der zuschauenden Frösche wirklich glaubte, dass auch nur ein einziger der teilnehmenden Frösche tatsächlich das Ziel erreichen könne. Statt die Läufer anzufeuern, riefen sie also »Oje, die Armen! Sie werden es nie schaffen!«, oder »Das ist einfach unmöglich!«, oder »Das schafft ihr nie!« Und wirklich schien es, als sollte das Publikum Recht behalten, denn nach und nach gaben immer mehr Frösche auf. Das Publikum schrie weiter: »Oje, die Armen! Sie werden es nie schaffen!« Und wirklich gaben bald alle

Frösche auf. Alle, bis auf einen einzigen hatten ihr Rennen vorzeitig beendet. Der jedoch kletterte unverdrossen weiter an dem steilen Turm hinauf. Er war der Einzige, der das Ziel erreicht hatte.

Die Zuschauerfrösche waren vollkommen verdattert. Sie umringten ihn und alle wollten von ihm wissen, wie das möglich war.

Einer der anderen Teilnehmerfrösche näherte sich ihm, um zu fragen, wie er es geschafft hätte, den Wettlauf zu gewinnen. Und da merkten sie erst, dass dieser Frosch gehörlos war.

Nun muss ein Ziel vor den eigenen Augen noch nicht bedeuten, dass dieses Ziel auch einen tieferen Sinn haben könnte. Welches Ziel der Frosch dabei gehabt haben mag, ist offen. Doch das Ziel allein zieht uns magisch an, wie eine Bergtour, bei der erst dann alles gut ist, wenn die Bergspitze erreicht ist und ein gigantischer Überblick sich mit befriedigendem Stolz vermischt. Erreichen wir unser Ziel nicht, kommt das einem persönlichen Versagen gleich, durch den ein vielleicht mühsam aufgebautes Selbstbewusstsein ganz erheblichen Schaden nehmen kann.

Was soll ich nur tun? ich weiß gar nicht, wohin ich will!

Vielen Menschen ist unklar, was sie mit ihrem Leben anfangen sollen. Es gibt heute so viele verschiedene Möglichkeiten! In der Vergangenheit war es überschaubar, wenn die Eltern Müller oder Schneider waren, dann war klar, dass ihre Kinder auch in diese Fußstapfen treten werden. Viele Männer und Frauen haben – obwohl sie ganz andere Wünsche hatten – einen Beruf erlernt, den ihnen ihre Eltern vorgaben und der ihnen keinen Spaß gemacht hat. Ganz besonders Frauen hatten unter der Fremdbestimmung zu leiden. Sie waren vorbestimmt zu versorgen, zu heiraten und Kinder in die Welt zu setzen und die alt werdenden Menschen auch noch zu pflegen. Da war eine Zielfindung, geschweige denn ein anderes, selbst gesetztes Ziel zu erreichen, ein schier unmögliches Unterfangen.

Ein Ziel im Leben zu haben, ist wie ein Wegweiser. Wann immer wir Umwege gehen, führt uns das Ziel immer wieder zurück auf den richtigen Weg, damit wir dem Ziel näherkommen. Ein Ziel ist quasi der rote Faden, der uns vor Verirrungen schützt – unabhängig davon, ob wir das Ziel jemals erreichen oder eben nicht.

Leider hat es seinen Preis, wenn ein Ziel erreicht werden soll. Durchhaltevermögen ist nur ein Kostenfaktor auf dem Weg. Einem Ziel zu folgen, bedeutet, Ausdauer zu haben, es bedeutet, Zeit, Disziplin, Lernen und Rückschläge in Kauf zu nehmen und Anstrengungen zu investieren und manchmal kostet es zusätzlich Geld, um diesem ersehnten Ort näher zu kommen. Ein Ziel zu erreichen bedeutet in jedem Falle, zu üben und bestenfalls niemals mit dem Üben aufzuhören. Das ist beim Schreiben-Lernen und beim Laufen-Lernen nichts anderes, als beim Tanzen, Singen, Schreinern oder Schneidern.

Das Leben ist kein märchenhafter Ponyhof

Eine positive Grundeinstellung ist dazu ein wichtiges Werkzeug, doch allein dies reicht nicht. Wenn Positives Denken und Wünschen schon ausreichend wären, könnten wir uns das Üben sparen. Das wäre der märchenhafte und himmlisch anmutende Zustand eines Zauberlandes, in dem es das »Tischlein-deck-dich« und die »Siebenmeilenstiefel« gibt. Es ist anzunehmen, dass wir in Märchen und Geschichten Wünsche und Ziele und jene Beharrlichkeit gestärkt bekommen können, die für das Erreichen eines gesteckten Zieles notwendig sind. Doch diese Wünsche in einer materiellen Dimension umzusetzen, bedeutet, den roten Faden fest in der Hand zu halten und unbeirrt dem Weg weiter zu folgen, egal wie weit, mühsam und schwer er auch sein mag. Die Mühsal, die es bedeutet, ein Ziel erreichen zu können, wird uns auf ebensolche Weise durch Märchen beigebracht, denn auch hier sind die Held*innen oftmals bis ans Ende der Welt gegangen, bevor sie erreicht hatten, was sie ersehnt hatten. Nein, auch ein Märchengeschehen ist meist kein »Ponyhof«. Ein Märchen kann gleichzeitig an den unbeirrbaren Mut erinnern, den es bedeutet, seinem Ziel zu folgen.

Anja war Krankenschwester geworden, weil ihre beiden Freundinnen in der Schule, mit denen sie inzwischen gar nichts mehr zu tun hatte, es auch werden wollten. »Irgendwie«, sagte sie sich, »bin ich da einfach so hinein gerutscht.« Sie erinnerte sich mühsam daran, dass sie mit zehn Jahren gesagt hatte, sie wolle Astrophysikerin werden. Das Wort gefiel ihr damals. Dabei wusste sie überhaupt nicht, was das war. Und für Physik hatte sie sich dann später in der Schule schlichtweg nicht interessiert. Sie tat heute den Gedanken von damals als »Kinderkram« ab.

Der einzige, den sie kannte, der schon ein genaues Ziel im Auge hatte, als er kaum jugendlich war, war ihr Bruder Stefan. Er wollte immer schon ein Handwerk erlernen, er wollte Schuster werden und hatte diesen Berufszweig auch eingeschlagen. Mit großer Begeisterung stellte er damals Schuhe in Handarbeit her und färbte sie mit verschiedenen selbst ausgetüftelten Farbmischungen. Ja, Stefan hatte ein Ziel, ein großes Ziel und er hatte es auch erreicht. Was kann denn das jetzt damit zu tun haben, dass ausgerechnet er eine Demenz entwickelt hatte? Er war ein haargenaues Gegenbeispiel für eine Risikogruppe.

Stefan hatte in seinem Leben ein Ziel und er hatte es auch verwirklicht.

Anja kam nicht weiter. Sie setzte sich mit Marion zusammen und besprach ihren Unmut mit ihr. Sie hatte sich schon so gefreut, als sie dachte, sie würde ein paar mehr Zusammenhänge, als nur oberflächliche zum Thema Demenz begreifen.

»Und wann hat er aufgehört, Schuhmacher zu sein?«, fragte Marion. Anja dachte nach. Und sie erzählte Marion davon, wie zu Stefan immer weniger Kunden gekommen waren. Sie bestellten ihre Schuhe lieber über das Internet oder kauften sie in großen Schuhläden, die die Größe von Kaufhäusern hatten. Denn dort waren sie viel günstiger und die Auswahl war erstaunlich groß. Über die schlechten finanziellen Möglichkeiten, die sich für ihn daraus ergaben, ging auch Stefans Ehe kaputt und seine Frau hatte sich von ihm getrennt. Stefan zog sich immer mehr zurück. In der Zeit fürchtete Anja damals manchmal, er könne sich »etwas antun«. Anja dachte zum ersten Mal daran, dass er damals vielleicht doch Psychopharmaka eingenommen hatte. »Ob seine Leidenschaft, die er in seinem Beruf gefunden hatte und letztlich sein Versagen darin, auch eine Rolle gespielt haben können, dass er krank wurde?«, fragte sie. »Stefan ist doch kein Versager gewesen«, korrigierte sie sich im Gespräch mit Marion. »Er konnte doch gar nichts dafür, dass der Internethandel und die billigen Schuhimporte so stark zugenommen hatten!«

Ob ein Ziel und genügend Resilienz allein ausreichend sein können, um gesund alt zu werden? Stefan wirkte immer so, als habe er Beides. Einzige Ausnahme war die Zeit, in der sein Geschäft und seine Ehe zugrunde gingen, er war Zeit seines Lebens – auch heute noch – fröhlich und umgänglich, obwohl er fast alles vergaß. Manchmal fühlte sich Anja schon ganz allein gelassen mit ihrer eigenen

Geschichte und Kindheit, an die nur sie sich noch erinnern konnte und die Stefan bis auf wenige Momente bereits vergessen hatte.

Der Sinn

»Sinn des Lebens
ist der Trotz
gegen seine Sinnlosigkeit …«

Unbekannt

»Sinnlos, unseren Verfall zu stoppen.
Er ist Teil des Programms.«

© Erwin Koch

»Die Frage ist falsch gestellt, wenn wir nach dem Sinn des Lebens fragen. Das Leben ist es, das Fragen stellt.«

Viktor Frankl

Ob sich die Menschen im Steinzeitalter – also unsere Vorfahren – die Frage nach dem Sinn des Lebens nicht auch schon gestellt haben? Angesichts des unendlichen und unerreichbaren Nachthimmels über ihnen, in dem nachts blinkende Leuchtpunkte eingestreut sind, ist anzunehmen, dass ein ebenso tiefes, wie großes Staunen in unseren Vorfahren geweckt wurde. Und dieses Staunen hat viele Fragen aufgeworfen, ebenso, wie es Krankheit, Geburt und Tod der Menschheit mit sich bringen, diese Fragen aufzuwerfen, zu denen es keine eindeutigen Antworten gibt.

Seit Tausenden von Jahren beschäftigen sich nicht nur Philosophen mit der Frage nach dem Sinn des Lebens. Und je nach bestehenden Annahmen geht es darum, einem Höheren zu dienen, die Sinnlosigkeit des Seins zu beschreiben oder einfach darum, genügend Spaß zu haben und das Leben und die Liebe zu erleben, solange es geht. Dann ist das Leben ganz einfach ein Zufall. Doch der Zufall selbst erklärt sich nicht. Während viele Kulturen an ein Spiel der Götter dachten, deren Spielfiguren wir Menschen und auch die Tiere sind, gibt es Religionen und Philosophien, die davon ausgehen, dass ein Weltenplan besteht und das Weltengesetz besagt, dass wir so lange immer wieder hier erscheinen werden, bis wir endlich aus der unendlichen Drehung von Leben und Sterben heraustreten können und frei von jeder irdischen Plage sind.

Früher war uns Menschen vollkommen klar, dass alles, was uns umgibt, beseelt ist und auf seine eigene Art und Weise lebt und ein Wesen einen Charakter hat. Das ist in den letzten Jahrhunderten zunehmend einer faktisch-materiellen Weltsicht gewichen. Heute glauben wir nur, was wir beweisen können und was sich an Fakten und Statistiken abzählen lässt. Da ist jede Hinwendung an eine geistige Dimension oder gar eine göttliche Dimension fehl am Platze. Religionen – und in besonderem Maße Konfessionen – sind unmodern geworden und werden als naiv angesehen.

»Sinn-Lose gibt es überall.«

Marc-Uwe Kling

Und irgendwann stellt sich die leise Frage nach dem Sinn doch auch bei den meisten Menschen. Das kann in einer Krise sein, das kann auch dann auftreten, wenn ein überwältigendes Erlebnis uns fast den Atem raubt und es passiert in Situationen, in denen ein Mensch ganz einfach älter wird und um seine Bilanz und die Fragen an das Leben nicht mehr herumkommt. Diese Fragen werden oft als die »letzten« Fragen bezeichnet, die sehr wahrscheinlich leichter beantwortet werden könnten, wenn wir sie zu unseren »ersten Fragen« machen würden.

Doch oft huschen diese Fragen einmal durch den Tag und werden mit einer fast ablehnenden Geste beiseite gepackt. Dann reihen wir uns wieder in den alltäglichen Kreislauf ein, der uns so bekannt ist und die Menschheit verbindet. Nur nachts, wenn alles still geworden ist, können wir weder diesen Fragen, noch unseren Sorgen oder Zweifeln ausweichen. Es ist, als stünde jemand an unserem Bett und fragte uns, ob wir mit uns, mit unserem Leben und seiner Sinnhaftigkeit zufrieden und einverstanden sind, oder nicht. Dazu kommt auch alles auf den Tisch, was wir versäumt haben.

Es gibt wahrscheinlich viele Möglichkeiten, die Frage nach dem Sinn zu beantworten. Es kann sicher sein, dass es gar nicht eine einzige allgemeingültige Antwort gibt, sondern nur individuelle. Für die einen mag es die Gartenarbeit gewesen sein, die ihren Lebenssinn und Zweck ausgemacht hat. Die anderen haben im Zusammenleben mit ihren Haustieren ihre Antwort darauf gefunden. Einige stellen ihren Beruf als Sinn des Lebens dar. Etliche Menschen sehen die Fortpflanzung als ihren Lebenssinn und wieder anderen ist ihre Gottesfürchtigkeit und Hingabe ans Göttliche der bestehende und haltbare Sinn. Viele Menschen haben eine so große und tiefe Liebe zu ihren Kindern, dass diese ihren ganzen Lebenssinn ausmachen.

> »Ich war immer gläubige Christin und Kirchgängerin. Doch als meine Tochter mit 15 Jahren starb – und sie hatte noch die vom Papst geweihte Marienfigur in der Hand – habe ich mich abgewandt. Ich war seit ihrem Tod vor zwanzig Jahren niemals wieder in einer Kirche.«
>
> *M. trauernde Mutter*

Es kann sein, dass dann, wenn der Garten einer Straße weichen muss, das Haustier stirbt, die Pensionierung eintritt, die Kinder groß werden, der Kinderwunsch unerfüllt bleibt, oder der Zweifel an Gott so groß geworden ist, dass jeder Glaube in sich zusammenfällt, wie ein Luftballon, aus dem die Luft entwichen ist und alles zu Ende zu sein scheint. Dann kann auch der Sinn des Lebens ebenso in sich zusammenfallen. Und im Zuge dessen kann jeder Grund weiter zu leben, auch in sich zusammenfallen. Von den Gründen zum Leben kann es sehr schnell zu den Gründen zum Sterben oder krank zu werden kippen. Das ist maßgeblich davon abhängig, ob es genügend Halt im Leben gibt und ob es überhaupt weiterhin Sinn macht zu Leben und gesund zu sein.

»Das Leben geht weiter!
Und manchmal denkt man:
Das ist ja gerade das Blöde.«

© Paul Mommertz

»Watt mutt, datt mutt.«

Norddeutsche Redensart (Was muss, das muss)

Im ersten Moment dachte Anja, jetzt wird die ganze Geschichte mit den Hintergründen zur Entstehung einer Demenz doch noch esoterisch. Dann fing sie an, nachzudenken. Sie hatte sich nie richtig mit der Frage nach dem Sinn des Lebens beschäftigt. Natürlich hatte sie diese Frage beschäftigt, als sie zwölf oder dreizehn Jahre alt war. Doch dann kam der berufliche Alltag und die Frage war weg. Sie tauchte nur ganz selten, ab und zu auf, wenn sie erlebte, dass junge und stabil wirkende Menschen in der Klinik starben, obwohl doch das medizinische Gesundheitswesen in den letzten Jahrzehnten im Vergleich zu früher so einen großen Vorsprung gewonnen hatte. Fragen nach einem Sinn waren für sie religiöse Fragen und mit Religionen wollte sie nichts zu tun haben. Sie bezeichnete sich selbst als Atheistin und sollte sie einmal gefragt werden, an was sie glaube, dann antwortet sie immer: »Im Grunde an mich selbst!« Anja dachte, das würde reichen. Das würde auch dazu reichen, damit sie nicht tiefer in das Thema und die Frage nach dem Sinn des Lebens einsteigen müsste.

Ob da etwas dran war an der Frage nach dem Sinn? Hielt sie wirklich etwas in ihrem Leben? Ja, klar, die Nonnen hatten einen Sinn in ihrem Leben. Sie alle dienten in ihrer Lebensgemeinschaft Gott und beteten ihn an. Das ist sowohl ein gemeinsames Ziel, als auch ein haltbarer Sinn in ihrem Leben. Die Nonnen hatten sogar ihren sie verbindenden, tiefen Glauben an eine höhere Macht. »Menschen, die einen tiefen Glauben haben, die haben es gut!«, sagte Anja sich selbst. »Sie fühlen sich behütet von einer großen Macht. Dann ist alles in sich stimmig. Ich beneide solche Menschen!«

So hoch angesetzt war das Thema Sinnfindung bei Anja wahrhaftig nicht. Anja freute sich, wenn sie als Krankenschwester einem Menschen in der Klinik so weit Unterstützung geben konnte, dass dieser wieder gesund nach Hause gehen konnte. Ob das schon reichen würde als Lebenssinn? Die Arbeit als Krankenschwester war für Anja nie der Sinn ihres Lebens gewesen oder sie hatte sich bislang keine Gedanken um eine vergleichbare Tiefe gemacht. Sie verdiente mit ihrer Arbeit ihren Lebensunterhalt. Manchmal, wenn sie Menschen in der Klinik erlebte, die großes Leid und Schmerzen in ihrem Leben durchmachten und davon erzählten, zweifelte Anja an jeder Möglichkeit, dass es etwas wie eine göttliche Dimension überhaupt geben könnte. Oder war jede göttliche Dimension ganz einfach brutal und grausam? Wie kann man da von einem ›lieben Gott‹ sprechen? Anja hatte sich immer gewundert, wenn sie in der Schule im Religionsunterricht von dem ›lieben Gott‹ gehört hatte.

Anja hatte in ihrem Kolleginnenkreis einen Satz aufgefangen, der sie sehr erbost hatte. »Demenz ist ein Suizid für Unentschlossene.« Anja war entsetzt. Wie kann man so etwas sagen? Wie kann man so etwas auch nur denken? Menschen wollten doch leben – oder etwa nicht? Diese Gedanken zogen ihr durch den Kopf. Ob Stefan gerne lebt? Ob er in seinem alten Leben gern gelebt hat? Was war das eigentlich mit ihrer Tante? Und lebte Anja selbst gern? Sie hatte niemals daran gedacht, sich etwas anzutun. »Nein, so etwas tut man ganz einfach nicht!«, versicherte sich Anja noch einmal für sich selbst.

Und ein paar Tage später dachte Anja, dass jetzt, nachdem Stefan in der Einrichtung lebte und seine Krankheit langsam aber sicher voranschritt, dass er sich ab dem Moment der ersten Demenzanzeichen, Schritt für Schritt aus seinem bisherigen Leben verabschiedet hatte. Anja wurde ganz wehmütig ums Herz.

Verstehen, Fremdheit und Kohärenz

»Kohärenz«, aus dem Lateinischen cohaerere, zusammenhängen. In diesen Momenten ist das Leben, die ganze Welt nachvollziehbar, verständlich und in sich logisch aufgebaut.

Im Gegenteil dazu gibt es den Begriff »Inkohärenz«, der besagt, dass wahrgenommene Einzelteile mit einem Ganzen nicht mehr im Zusammenhang stehen und offensichtlich willkürlich und sinnlos aneinandergereiht werden. Es gibt keine logisch aufgebaute erkennbare Verbindung mehr.

Leider unterliegt das Leben einer ununterbrochenen Suche und dem Streben nach Kohärenz. Doch im Grunde gibt es keinen Tag, der dem anderen gleich ist. Wetterbedingungen sind unterschiedlich, der Sonnenaufgang und Untergang verschiebt sich von Tag zu Tag und auch die Jahreszeiten und die Natur mit ihrem Wachstum oder Rückzug wechseln sich ab. So ist es mit unseren Stimmungen und so ist es mit der Mode und den politischen- und Boulevardgeschichten, die täglich passieren und die Gemüter der Menschen ebenso unterschiedlich bewegen. Das ist ganz und gar normal. Meistens schwimmen wir Menschen mit diesem Strom mit. Jedes Krankheitssymptom bringt uns dabei aus dem Gleichgewicht. Jede neue Umgebung, in der wir uns erst orientieren müssen, jede neue Anforderung, mit der wir bislang niemals konfrontiert waren, alle diese kleinen und großen Ereignisse durchkreuzen die gewohnte und gefühlte Sicherheit. Der Vorteil, den alles Neue hat, ist der, dass es uns wachhält. Jeder Mensch regt sich auf, wenn der tägliche Weg zur Arbeit mit dem Zug Verspätungen hat, doch in diesen Momenten kommen ansonsten stumm nebeneinandersitzende und stehende Menschen ins Gespräch. Das ist ein Vorteil davon, wenn etwas »anders« ist.

Nur dann, wenn wir uns in einem Gleichgewicht mit uns selbst und der Welt bewegen, können wir die Welt in allen ihren Facetten und ihren Entwicklungen verstehen. Im besten Falle sind wir dann Eins mit ihr. Dann sind wir am richtigen Platz, wir verstehen die Welt in ihren Bewegungen und sind einverstanden mit dem, was sich bewegt und entwickelt. Auch das kann ein Gefühl von Heimat sein. Das ist ein annäherndes Wohlgefühl gepaart mit Sicherheit. Das könnte auch als harmonisches Miteinanderschwingen bezeichnet werden.

Doch die täglichen und minütlichen Unterschiede und ihre Schwankungen, dazu gesellschaftliche Veränderungen stören das Gleichgewicht ununterbrochen. Gerät der Alltag stärker aus den Fugen, entsteht aus dem Ungleichgewicht eine Schieflage und wir suchen danach, wieder ins Gleichgewicht zu kommen. Das ist der Moment, in dem sich eine Krise im Leben eines Menschen zeigt. In einer Krise besteht der Zustand, wie in einer Sackgasse, es scheint nicht weiter nach vorn zu gehen, Fliehen ist unmöglich und der Rückweg ist versperrt. Eine Krise ist auch dadurch gekennzeichnet, dass alle bisherigen Strategien, die wir in unserem Leben erlernt und geübt haben, ganz plötzlich versagen, sie haben keine Kraft mehr und bieten keinerlei

Lösungen an. Jetzt kann es brenzlig werden, denn auch in diesen Momenten kann der Sinn wegrutschen.

Das macht eine Krise im Leben so gefährlich, denn dann verstehen wir die Welt absolut nicht mehr. Die Welt und wir selbst sind uns fremd geworden.

Älterwerden heißt auch, sich von vielen Dingen, die vertraut sind, zu verabschieden. Die zunehmenden Falten im Gesicht erinnern uns an den Wandel und der Unausweichlichkeit eines unweigerlich näherkommenden Abschieds. Ein Abschied aus dem Berufsleben ist ein heftiger Einschnitt auf diesem Abschiedsweg. Denn in jüngeren Jahren konnte bei einer Trennung von einem Arbeitsplatz gleich die Suche nach einem anderen beginnen. Steht eine Pensionierung an, ist das vorbei. Das »nie wieder« wird übergroß mit einer bedrohlichen Endgültigkeit.

Viele Schönheitsoperationen, die zunehmend mehr menschliche Gesichter zu Karikaturen werden lassen, zeugen davon, wie hoch angesehen ein jugendliches Erscheinungsbild in unserer Gesellschaft ist. Wer alt wird, gehört zum alten Eisen, ist »Alzi« und wird immer weniger ernst genommen. Der Rückzug bis hin zum Ausstieg aus der Gesellschaft wird angeraten. Und alle scheinen erleichtert, wenn ältere Menschen das dann auch tun.

> »Können alte Menschen nicht gefälligst dann einkaufen gehen, wenn die Supermärkte leer sind? Sie haben doch Zeit!« – »Wieso sollten sie das? Sie haben das gleiche Recht, wie du, dann draußen zu sein und einzukaufen, wann und wo sie es möchten. Oder steckt dahinter, dass es besser wäre, wenn wir alte Menschen ganz und gar aus unserem Gesichtsfeld heraus haben?«

Alltagsgespräch

»Das ist nicht mehr meine Welt.«

W., 81 Jahre alt

»Ich verstehe das nicht. Ich will mit diesen modernen Medien nichts zu tun haben. Alle starren nur noch auf ihr Telefon.«

M., 85 Jahre

»Wie diese jungen Mädels heute herumlaufen! Ich hätte mir das nie erlaubt. Das war früher alles viel besser!«

B., 79 Jahre alt

»Was soll ich hier noch? Niemand interessiert sich noch für mich und ich gehe jetzt in eine Seniorenresidenz. Ja, das ist die letzte Station.«

P., 83 Jahre

»›Du hast doch früher so gern gestrickt. Und das könntest du doch jetzt auch noch tun‹, fragt die Tochter ihre alt gewordene Mutter. ›Aber wozu?‹, fragt die alte Dame zurück.«

Gespräch zwischen Mutter und Tochter, 59 und 84 Jahre

Menschen haben sehr viele Strategien, mit Abgrenzung, mit Trennung oder Fremdheit umzugehen. Ihre Möglichkeiten sind auch abhängig von ihrer Resilienz. Doch auch ihre eigene Lebensgeschichte, ihr Geschlecht, ihr Selbstbewusstsein, gelernte Glaubenssätze, die geschriebenen und ungeschriebenen Gesetze der Gesellschaft, ihre Umgebung, die stärken oder schwächen kann, spielen eine Rolle dabei.

Die Ohnmacht des Opfers

Es bedarf manchmal nur einiger Kleinigkeiten, und es entstehen Situationen, in denen ein einzelner Mensch keine Macht mehr hat, über sich selbst und die Zukunft zu entscheiden, geschweige denn, handeln zu können. Die Situationen dazu können ganz unterschiedlich sein. Eine Lebenslage, in der es keine Aussicht auf irgendeine Handlungsmöglichkeit gibt, ist ein großer Stressfaktor.

Steht ein Langstreckenzug plötzlich für zwei Stunden fest auf seinem Gleis und rollt nicht weiter seinem Ziel entgegen, ist das eine Situation, die zwar ohnmächtig, doch ganz einfach angenommen werden muss. Kleinere Kinder haben dafür ein zwar wirkungsloses, doch für sie selbst unter Umständen hilfreiches Konzept: sie schreien, sie zetern, sie wollen einfach weiter. Je älter ein Kind wird, desto eher zuckt es mit den Schultern und ergibt sich zwar grollend, doch ergeben in die Situation, ihre Unabänderbarkeit und die Unklarheit, die auf unbekannte Zeit auch weiter so bestehen bleiben wird.

»Gott, gib mir die Gelassenheit,
Dinge hinzunehmen, die ich nicht ändern kann,
den Mut, Dinge zu ändern, die ich ändern kann,
und die Weisheit, das eine vom anderen zu unterscheiden.«

Reinhold Niebuhr

Erwachsene lassen ihren Groll dann meist an den Zugbediensteten aus, anstatt ins Jammern und Weinen zu verfallen, wie ein Kind. Stressig ist es für Erwachsene, wie für Kinder allemal. Auch das kann ein Hintergrund für einen erhöhten Blutdruck sein, zu erkennen, in wie vielen manchmal ganz alltäglichen Lebenssituationen Machtlosigkeit besteht. Es ist schwer, die eigene Handlungsunfähigkeit und Ohnmacht erkennen zu müssen. Ein verspäteter Zug ist zwar eine nervige, doch eine winzige Kleinigkeit von dem, was im Leben auftauchen kann.

Eine Explosion

In der Corona-Krise werden heimliche Möglichkeiten gesucht, allgemeine Vorgaben zu unterwandern und still und heimlich andere Menschen zu besuchen, Diabetiker*innen essen ganz »unauffällig« Süßes und haben damit ein machtvolles Gebot umgangen. Je rigider Vorgaben bestehen, desto größer wird Ohnmacht und desto verzweifelter werden Auswege gesucht. Es gibt Jugendliche, die vor ihren Eltern Zigaretten verstecken, wie es anders herum auch möglich ist, dass Eltern vor ihren bereits erwachsenen Kindern ihren Konsum von Zigaretten verbergen. Heimlichkeiten sind dann ein Ventil, das einem unweigerlich steigenden Druck die Gefahr der Explosion nimmt.

Kommt es zu einer Explosion, wenn der Druck übergroß geworden ist, kann das gefährliche Folgen für die Betreffenden und ihre Umgebung mit sich bringen. Dann ist ein Gewaltausbruch das letzte Mittel. Gewalt ist selbstverständlich keine Lösung, doch für den Moment scheint Gewalt die Möglichkeit zu bieten, aus einer ohnmächtigen Lage in eine handlungsfähige zu kommen. Das ist auch der Hintergrund für die befreiende Wirkung von Schreien und Fluchen – und wahrscheinlich auch vom Streiten.

Arrangieren

Etwas aushalten zu können, an dem es selbst mit dauerhaftem Grübeln nichts zu ändern gibt, bietet auch die Möglichkeit, einen anderen Blick auf die Dinge zu werfen. Das bedeutet, dass eine Erweiterung der eigenen Sichtweise stattfinden kann. Dazu braucht es allerdings meist etwas Zeit. Seltsame Erfahrungen sind in den Momenten möglich. So kann eine Isolation – auch hier, wie in der Corona-Krise – alternativ als eine geschenkte Ruhezeit betrachtet werden. Ein verloren gegangener Arbeitsplatz bietet die Möglichkeit, etwas ganz und gar Neues zu starten, zu dem es vorher keine freien Kapazitäten gegeben haben mag. Und ein Zug, der auf freier Strecke für lange Zeit stehenbleibt, bietet die Möglichkeit mit anderen Menschen, die vorher allesamt stumm, nebeneinander anstatt miteinander, die gemeinsame Reisezeit verbracht haben, ins Gespräch zu kommen.

Schuldgefühle

> »Mein Vater ist jetzt neunzig Jahre alt. Er wird zunehmend vergesslich oder vielleicht sogar dement. Er murmelt manchmal unvermittelt vor sich hin: »Dass wir die Bomben abgeworfen haben, das war nicht richtig!« Im nächsten Moment weiß er nichts mehr davon, auch nicht davon, was er eben gerade gesagt hat. Im Grunde bewundere ich ihn. Es ist, als blitze ab und zu sein Gewissen durch und er gesteht sich etwas ein, was ihn schwer bedrängen muss.«
>
> *L., Tochter*

> »Ein böses Gewissen ist ein Ofen, der immer raucht, ein Gewitter ohne Regen. Es ist Kläger, Richter, Henker in einer Person. Die Nachtigall singt dir: du bist ein Dieb, die Lerche: du hast gestohlen!«
>
> *Theodor Gottlieb von Hippel der Ältere*

Schuldgefühle sind eine schwere Last und durch kaum etwas von außen kann Linderung entstehen. Eine Beichte, wie in der katholischen Konfession üblich, ist in der Lage, diese Last zu nehmen. Das kann, neben jeder möglicherweise angebrachten Kritik an dem Sakrament der Beichte, für die Betreffenden die Chance bieten, ganz neu wieder anzufangen, egal, wie schwer der Druck auf ihnen gelastet hat. Doch zu einer Beichte gehören im Vorfeld eine Erkenntnis und dazu das Eingeständnis. Erst die Absolution kann den Betreffenden wieder einen freien Weg weisen, der ihre Zukunft möglich macht. Zu einem Eingeständnis gehört eine enorme Größe.

Ein prominentes Beispiel für die Folgen einer belastenden Schuld ist Walter Jens. Zeit seines Lebens war er ein brillanter Denker, kluger Literaturhistoriker und Philosoph, der unter anderem für das Recht auf einen selbst bestimmten Tod eingetreten ist. Offensichtlich hatte er eine Depression entwickelt und nahm regelmäßig Medikamente dagegen ein, die von seiner Familie im ganzen Haus gefunden wurden und die ihm offensichtlich von den örtlichen Apothekern rezeptfrei abgegeben wurden. Als er älter wurde und bekannt wurde, dass er seit 1942 NSDAP-Mitglied war, gab es einen zeitlich nahen Zusammenhang mit seiner Erkrankung an Demenz. Walter Jens war seine ehemalige Mitgliedschaft offensichtlich sehr peinlich und er versuchte das Schweigen darüber zu bewahren. Tilman Jens, der Sohn von Walter Jens stellte diesen Zusammenhang zwischen Schuld und Erkrankung auf dem langen Abschiedsweg her und wurde von Presse und vielen Anhängern von Walter Jens dafür scharf angegriffen.

> »Er wollte sich nicht mehr erinnern und just in dieser Zeit beginnt das Gedächtnis zu versagen. Ich sage nicht, dass er einen Hebel umgelegt hat. Aber es ist eine eigenartige Koinzidenz.«
>
> *Tilman Jens, Interview planet*

Bilanz mit roten Zahlen

»Lieber zweimal Dividende erhalten, als einmal die Bilanz sehen.«

Unbekannt

Jedes langsame Älterwerden geht einher mit einer Bilanzierung. Wer länger Zeit hat, kommt um den Gedanken nicht herum – es sei denn, diese Gedanken werden durch Substanzen, wie Alkohol oder Medikamente oder andere Drogen abgedeckelt. Oftmals sind die Ergebnisse einer solchen Bilanz alles andere, als angenehm. Sich ansehen zu müssen, welche Fehler, welche Enttäuschungen oder welche Fehltritte in der Vergangenheit nicht mehr verleugnet werden können, ist ausgesprochen schmerzhaft.

Eine solche Lebensbilanzierung ist eine vollkommen individuelle und kann von außen kaum abgemildert werden. Es nützt auch nichts, diese Ergebnisse schön zu färben, wie es in wirtschaftlichen Zusammenhängen gern praktiziert wird. Um das Endergebnis kommt kaum ein Mensch herum und steht nun vor einer Art Lebensresultat. Im besten Falle kommt ein Einverständnis dabei heraus oder zumindest ein »Befriedigend«. Diese Bilanzierung des Lebens ist am Ende wie ein Schulzeugnis, das diejenigen in den Händen halten. In diesem Zeugnis haben die Betreffenden sich selbst bewertet – unabhängig davon, wie andere es bewerten würden. Auch hier spielt die Rolle des unbestechlichen Gewissens eine zentrale Rolle.

Stehen unter dem Strich am Ende rote Zahlen und fällt das Ergebnis für die Betreffenden schlecht aus, stehen sowohl Versagensgefühle, wie auch Resignation im Raum. Das aushalten zu müssen ist schwer zu ertragen und kann darin enden, dass Betroffene in ein Vergessen »flüchten« können, denn eines ist klar: sie stehen meist mutterseelenallein vor ihrem »Lebenszeugnis«, das durch nichts abzumildern ist.

Anja dachte an eine alt gewordene Dame in der Einrichtung, in der auch Stefan lebte. Sie war bereits 94 Jahre alt geworden und Zeit ihres Lebens eine politisch hoch aktive Frau gewesen, die niemals ein Blatt vor den Mund genommen hatte und sich in alles eingemischt hatte. Sie hatte als geschätzte Pastorin viele Jahre lang eine ebenso sinnvolle, wie wichtige Aufgabe mit großem Engagement ausgeübt. Das alles hatten die Angehörigen ihr erzählt.

Als sie alt geworden war, sagte sie in häufiger werdenden Abständen zu ihren Angehörigen, sie habe in ihrem Leben nichts erreicht und nichts erreichen können. Nach nur vier Monaten war sie an Demenz erkrankt. Die Demenz nahm rapide zu.

Die Frau hatte schlohweißes Haar und sehr feine Gesichtszüge. Anja freute sich immer, wenn sie die Dame sah. In ihren Augen war sie eine Dame, wie aus dem Bilderbuch. Sie hatte einen klaren Blick und eine aufrechte Haltung.

Anja konnte sich vorstellen, wie schwer das für die Frau gewesen sein muss. Sie ahnte auch, dass Lebensbilanzen und die Rückschau auf das gelebte Leben nicht relativiert werden können. »Ob Lebensbilanzen anders ausfallen können, wenn ein gegenüber den Betroffenen beistehen würde?«, fragte sich Anja. »Wenn ich einem Menschen ganz tief vertrauen würde, dann könnte ich mir vorstellen, dass alles ausgesprochen werden könnte, was mich verletzt hat und womit ich wiederum andere verletzt habe. Wenn das der Sinn und Zweck einer Beichte ist, ist eine Beichte doch eine sinnvolle Einrichtung!« Wieder einmal revidierte Anja ihre bisherige Meinung.

Anjas Gedanken rotierten: »Aus solchen Gesprächen könnte doch ein Vermächtnis entstehen. Ein Vermächtnis in dem Sinne, dass die anderen die gleichen Fehler nicht begehen sollten.« Anja sann nach. »Dann könnte das gelebte Leben abgerundet werden, anstatt die Betroffenen vor den Scherben stehen zu lassen.« Die Idee gefiel ihr.

Zukunftsängste

Für viele, älter werdende Menschen sieht die Zukunft nicht rosig aus. Der Satz »alt werden wollen viele, aber alt sein, will keiner« trägt viel Wahrheit in sich. Alle alt werdenden Menschen befürchten, dass Gebrechen, Krankheiten, Fremdheit und Unsicherheit auf sie warten. Dazu kommt die gesellschaftliche Ausgrenzung, der Ageism. Junge und dynamische Menschen stehen im Mittelpunkt der Bewunderung, nicht alte Menschen, die langsamer, faltiger, vielleicht auch ruhiger und besonnener im Leben stehen.

Nicht umsonst steigt die Anzahl derjenigen an, die älter werden und zunehmend die Frage nach dem Recht auf Selbstbestimmung, also nach aktiver Sterbehilfe stellen. Im Zuge dessen steigt bei älter werdenden Menschen sowohl die Zahl an, die Suizidgedanken in sich tragen wie auch Suizide vermehrt begangen werden.

»War das nicht genau so der Fall bei Gunter Sachs?«, fiel es Anja ein. »Er hatte doch ein großartiges Leben, er war berühmt, er war bekannt und begehrt. Er hat sein Leben gefeiert und war so gut betucht, dass er sich das auch leisten konnte.« So Anja sich erinnerte, hatte er Suizid begangen, als klar wurde, dass er an Demenz erkrankt war. »Was für ein tragisches Ende eines so tollen Lebens«, seufzte Anja. Auf eine seltsame Weise hatte sie Verständnis für den Mann.

Rache

Ausweglosigkeit kann einen tiefen und dauerhaften Groll in Menschen erzeugen. Nichts wird diese Menschen wieder besänftigen können. Dadurch können lang anhaltende Rachegelüste entstehen. Doch diese erreichen oftmals die Adresse nicht, an die der Groll und der Zorn gerichtet sein müssten. Der Groll ergießt sich auch über diejenigen, die ein »leichtes«, ein gewohntes und ein sicheres Ziel bieten.

> »Großmutter war alt geworden und ihre Demenz nahm immer mehr zu. Sie hatte in ihrem Leben sieben Kinder in die Welt gesetzt. Und jetzt erkannte sie nur doch die, die ihre Lieblingskinder gewesen waren. Das tat allen anderen und auch uns sehr weh.«
>
> *R., Enkel der Großmutter*

> »Mein Vater wollte jeden Abend bei sich Kerzen anzünden. Dabei wurde er zunehmend vergesslicher. Ich hatte Sorge, dass er auch vergessen würde, die Kerzen auszumachen und er seine Wohnung in Brand setzen würde. LED-Lichter lehnte er vehement ab. Doch als seine Lieblingstochter ihm das Gleiche vorschlug, war er sofort damit einverstanden. Jeder Rat, den ich meinem Vater gab, lehnte er gleich ab. Das war schon immer so.«
>
> *H., Tochter*

Wer hat hier die Schuld?

Krankheiten, deren Behandlung als palliativ bezeichnet werden, laufen – allen medizinischen Forschungen zum Trotz – unter einer geistigen Regie, nicht unter einer menschlichen Regie. Für den Verlust eines Arbeitsplatzes kann unter Umständen die Wirtschaft und deren zuständige Leitungen verantwortlich gemacht werden, doch schon bei Unfällen und anderen Katastrophen des Lebens spielen viel zu sehr Instanzen mit hinein, die als Schicksal oder »Zufall« bezeichnet werden. Auch das »Leben« selbst kann in die Pflicht genommen werden, ganz zu schweigen von einer höheren geistigen Dimension.

»Das Leben hat ihr übel mitgespielt!«

Redensart

»Mein Mann entwickelte seine Demenz über Jahre hinweg. Er war früher in seinem Beruf gewohnt, anderen Anweisungen zu geben. Er hatte einen angesehenen Führungsjob. Wenn jetzt andere Menschen zu uns kamen, nahm er sich zusammen. Er konnte – wenigsten für eine Zeit – Gespräche führen, er war nett und freundlich, er setzte sich auf die Toilette, wenn er urinieren musste – kurz: es war angenehm. Doch kaum hatten die Menschen unser Haus wieder verlassen, konnte er offensichtlich gar nichts mehr, noch nicht einmal sein Hemd zuknöpfen, was vorher kein Problem war. Er stand dann im Türrahmen und wollte, dass ich ihm die Tür aufmachte und jedes Mal, wenn er auf Toilette war, musste ich das ganze Becken wieder saubermachen. Ich weiß nicht, wie lange ich das noch aushalten kann. Er macht mich so zornig! Wieso schikaniert er mich so?«

R. Ehefrau

Resignation

Es gibt viele Situationen im Leben, die aussichtslos erscheinen. Ein drohender Konkurs ist es ebenso, wie der Scherbenhaufen, vor dem Menschen stehen, wenn sie wissen, dass ihre Beziehung unabänderlich zerrüttet und zerbrochen ist. Die Ohnmacht angesichts einer Vergewaltigung trägt alle Zeichen eines manchmal dauerhaft beklemmenden Zustandes in sich. Und je weniger lösungsorientiert ein Mensch an das Leben herangeht, desto leichter entstehen vergleichbare, aussichtslose Konstellationen.

Ausweglosigkeit beinhaltet, dass letztlich fast egal ist, was jetzt getan wird. Denn jede Reaktion, ob ein Ausbruch, ein Arrangieren, Rache oder Resignation, werden an der bestehenden Tatsache rein gar nichts verändern. Welche Möglichkeit zu reagieren die Beste ist, wird die Zukunft entscheiden, die hervorbringt, was in Folge einer Ohnmachtsreaktion entsteht. In diesen Momenten wird klar, dass eine Übermacht – welche auch immer das sein mag – die Regie für alles Weitere übernommen hat. Und an dieser Stelle geben sich Machtlosigkeit und Sinnlosigkeit die Hand.

Eine lebensbedrohliche Krankheit, die den konkret werdenden Tod ins Leben bringt, ist eine ganz andere Herausforderung, die schon viele Menschen zu der tief ernst gemeinten Aussage gebracht haben: »Ich drehe ganz einfach durch! Ich werde jetzt verrückt, das scheint mir die einzige Lösung zu sein.« Der Tod eines jeden Lebens ist unausweichlich. Diese Tatsache wird vielen Menschen im Prozess des Älterwerdens täglich mehr und mehr bewusst. Eine Krankheit, die keine Aussicht auf eine noch so kleine Chance auf Heilung bietet, entspricht einer Lebenssituation, die ohnmächtiger kaum sein kann. Wer sich jetzt der bestehenden, furchtbaren Realität entziehen kann, hat es wenigstens geschafft, das Ohnmachtsgefühl los zu werden. Das kann geschehen durch Drogenkonsum – auch mit Medikamenten – durch einen Suizid oder eben auch durch eine Krankheit, wie es die Demenz ist.

> »Glücklicher Maulwurf, der du unter der Erde lebst und das Elend dieser Welt nicht sehen musst!«
>
> *Von den Zulu*

Alle verschiedenen Reaktionsmuster auf sehr schwere Lebenssituationen laufen keineswegs »bewusst« als gewählte Problemstrategie in einem Menschen ab. Es sind tief im Menschen sitzende, von außen kaum erkennbare Verhaltensweisen, die ebenso individuell sind, wie es Menschen sind. Gleichzeitig weiß niemand von außen abzuschätzen, wann bei einem Menschen das »Fass überläuft«. Manchmal ist es die Summe aus vielen, vielen Kleinigkeiten, bei dem irgendwann einmal ein Tröpfchen genügt, um eine Explosion, einen Rachefeldzug oder eine Resignation hervorzurufen. In diesen Momenten findet meist kein Arrangieren mehr statt. Denn die Betroffenen haben in einer ohnmächtigen Situation kaum noch etwas zu verlieren.

Anja war den Tränen nahe. Sie ahnte das Elend, in dem sich ein vorher fröhlicher Mensch in einer ohnmächtigen Situation befinden konnte. Und sie war voller Mitgefühl, wenn sie an Stefan dachte. Vielleicht war es ihm so gegangen, als er in seinem so gern ausgeübten Beruf sein Scheitern auf sich zukommen sah? Und dann stand er auch noch zusätzlich vor den Scherben seines Alltags durch die Scheidung seiner Ehe.

Was jedoch war mit ihrer Tante möglicherweise geschehen? Ob sie durch ihre eigene Familiengeschichte übernommen hatte, was vor ihrer Geburt geschehen war? Ob sie zu Lebzeiten eher zur Depression neigte? Ob sie an irgendeinem Punkt ihres Lebens resigniert hatte? War ihre Tante in ihrer Kindheit als unehelich geborenes Kind ausgegrenzt? Anja fragte sich auch, ob eine Depression Auslöser für eine Demenz sein kann oder ob eine Depression eine Demenz als Symptom begleitet. Was hier wohl zuerst da war?

Anja hatte wieder einmal viele offene Fragen, die – da war sie sicher – wohl kaum hinreichend beantwortet werden können. Sie war sehr traurig darüber geworden, was alles eine Rolle bei der Krankheit Demenz mitspielen kann.

Das Leben war manchmal ganz schön schwer zu ertragen. Und für einen einzelnen Menschen kann sich das als schier unerträglich herausstellen.

»Wenn jetzt also genetische Vererbung nicht ausreicht«, fragte sich Anja, »und so viele Faktoren mit eine Rolle spielen, was kann ich denn nur tun, um nicht in eine Demenz hineinzulaufen?«

Kapitel 8
Behandlungen I

Behandlungen klassisch

»Wir sollten uns merken: eine Diagnose ist noch lange keine Behandlung.«

unbekannt

»Es heißt: ›Am Ende wird alles gut. Und wenn es noch nicht gut ist, ist es auch noch nicht zu Ende.‹ Schade, wir befinden uns erst ganz und gar am Anfang vom Ende. Das wird ein langer Weg werden.«

Angela D.

Keine Aussicht auf Heilung mehr

- Eine palliative, ummantelnde Behandlung

Die Krankheiten Alzheimer und Demenz sind nicht heilbar. Beschwerden und Symptome des Krankheitsbildes Demenz lassen sich nur lindern. Aufzuhalten ist die Krankheit nicht. Bei den sekundären Formen kann mit Behandlung der Hintergrunderkrankungen, eine Linderung oder Aufhebung des Krankheitsbildes Demenz möglich sein, z.B. bei : Dehydrierung durch mangelnde Flüssigkeitsaufnahme.

Alle Krankheiten bei denen – nach heutigem, medizinischem Wissen – nicht oder nicht mehr von einer Heilung (kurative Behandlung) ausgegangen werden kann, werden als »palliativ«

zu behandelnde Krankheiten angesehen. Durch eine palliative Behandlung soll die Lebensqualität der Betroffenen erhalten und gestärkt werden, sodass sie eine gute Lebenszeit verbringen können. Hierfür werden auch Medikamente eingesetzt, die unter Umständen das Leben verkürzen könnten.

Bislang war Anja sich sicher, dass Menschen vorrangig bei einer Krebserkrankung dann durch eine palliative Behandlung versorgt werden, wenn sie im Verlauf der Krankheit durch Schmerzen und andere quälende und hinderliche Symptome austherapiert sind und ihr Tod näher kommt und konkreter wird.

Bislang hatte sie andere Krankheiten außer Krebs, also eine Demenz nicht in den Zusammenhang mit palliativen Behandlungen gebracht. Ihr leuchtete ein, dass es auch bei Menschen mit einer Demenz keine Aussicht auf Heilung gibt und deshalb die gleichen Kriterien wie für eine palliative Behandlung gelten. Die Erkrankung an einer Demenz gilt als fortschreitend und irreversibel, und ist erst mit dem Tod beendet.

Doch Anja stutzte auch. Ihr fiel auf, dass in einer palliativen Behandlung bei Menschen im Endstadium einer Krebserkrankung die Lebensqualität im Vordergrund steht und sie weder trainiert, noch aktiviert wurden. Doch bei Menschen mit einer Demenz oder Menschen die älter und deswegen auch kränker werden, steht Training im Vordergrund der Behandlung, damit sie möglichst lange selbständig sein können. Anja wurde klar, dass auch Menschen, die älter werden an einer nicht zu heilenden Krankheit litten. Menschen mit Krebs oder einer anderen unheilbaren Krankheit werden in Ruhe gelassen, die anderen, also Menschen mit Demenz und älter werdende Menschen, werden trainiert.

Anja war sich sicher, dass sie eines Tages unter beruhigenden und vielleicht mit zusätzlichen Schmerzmedikamenten vor sich hinsiechen würde, bis sie endlich geistig vollkommen verwirrt sterben würde. Und dann wäre dort niemand an ihrem Bett, um sie zu begleiten. Dazu hatte sie zu wenig Familie und auch ihr Freundeskreis war überschaubar. Ja, sie hatte Bekannte, doch eng und nahe vertraut waren diese Menschen ihr nicht. Das würde wohl nicht für eine Begleitung am Lebensende reichen.

Diese Vorstellung machte sie etwas wehmütig.

Die Behandlung von Demenzerkrankungen

Da eine Demenz nicht heilbar ist und dementsprechend palliativ behandelt wird, stehen dennoch verschiedene Behandlungsansätze im Raum, die zur Anwendung kommen. Diese können die Krankheit nicht aufhalten, doch sie können sie verzögern und den Krankheitsverlauf etwas mildern und die Symptome lindern. Die Pharmazie sucht seit vielen Jahren nach einem Medikament, das in der Lage ist, die Plaques aufzulösen, um auf diese Weise die Krankheit und ihre begleitenden Symptome zu reduzieren. Das allerdings ist dies bislang nicht gelungen.

Behandlung von Demenzen mit Medikamenten

- Antidementiva

Diese beeinflussen Botenstoffe im Gehirn (Neurotransmitter). Dazu gehören besonders Acetylcholin und Glutamat. Es hat sich gezeigt, dass Alzheimerpatienten eine verringerte Menge an Acetylcholin aufweisen. Die Glutamat-Antagonisten hemmen Empfangsstellen für Glutamat.

Bei leichten bis mittelschweren Demenzen kann durch die Antidementiva der Abbau und das Nachlassen der Gehirnfähigkeiten für kurze Zeit aufgehalten, eventuell sogar verbessert werden. Der verlangsamte Krankheitsverlauf kann die Lebensqualität der Betroffenen und ihrer Umgebung in dieser Zeit erhalten.

Es gibt Menschen, die auf die verordneten Medikamente nicht ansprechen.

- Antidepressiva

Die Hauptprobleme bei älter werdenden Menschen – neben allen anderen zunehmenden körperlichen Einschränkungen – sind Depressionen und Demenz. Beide Krankheitsbilder treten meist gemeinsam auf. Auch hier steht die Frage im Raum, was zuerst da war. Allerdings können die Diagnose Demenz und die damit einhergehenden Begleitumstände zu einer Depression führen – und umgekehrt.

Diese Verbindung kann leicht dazu führen, dass auch bei den betreuenden Menschen eine Depression einsetzt. Die Lebensqualität aller Beteiligten sinkt zunehmend. Bestehende Depressionen erhöhen das Risiko für die Entstehung einer Demenz um ein Vielfaches.

Gleichzeitig ist die Unterscheidung von Demenz und Depression nicht ganz einfach. Sind Verwirrung, Desorientierung und Sprach- und Bewegungsstörungen mit im Spiel, ist es eher ein Hinweis auf Demenz. Liegen gleichzeitig noch Schuldgefühle, Schlaflosigkeit, Lebensmüdigkeit, Mangel an Interesse und/oder Gewichtsverlust, Unruhe vor, besteht ein Hinweis darauf, dass die Betroffenen eine zusätzliche Depression haben.

Auch wenn die Verordnung von Antidepressiva die gängige Maßnahme ist, scheint es Hinweise darauf zu geben, dass andere Vorgehensweisen, die frei von Medikamenten sind, sinnvoller sind. Psychotherapeutische Behandlungsverfahren sollen ebenso wirksam sein, wie die Einnahme von Medikamenten. Leider gibt es für Menschen mit einer leichten bis mittelschweren Demenz zu wenige Angebote.

> »Antidepressiva sollten demnach beschränkt sein auf Patienten mit schweren Depressionen, die das Risiko der Selbstverletzung oder gar eines Suizids bergen.«

Bundesministerium für Familie, Senioren, Frauen und Jugend, Wegweiser Demenz

- Neuroleptika

Bestehen entsprechende Symptome bei einer Demenz, werden auch Präparate gegen Unruhe, Aggressivität, Schlaf- und Wahnvorstellungen und gegen Angst eingesetzt. Studien zufolge hat die Stiftung Gesundheitswissen herausgefunden, dass meist der Schaden (Nebenwirkungen durch die Medikamente) den Nutzen (Verbesserung der Symptome) übertrifft. Hier sind besonders die beiden Präparate Risperidon und Haloperidol zu nennen.

An Nebenwirkungen treten besonders auf: Muskelspannungen, Gang- Sprechstörungen usw.

- Verhaltenstherapie

»Man muss sich von seinem Verhalten täglich selbst Rechenschaft geben.«

Lucius Annaeus Seneca

In dieser Therapiemethode werden Alltagsstrukturen geübt. Mit Hilfe von Gedächtnisübungen und Trainings lernen die Betroffenen im Frühstadium, sich an bestimmten festen Bezugspunkten des Alltags zu orientieren. Dadurch kann die Selbständigkeit der Betroffenen durchaus länger erhalten bleiben. Hier kommen auch schriftliche Übungen und Hausaufgaben zum Einsatz.

Meist bedeutet die Unterstützung von anderen gleichzeitig auch Zuwendung. Die Zugehörigen werden in der Verhaltenstherapie darin geschult, jede Selbständigkeit positiv zu bemerken und zu loben und dadurch Zuwendung zu geben. Dass motiviert die Betroffenen, auch weiterhin selbständig zu bleiben.

- Kognitives Training

In einem frühen und mittleren Stadium soll das Fortschreiten der Demenz durch Trainings abgebremst werden. In Einzel- oder Gruppentrainings werden Begriffe erraten und benannt, ebenso werden Farben benannt oder bekannte Reime und Lieder in den Texten und Melodien ergänzt.

- Logopädie

Logopädie ist eine Sprachheilkunde. Sie kommt zum Einsatz bei Menschen – auch bei Kindern – die Probleme mit der Sprache haben. Das kann z.B. nach einer Operation der Fall sein, wie auch nach einem Schlaganfall.

Mit einer logopädischen Behandlung sollen Menschen mit Demenz in die Lage versetzt werden, ihre Fähigkeit zur Kommunikation zu erhalten. Hierbei ist besonders die nonverbale Kommunikation wichtig, denn Patient*innen mit einer Demenz sind sehr gut in der Lage, über ihre Emotionen zu kommunizieren, was auch durch Klatschen und Singen angestoßen wird. Durch Sprechen, Hören, Lesen und Schreiben werden die Betroffenen ermuntert und trainiert. Ihr vorhandenes Sprachkönnen wird gestärkt.

Eine Besonderheit ist auch, dass viele Menschen mit einer Demenz Schluckstörungen entwickeln. Auch dieser Bereich kann durch gezielte logopädische Maßnahmen gestärkt und verbessert werden.

- Ergotherapie

Die Ergotherapie befasst sich mit sehr konkreten Betätigungen, ist also praktisch angesetzt. Durch ergotherapeutische Maßnahmen sollen die Betroffenen – ebenso wie bei der Logopädie – gestärkt werden, um möglichst lange selbständig bleiben zu können. Hier geht es nicht nur um kognitive Fähigkeiten, sondern auch um Körperwahrnehmung, die bei Menschen mit einer Demenz oftmals zunehmend gestört sind.

Durch Gedächtnistrainings, Körperwahrnehmung – und auch Biographiearbeit – werden die Patient*innen trainiert und motiviert, aktiv zu werden und zu bleiben. Es bedeutet auch, mit den Betroffenen das selbständige Anziehen zu trainieren und im häuslichen Bereich mögliche, gefährdende Stolperfallen wegzuräumen und die Organisation des Alltags zu vereinfachen. Vertrautes ist für die Betroffenen ein wichtiger Halt. Diese Aspekte finden in der Ergotherapie Berücksichtigung.

Es können auch primär körpertherapeutische Behandlungen eingesetzt werden.

- Musiktherapie

»Musik ist das Unsagbare.«

Bedřich Smetana

Es ist altbekannt, dass Menschen in den Momenten weniger Angst haben, wenn sie singen. In diesen Momenten ist der Alltag klar und gut. Auch durch musizieren ist kein Wort nötig, es findet also eine nonverbale Kommunikation statt. Es ist auch möglich, dass Musik gehört wird. Diese soll in jedem Fall einen Bezug zur Biografie haben.

Aktive Musiktherapie: Patient*innen spielen oder singen selbst
Rezeptive Musiktherapie: Gezieltes Abspielen von Musik

Musiktherapie hat Auswirkung auf die Emotionen, Gedächtnisleistung, Verhalten und Ängste. Ganz allgemein wird die Lebensqualität erhöht.

- Berührungen/Basale Stimulation

Bei Menschen mit einer Demenz stehen Sinnesreize im Vordergrund. Berührungen spielen eine wichtige Rolle dabei, sich selbst wahrzunehmen und zu erfahren. Die Sehnsucht nach Berührungen findet unabhängig vom Alter statt. Kleinen Kindern wird jeder Körperkontakt zugesprochen, doch älter werdenden Menschen wird das Bedürfnis kaum zugestanden, geschweige denn erfüllt. Die Sehnsucht danach bleibt wohl bei allen Menschen bestehen – ganz und gar unabhängig von deren Alter. Ganz besonders dann, wenn Menschen eine Demenz entwikkeln, stellen Sinnesreize durch Tasten und Berührungen eine Möglichkeit zur Begegnung dar. Das ist einer der Wege, nonverbal zu kommunizieren und den Verstand »Verstand« sein zu lassen.

Werden Menschen älter, kann die Berührung viel wichtiger sein, als z.B. zuzuhören, ganz besonders dann, wenn die Hörfähigkeit im Alter zusätzlich abnimmt.

In der Betreuung von Menschen mit Demenz hat sich die Basale Stimulation sehr hilfreich gezeigt. Berührungen werden mit Gedichten verbunden, die Beziehungen zur Biografie der Betroffenen haben oder die sie aus ihrer Vergangenheit kennen. Dadurch werden viele verschiedene Sinne angesprochen.

»Mein Mann kann Gedankengängen nicht mehr folgen. Er genießt es, wenn er ausgiebig in der Badewanne liegen kann. Und er schnurrt fast wie eine Katze, wenn er eingecremt wird. Das fordert er nahezu ein. Dann hat er einen seligen Gesichtsausdruck.«

H., Ehefrau

Bei Berührungen steht immer das Problem der Übergriffigkeit im Raum. Berührungen spielen sich auf einer intimen Ebene ab. Am ehesten sind Berührungen an Schulter, am Arm, an der Hand und am Ellenbogen möglich. Der Hals, der Rücken, der Bauch sind Zonen, denen nur sehr vertraute Menschen nahe kommen dürfen. Es gilt auch, bei Menschen mit einer Demenz, die eher zurückhaltend sind, ausreichende Vorsicht walten zu lassen.

Die offene Frage nach sexuellen Bedürfnissen älter werdender Menschen und auch von Menschen mit einer Demenz, stellt noch immer ein großes Tabu dar. Menschen haben – unabhängig von ihren Denkfähigkeiten in ihrem Leben vielfältige Erfahrungen mit Sexualität im weitesten Sinne gemacht. Ebenso unterschiedlich sind ihre Bedürfnisse. Unter Sexualität fallen hier nicht nur sexuelle Handlungen, wie der Sexualakt an sich, sondern auch alle Zärtlichkeiten und vertrauensvollen Berührungen und Zuneigungen.

Menschen mit einer Demenz haben oft die gesellschaftlichen Regeln, die allgemeingültig sind, hinter sich gelassen. Sie werden nicht mehr von üblichen Benimmregeln bestimmt und reglementiert. Dadurch können die Betroffenen in der Öffentlichkeit auffallend sein. Sie möchten auch dann ihren Bedürfnissen nachkommen, wenn sie sich außerhalb ihres geschützten privaten Raumes befinden.

Eine solche Hemmungslosigkeit stellt auch für das Pflegepersonal eine große Herausforderung dar. Ganz besonders bei alt gewordenen Menschen mit Demenz, die bei der Körper- und Intimpflege Unterstützung brauchen, zeigt sich deren Erregung durch Übergriffe und Annäherungen.

> »Die Demenz meines Vaters entwickelte sich schnell. Als er ein neues Medikament von seinem Arzt verschrieben bekam, wurde er auf die Nebenwirkung eines erhöhten Sexualdrangs hingewiesen. Mein Vater freute sich. Meine Mutter war entsetzt. Er war hemmungslos, unabhängig davon, ob wir Kinder auch da waren oder nicht. Meine Mutter hat nach drei Tagen ein anderes Zimmer bezogen und abends ihre Tür fest abgeschlossen.«
>
> *R., Sohn*

Realitätsorientierungstraining (ROT)

Menschen mit einer Demenz werden zunehmend in ihren kognitiven Fähigkeiten schwächer. Die Betroffenen können sich weder in der Zeit, noch im Raum, noch in unserer Realität adäquat bewegen. Auch der Bezug zu anderen Personen geht verloren. Es gibt für die Betroffenen drei verschiedene Bereiche, in denen Orientierungshilfen durch die ROT gegeben werden:

Soziale Orientierung: Die Betreuenden geben den Menschen in ihrer Begleitung immer wieder die Namen und Zusammenhänge an, in denen sie zueinander stehen.

Zeitliche Orientierung: Es werden immer wieder die Bezüge zum Tag, zu Mahlzeiten, zum Datum und Jahr und zu Feiertagen gegeben.

Räumliche Orientierung: Es werden Straßennamen, Orte regelmäßig und wiederkehrend benannt, wozu sich auch Spaziergänge anbieten. Dadurch können auch Erinnerungen wachgerufen werden.

Diese Behandlung bietet sich im ersten und mittleren Stadium der Erkrankung an. Es wird darauf geachtet, dass die Fragen keinesfalls nach Wissensabfragungen klingen. Das würde Betroffene unter erheblichen Stress setzen. Die Erkrankten würden sehr schnell in eine Art Prüfungssituationen versetzt werden.

Im häuslichen Rahmen kann ROT dadurch unterstützt werden, dass visuelle Reize gesenkt werden, also eine Übersichtlichkeit in den Räumen besteht. Dazu können Fotos mit bekannten und verwandten Menschen aufgestellt werden, auf die hingewiesen wird und die benannt werden. Auch – wie in Waldorfschulen üblich – kann es sinnvoll sein, etwas Jahreszeitliches im Wohnraum hinzustellen, damit die Jahreszeiten erkennbar sind. Im Frühjahr können es entsprechende österliche Dekorationen sein, im Herbst herunter gefallene Blätter, Kastanien usw.

»Erinnerungen sind zeitlos.«

© Stefan Radulian

- Erinnerungstherapie und Biographiearbeit

In Einzel- oder Gruppengesprächen sollen Betroffene Erinnerungen aus ihrem Leben miteinander teilen. Diese Erinnerungen können auch durch Anekdoten, durch Bilder, durch Geschichten und Musik gelockt werden. Das Wissen über biografische Erlebnisse gibt den Betroffenen in ihrer Orientierungslosigkeit einen Halt und unterstützt gleichzeitig alle Betreuenden, damit Reaktionen und Äußerungen der Erkrankten nachvollziehbar und verständlich werden.

- Milieutherapie/Milieugestaltung

Bei diesem Ansatz soll darauf geachtet werden, dass die Menschen mit einer Demenz sich wohl fühlen und gleichzeitig vor zu vielen Sinnesreizen geschützt werden, die sie überfluten könnten. Bestimmte Elemente sollen das Wohlbefinden steigern. Es spielen Farben eine Rolle, dazu sind auch die Lichtverhältnisse zu beachten. Auch Aromatherapie mit Düften wird eingesetzt. Zur Milieutherapie gehören auch – wie oben beschrieben – Bilder. Es gibt mittlerweile eine ganze Reihe von Literatur, die ähnlich wie bei Büchern für sehr kleine Kinder, durch strukturierte Oberflächen die Möglichkeit anbieten, Sinnesreize beim Ertasten zu erleben. Dazu kommen unterschiedliche Materialien zum Einsatz.

Diese Behandlungen werden von den Krankenkassen übernommen.

Der MDK, die Pflegegrade

> »Wir müssen bei den Produkten eine gewisse Einteilung beachten, z.B. die Pflanzen teilt man in zweibeinige und vierfüßige.«
>
> *Johann Georg August Galletti*

- Pflegegrade

Um finanzielle Hilfen für Menschen mit Demenz und ihre Betreuung zu bekommen, wird die Schwere der Erkrankung in Pflegegrade eingeteilt. Entsprechend dieser Grade erhöht sich der jeweilige Betrag.

Die Einteilung erfolgt entweder nach Aktenlage durch die Krankenkassen oder durch einen Besuch vom Medizinischen Dienst der Krankenkassen (MDK).

Diese direkte Überprüfung über den jetzigen tatsächlichen Pflegeaufwand bedeutet für alle Beteiligten eine Hürde. Die Zugehörigen haben Sorge, dass die Schwere und der Bedarf der Kranken zu gering eingeschätzt wird und die Menschen, die an der Demenz erkrankt sind, wissen sehr wohl, dass sie sich einer Prüfung, bzw. Überprüfung im wahrsten Sinne unterziehen werden müssen. Deshalb reißen sie sich sehr zusammen, was sie bei ihren bekannten Zugehörigen schon lange nicht mehr tun. Dort lassen sie sich gehen und bei anderen, Fremden, wollen sie einen guten Eindruck hinterlassen und ein positives Bild abgeben.

Es ist bekannt, das ganz besonders ältere Männer, die von jüngeren Frauen des MDK ihre Einstufung in die Pflegerade prüfen lassen, sich in erheblichem Maße darum bemühen, ein möglichst fittes und gesundes Bild abzugeben. Dadurch kann ein Ergebnis erheblich verfälscht werden. Zudem dauert es oftmals viele Wochen, sogar Monate, bis ein Termin für eine direkte Überprüfung vor Ort möglich ist. In dieser Zeit stehen die Zugehörigen weitgehend allein da. Es ist anzuraten, in diesen Momenten immer wieder bei den Krankenkassen nachzufragen.

> »Ich war anwesend, als eine Frau vom MDK kam, um den Pflegegrad für meine Mutter zu überprüfen. Meine Mutter lebt noch allein in ihrem Haus. Die Frau, dir dorthin kam, ließ sich ausgiebig Zeit für die Überprüfung und das gemeinsame Gespräch. Meine Mutter bestätigte, dass sie sich täglich Essen kochen würde. Daraufhin ließ sich die Prüferin einmal ihre Vorräte zeigen. Doch es waren keine da. Sie war mehr als eine ganze Stunde vor Ort und sie sagte mir, als sie wegging, dass niemand mit einer Demenz sich mehr als eine halbe Stunde zusammen reißen könne. Ich war sehr erleichtert und angetan von dieser klugen Frau.«
>
> *P., Sohn*

- Behandlung sekundäre Demenz

Da bei den sekundären Demenzen eine andere Grunderkrankung im Hintergrund steht (Alkoholmissbrauch, Tumore, Austrocknung, Stoffwechselerkrankungen), gehen die Symptome bei erfolgreicher Behandlung der Grunderkrankung zurück oder verschwinden ganz.

»Das hört sich doch auf den ersten Blick ganz umfangreich und gut an«, dachte Anja. Doch dann dachte sie weiter. Anja kannte die bekannten und beschriebenen Unterstützungsmaßnahmen aus ihren Besuchen in den Einrichtungen, in denen ihre Tante gelebt hatte und in der ihr Bruder Stefan lebte. Eine Ergotherapeutin hatte sie dort nur einmal gesehen.

Sie wusste, dass dort manchmal Biographiearbeit durchgeführt wurde, bei der sie nur den Kopf schütteln konnte. Sie erinnerte sich an den einseitigen Bogen, den eine Lernschwester mit Stefan ausgefüllt hatte, als er dort aufgenommen wurde. In dem Bogen wurde abgefragt, wie alt er war und welches sein Beruf und sein Lieblingsessen sei. Viel mehr stand dort nicht. Anja ahnte, dass zu einer hilfreichen Biographiearbeit sehr viel mehr gehörte, als diese Minimalangaben. Durch das, was dort stand, würde niemand Stefan auch nur ansatzweise begreifen und seine Besonderheiten als Mensch erahnen. Anja hatte auch von anderen Einrichtungen gehört, in denen mit den Betroffenen, an Demenz erkrankten Menschen Musikstücke aufgenommen wurden und Tanzveranstaltungen angeboten wurden, Erinnerungspflege im Sinne einer Re-Aktivierung, sowie eine intensive Biographiearbeit angestrebt wurde. Doch leider schien das nicht flächendeckend in allen bestehenden Einrichtungen der Fall zu sein.

Sie hatte sowohl in der Einrichtung bei ihrer Tante, wie auch bei Stefan erlebt, wie oft angesetzte Trainingseinheiten nicht stattfinden konnten, weil eine ausgebildete

Person fehlte. Das war sowohl bei der Kunsttherapie, als auch der Physiotherapie, als auch beim gemeinsamen Musizieren sehr häufig der Fall. Und Anja wusste genau, wie sehr ihre Tante es geliebt hatte, wenn sie ihr ein Lied vorsang. Und sie wusste genau, wie Stefan die Farben liebt und völlig versunken vor sich hinmalen konnte. Er vergaß dann alles um sich herum und sie stellte fest, dass er erheblich weniger Medikamente brauchte und auch sonst sowohl umsichtiger, als auch ausgeglichener war. Oft brachte sie dann Malutensilien mit und malte bei ihren Besuchen gemeinsam mit ihm.

Sie war damals bei Stefan, als der MDK Stefans Pflegegrad überprüfte, als er noch in seiner kleinen Wohnung war. Sie hatte erlebt, wie er sich anstrengte und vor dem Termin immer wieder das aktuelle Datum vor sich hin murmelte, an das er sich, kaum war die Frau wieder gegangen, nicht mehr erinnern konnte. In selbstsicherem Ton hatte er der Frau einen Kaffee angeboten, obwohl er schon gar nicht mehr wusste, wie dieser gekocht wird. Er hatte es geschickt eingefädelt, damit letztlich sie ihn kochte und sie alle bewirtete.

Anja stimmte ganz und gar zu, als sie zum Thema »Behandlungen bei Demenz« im Ärzteblatt die Aussage las, dass es – zusammen mit den nichtmedikamentösen Maßnahmen – für die 1,3 Millionen Demenzkranken in Deutschland somit zwar eine ganze eine Reihe von Hilfsangeboten gibt – die aber weder einzeln noch in der Summe eine effektive Demenztherapie ergeben. Ania hatte in den Jahren, in denen sie mit dem Thema Demenz konfrontiert war, immer wieder den Gedanken, ob bei allem, was helfen sollte, nicht nur hier und da herumgestochert wurde.

Bei einem Spaziergang im Wald traf sie ihre Nachbarin. Anja war bewegt von allem Neuen, das sie in den letzten

Tagen und Wochen zum Thema aufgefrischt und neu erfahren hatte. Die beiden Frauen kamen ins Gespräch. Dabei erfuhr Anja, dass eben diese Nachbarin als Ergotherapeutin in einer geriatrischen Abteilung an der Uniklinik arbeitete. Und Anja erzählte ihr von ihrem Bruder Stefan, von ihren Besuchen in der Einrichtung bei ihm und von dem Unterschied zwischen dem, was alles zur Verfügung stehen sollte und was bei Stefan tatsächlich angeboten wurde. Das verstand sie nicht, denn es gab doch eine ganze Menge an Angeboten, die für Menschen mit Demenz im Prinzip zur Verfügung stehen sollten.

Die Nachbarin zuckte mit den Schultern. »Ich kenne einige Gerontopsychiatrische Mediziner in meiner Klinik. Von denen gibt es im Grunde nur relativ wenige in Deutschland. In Hamburg soll es z.B. nur einen einzigen niedergelassenen Arzt für den Bereich geben. Die Stadt hat jedoch fast 1,8 Millionen Einwohner!«, antwortete sie Anja. »In erster Linie werden in den Kliniken und den entsprechenden Abteilungen in Studien Medikamente erforscht. Es gibt wohl in ganz Deutschland nur an die zweihundert gerontopsychiatrische Ärzte*innen. Die Altersheilkunde ist ein kleiner Teilbereich der Medizin für Forschung und für Mediziner*innen oft ziemlich uninteressant.« Mit diesen desillusionierenden Worten räumte Anjas Nachbarin ihr jede Schönfärberei hinsichtlich der Behandlung von Demenz aus dem Wege.

Doch die Frau ging noch weiter: »Gerontologie und Geriatrie sind kleine Teilbereiche an den Universitäten, sie haben weder einen systemischen Ansatz, noch genügend Fachpersonal, um die einen oder anderen guten Ideen im Alltag in die Tat umzusetzen. Hier herrscht die Polypragmasie vor.« Anja war stehen geblieben. Sie wusste nicht richtig, was sie dazu sagen sollte. »Im Übrigen gibt es Unterschiede bei der Erfassung der Daten: Männer werden eher berücksichtigt, als Frauen, weshalb in der Geriatrie

– wie so oft in der Medizin – Frauen die gleichen Medikamente und die gleichen Dosierungen bekommen, wie Männer – aber das ist ja in vielen Bereichen so«, regte sie sich auf. »Alte Menschen sind in unserer Gesellschaft nicht wichtig, sondern in erster Linie teuer – außer, es drehe sich um einen Corona- Virus!« Anjas Nachbarin war so in ihr Thema vertieft, das sie offensichtlich aufregte, dass sie gar nicht bemerkt hatte, dass Anja hinter ihr zurück geblieben war.

»Beobachtung und Rückmeldungen werden nicht beachtet. Evidance based Medizin findet in der Gerontopsychiatrie nicht statt«, fuhr diese fort. »Und das alles führt letztendlich dazu, dass die Pflege eher verwaltetet, anstatt ausgefüllt und wirkungsvoll umgesetzt wird.«

Als Anja wieder bei sich zu Hause angekommen war, suchte sie erst einmal im Internet, was »Polypragmasie« und »evidence based medicine« bedeutet.

Polypragmasie ist gekennzeichnet durch ein unkoordiniertes, verschiedenes und oft sinnloses Vorgehen bei ärztlichen Maßnahmen. Damit steigt das Risiko für viele Wechsel- und Nebenwirkungen in der Arzneivergabe. Ein besonderes Problem stellen dabei multimorbide (mehrere Krankheiten bei einem Patienten) Patient*innen dar.

Evidence based medicine (Evidenzbasierte Medizin): Eine neuere Entwicklung in der Medizin. Bei der medizinischen Versorgung soll die Behandlung auf den besten zur Verfügung stehenden Wissensquellen und Daten aufbauen. Studien werden nach Empfehlungen in Evidenzklassen eingeteilt. Je höher eine Klasse ist, desto größer ist die wissenschaftliche Begründbarkeit für eine Therapieempfehlung.
Klasse A: (Evidenzgrad 1a, 1b) belegt durch schlüssige Literatur mit guter Qualität, mindestens eine randomisierte Studie.

Klasse B: (Evidenzgrad 2 a, 2 b, 3) belegt durch gut durchgeführte, nicht randomisierte Studien.
Klasse C: (Evidenzgrad 4) belegt durch Berichte und Meinungen von Experten oder klinische Erfahrung anerkannter Autoritäten, Klinische Studien guter Qualität fehlen.

Kapitel 9
Behandlungen 2, Körperliche Ebene

»Was soll ich essen, damit ich abnehme?« – »Am besten ganz wenig!«

Gespräch einer Ernährungsberaterin mit einer Klientin

»Gesundheit lässt sich nicht behandeln. Gesundheit spürt man nicht.«

unbekannt

Salut! Gesundheit!

Meistens wird weltweit und in wohl fast allen Gesellschaften erforscht, wie es zur Entstehung von Krankheiten (Pathogenese) kommen kann. Erreger werden auf dieser Suche nach der Krankheit ebenso gefunden, wie schädliche Umwelteinflüsse, schlechte Ernährungsgewohnheiten, Suchtverhalten und Vererbungslehren. Eine ganz andere Sichtweise wäre möglicherweise sinnvoll, denn es kommt immer wieder bei allen bestehenden Krankheiten vor, dass Menschen nicht krank werden, obwohl sie allen bekannten diesbezüglichen Faktoren in ihrem Leben ausgesetzt sind.

Es gibt Menschen, die ihr ganzes Leben lang rauchen und keine Anzeichen einer Lungenerkrankung zeigen. Es gibt Menschen, die mit Asbest gearbeitet haben und nicht krank geworden sind. Es gibt solche, die ihr Leben lang auf Bewegung im Sinne von »Sport ist Mord« verzichtet haben und sich gleichzeitig ausgesprochen schlecht ernährt haben und die sich im Alltag bewegen, als seien sie »fit, wie ein Turnschuh«. Nebenbei können deren untersuchte Blutwerte durchaus im absoluten Normbereich angesiedelt sein und suggerieren, die Betreffenden seien zwanzig Jahre jünger, als ihr Geburtsdatum es belegt. Neben der dabei empfundenen Ungerechtigkeit des Lebens, die bei solchen Berichten unweigerlich entstehen, scheinen solche Menschen vor Gesundheit nur so zu strotzen und kaum etwas kann ihnen etwas anhaben.

> »Ich bin so ein Mensch, der auch so gut wie nie krank wird. Ich bekomme oft nicht mal Schnupfen und stecke mich auch nie wo an und ich habe KEIN Geheimrezept dafür.«
>
> *Med 1, Forum*

> »Mein Nachbar gegenüber ist 84 Jahre alt, hat seine Zähne noch, war seit 30 Jahren nicht krank und versorgt Haus, Hof, Garten rund ums Jahr noch selbst!«
>
> *Med 1, Forum*

Es gibt Krankheiten, die sehr ansteckend sind. Doch sicher ist es keineswegs, dass ein anderer Mensch sich daran auch ansteckt. Das ist bei den früheren Pestepidemien ebenso gewesen, wie es heute bei einer Corona-Pandemie oder einem lapidaren Schnupfen auch ist. Es ist nicht sicher, dass ein Mensch sich ansteckt, auch wenn die ganze häusliche Umgebung spezifische Krankheitszeichen zeigt. Es kann auch sein, dass sich jemand ansteckt und ganz einfach keine Krankheitssymptome aufzeigt. Und es ist vorstellbar, dass Menschen sich intensiv darum bemühen, andere in ihrer Umgebung anzustecken, doch ob das funktioniert, ist ganz und gar nicht sicher.

»Das Einzige, was in der ganzen Unsicherheit ganz sicher ist, ist dass wir eines Tages sterben werden. Wir wissen nur nicht, wann und wo dies sein wird.«

Jobst Fricke

Leben funktioniert ganz einfach nicht nach linearen Prinzipien. Das Leben, eine Krankheit, eine Demenz und die Gesundheit scheinen ganz andere Gesetze zu haben, nach denen sie ablaufen. Ob hier nur die Natur zuständig für die Gesetzgebung ist oder noch andere Instanzen dazu beitragen, ist eine Frage des Glaubens. Doch genau dann, wenn alle medizinischen Tricks und Kniffe vorbei sind, könnte es sinnvoll sein, sich diesen Instanzen zuzuwenden.

- Die Verabredung

Ein reicher und angesehener Kalif schickte einen seiner Knechte auf den Markt zum Einkaufen. Kurze Zeit später stand der Knecht mit leeren Händen, bleich und am ganzen Leib zitternd vor ihm. Er warf sich vor seinem Herrn auf die Knie und flehte ihn an:

»Herr, ich muss fliehen! Leih mir bitte dein schnellstes Pferd! Ich muss schleunigst fort! Ich muss weg von hier, diesem schrecklichen Ort!«

»Bei Allah, was ist geschehen?«, fragte der Kalif.

»Er ist mir begegnet. Mitten auf dem Marktplatz traf ich ihn – den Tod! Ich habe mich so erschreckt! Der Tod hat mich angesehen, als ob er mich gleich packen wolle. Er hat mir direkt ins Gesicht gesehen, er hat mich erkannt und er will mich töten! Ich bin gerannt, so schnell ich konnte, um zu dir zu gelangen. Bitte hilf mir! Leih mir dein schnellstes Pferd und ich will nach Ashdod fliehen! In der großen Stadt mit den engen

Gassen will ich mich verstecken, damit mich der Tod nicht finden kann.«

Bereitwillig gab er dem Diener sein schnellstes Pferd. Und der Diener sprang auf das Pferd und jagte auf ihm davon. Dort in Ashod war er, wie er hoffte, vor dem ausweglosen Tod sicher.

Der Kalif aber war nachdenklich geworden. Er wunderte sich, dass der Tod seinen Diener willentlich erschreckt habe. So entschloss er sich, zum Markt zu gehen, um den Tod zu treffen. Das bunte und geschäftige Treiben des Marktes nahm ihn augenblicklich gefangen. Er konnte sich kaum vorstellen, was der Tod in dem tosenden Marktgeschrei mitten in der Stadt wollte. Doch dann sah er die Gestalt. Er folgte der Gestalt. Dann standen sie sich gegenüber. Es war zweifellos der Tod. Der Kalif sah ihn an und fragte:

»Du hast heute Morgen meinen Knecht erschreckt. Warum hast du das getan? Er war so außer sich, dass ich ihm mein schnellstes Pferd gegeben habe, damit er vor dir fliehen kann!«

Der Tod sah den Kalifen an und sprach mit ruhiger Stimme:

»Nein Kalif, ich wollte deinen Knecht wirklich nicht erschrecken. Ich habe eine Verabredung mit ihm. Jedoch nicht heute, sondern erst morgen. Allerdings auch nicht hier auf dem Markt, sondern weit weg von hier in der Hafenstadt Ashdod. Es hatte mich sehr verwundert, deinen Knecht heute hier zu sehen. Denn wie will es ihm gelingen, bis morgen nach Ashdod zu kommen?«

Sage aus dem Maghreb

Es ist niemals sicher, ob etwas passieren wird. Es gibt nur Wahrscheinlichkeiten und es gibt jede Menge gegenteilige Beispiele für alles.

Salutogenese – Gesundheitsentstehung

Hinter dem Begriff »Salutogenese« verbergen sich alle Maßnahmen, die zur Gesundheitsentstehung beitragen. Anders, als bei der Lehre von den Krankheiten, der »Pathogenese«, werden hier die Gesundheit und deren mitspielende Faktoren erforscht, beobachtet und untersucht. Hier stehen Krankheitsursachen, Risikofaktoren und Präventionen im Mittelpunkt. Die Frage danach, wie es dazu kommen kann, dass ein Mensch gesund bleibt und gesund wird, steht im Zentrum des Fachgebietes.

Aaron Antonovsky untersuchte in den siebziger Jahren des letzten Jahrhunderts eine Reihe von Frauen unterschiedlicher Ethnien. Sein Forschungsgegenstand waren die Auswirkungen der Menopause auf die Frauen. Er stellte fest, dass sich ein erstaunlich hoher Prozentsatz der Frauen in einem guten, mentalen Zustand befand, obwohl sie in Konzentrationslagern inhaftiert gewesen sind.

Daraus ergab sich für Antonovsky die Frage, was einen Menschen gesund halten kann. Antonovsky entwickelte auch den Begriff der Salutogenese. Er wies auch darauf hin, dass Salutogenese nicht als ein bestehender Zustand, sondern als ein Prozess verstanden werden muss.

> »Ich gehe davon aus […] um eine […] Metapher zu wählen, dass wir alle eine lange Skipiste herunterfahren, an deren Ende ein unumgänglicher und unendlicher Abgrund ist. Die pathogenetische Orientierung beschäftigt sich hauptsächlich mit denjenigen, die an einen Felsen gefahren sind, einem Baum, mit einem anderen Skifahrer zusammengestoßen sind oder in eine Gletscherspalte fielen. Weiterhin versucht sie uns davon zu überzeugen, dass es das Beste ist, überhaupt nicht Ski zu fahren. Die salutogenetische Orientierung beschäftigt sich damit, wie die Piste ungefährlicher

gemacht werden kann und wie man Menschen zu sehr guten Skifahrern machen kann.«

Antonovsky 1993

»Das Geheimnis, warum ich immer noch so jung aussehe: Ich trinke seit 30 Jahren jeden Tag eine Flasche Oil of Olaz.«

Olli Dittrich, 2 Stühle, eine Meinung

Für Aaron Antonovsky ist das Kohärenzgefühl, also Verstehbarkeit, Handlungsfähigkeit und Sinnhaftigkeit ein zentraler Schlüssel zur Salutogenese. Wir streben fortwährend nach diesem hohen Ziel und suchen den Ausgleich in dem Schwanken zwischen Aktivität und Ruhe.

Eins zu sein mit der Welt– und sei es für einen kleinen Moment – ist ein erfüllender und ein glücklicher Moment im Leben, bei dem ein tiefes Einverständnis mit allem, was einen Menschen umgibt, besteht. Und dieses sind leider seltene Momente, wenn Menschen älter werden und ihre Sorgen und Befürchtungen zunehmen. Zur Kohärenz gehört auch jene traumwandlerische Unbefangenheit, die frei von jeder Trübsal ganz einfach genießen und in ihr Dasein eintauchen kann.

Zuerst sah es so aus, als habe Anja viele verschiedene Aspekte, die zur Entstehung von Demenz eine Rolle spielen verstanden. Doch jetzt war schon wieder alles unsicher. Was sollte sie jetzt davon halten? Es gibt keine Sicherheit? Alles ist Zufall? Sie hatte sich manchmal gefragt, wo das ganze Elend, das Menschen erlebten und von dem sie ihr in der Klinik erzählten, wohl herkommen mag. Das kann ein Gott nicht wollen. Ob die Natur, die alles per Zufall und auf Knopfdruck richtet, grausam ist?

Und es gibt auch keine Fairness oder gar Gerechtigkeit im Leben? »Das ist unendlich gemein, wenn Menschen, die noch niemals geraucht haben, am Ende Lungenkrebs bekamen«, dachte sich Anja. Und was hatte der neue Patient auf ihrer Station denn verbrochen, dass er nach seiner Operation alle nur möglichen Komplikationen erleben musste? Der Mann war doch freundlich und nett.

»Aber anderen geht es gut. Die sind beschenkt mit allem, was man sich nur denken kann. Sie haben Geld, sie sind gesund!« Anja regte sich auf. Sie beneidete viele Menschen in ihrer Umgebung. Da gab es Männer, die in teuren Autos saßen und offensichtlich erfolgreich ihr gutes Leben führen konnten. Und es gab Frauen, die scheinbar so geboren worden waren, dass sie alle aussahen, wie aus einer Modezeitschrift, sie wurden begehrt und alles war perfekt und fotogen. Das war gemein! Sie war mit ihren dünnen Haaren und der untersetzten Figur so normal und so alltäglich.

Nach einem langen Spaziergang mit ihrem Hund – Anja war richtig ins Schwitzen gekommen – regte sich immer mehr ein Gedanke in ihr: »Wenn Salutogenese ein Prozess ist und als solcher verstanden werden muss, dann ist es die Pathogenese auch! Dann wären sowohl die Entstehung von Krankheit, wie auch die Entstehung von Gesundheit, von vielen, unendlich kleinen und großen Faktoren abhängig. Und diese Faktoren sind zwar nicht ganz und gar, aber doch auch von der betreffenden Person abhängig. Jedenfalls hat die Entstehung von Krankheit und Gesundheit etwas mit der betreffenden Person zu tun!« Doch ausschließlich mit der »Natur« oder dem »Zufall« war Anja nicht einverstanden. »Die Betroffenen selbst und alle anderen gemeinsam sind doch verantwortlich!«, bekräftigte Anja sich selbst.

Gleichzeitig wuchs in ihr noch ein zarter Gedanke: »Wenn diejenigen selbst etwas mit der Entstehung einer Krankheit wie Demenz zu tun haben, dann können sie auch selbst etwas dazu tun, damit sie gesund bleiben können!« Zum ersten Mal stand der Gedanke im Raum, dass sie vielleicht doch dem unausweichlichen Schicksal Demenz entkommen könne.

Doch welche Möglichkeiten hatte sie denn, um ihren bislang gedachten Schicksal entgehen zu können? An der Vererbung und den genetischen Vorgaben durch ihre Vorfahren konnte Anja nur wenig ändern, da war sie sich sicher. Anja machte sich auf den Weg, um – ebenso, wie bei der Ursachenforschung – Behandlungsforschung zu betreiben. Sie zweifelte mittlerweile daran, dass »Gehirnjogging« durch Kreuzworträtsel lösen, Sudokus lösen oder Begriffe raten, Menschen mit einer Demenz aus ihrer Not erlösen könnte.

Auf einer körperlichen Ebene

- Sport und Bewegung

»Wer rastet, der rostet.«

Sprichwort

Körperliche Fitness verringert das Risiko, an Demenz zu erkranken in erheblichem Maße. Bei einer Demenz soll regelmäßige sportliche Betätigung eine Reduktion um ein Viertel bewirken können, bei einer Alzheimererkrankung sogar knapp um die Hälfte. Je nach körperlichen Möglichkeiten stehen hier Spaziergänge ebenso an, wie regelmäßige Trainings in Fitnessstudios oder auch zu Hause. Selbst bei schon begonnenem Nachlassen der kognitiven Fähigkeiten kann durch körperliche Bewegung der Prozess aufgehalten und verzögert werden.

Wissenschaftler vermuten, dass dies durch die vermehrte Durchblutung des Gehirns durch die Bewegung geschieht.

- Das ist noch nicht alles

Doch neben der vermehrten Durchblutung scheint es noch andere Hintergründe für die Tatsache zu geben, dass Bewegung viel sinnvoller zu sein scheint, als nur das, was als »Gehirnjogging« bezeichnet wird. Wer regelmäßig Bewegung ausübt, stellt etwas Erstaunliches fest: durch jede gleichmäßige und rhythmische Bewegung, die über mehrere Minuten eine Rechts-Links-Bewegung beinhaltet, kommt es dazu, dass plötzlich Gedanken auftauchen, die vorher verschwunden schienen. Plötzlich fällt den Betroffenen ein, welche Aufgabe sie vor sich haben, ihnen fällt ein, was sie vergessen hatten, und sie stellen fest, dass sie einen freien Kopf bekommen haben.

Eine regelmäßige Rechts-Links-Bewegung ist in der Lage, bestehende Traumata, und seien sie auch schon sehr lange her, zu lösen und neben den körperlichen auch die seelischen Nachwirkungen zu verringern. Diese Bewegungen, die eine Regelmäßigkeit von rechts und links aufweisen, gibt es beim Spazierengehen, wie auch beim Schwimmen, beim Radfahren, beim Joggen, beim Marathonlauf, beim Boxtraining usw. Es scheint keine Sport- oder Bewegungsleistung zu geben, dem dieser Rhythmus fehlen würde.

- Rechts-Links potenziert

»Tanzcafés« speziell für Menschen mit Demenz (am Beispiel des Tanzcafés »Was geht« in Schwerin) greifen das auf und gehen inhaltlich sogar noch weiter. Denn wer zusätzlich zu einer ausschließlich rhythmischen und manchmal stoisch anmutenden Bewegung in der Lage ist, Tanzschritte nicht nur einzuüben, sondern auch selbst zu gehen und zu hüpfen, steigert nicht nur die Neurogenese, die Neubildung von Gehirnstrukturen, sondern schafft sich selbst gleichzeitig eine größere Aufmerksamkeit und einen verbesserten Gleichgewichtssinn.

Anja amüsierte noch immer, als sie Marion davon erzählte, was sie alles Neues über das Thema Demenz herausgefunden hatte. »Stell dir einmal vor: da wird gesagt, Tanzen sei noch besser gegen Demenz und für eine Neubildung des Gehirns, als Spazierengehen! Das hätte ich denen auch sagen können!«, lacht sie. »Das ist doch ganz einfach. Tanzen macht eindeutig mehr Spaß, als Gehen. Beim Tanz lachen die Menschen, sie drehen sich um sich im Kreis herum. Tanzen macht ganz einfach gute Laune!«, sagt sie grinsend. »Soviel weiß ich jetzt schon: das ist ein Zustand der Kohärenz!« Marion hörte Anja mit offenem Mund zu. So belustigt hatte sie Anja lange nicht erlebt. »Und wann hast du das letzte Mal getanzt?«, fragte sie Anja. Doch darauf hatte Anja keine Antwort.

> »Einige Demenzkranke haben einen starken Bewegungsdrang, andere werden im Zuge der Erkrankung apathisch.«

Werner Hofmann von der Deutschen Gesellschaft für Geriatrie

Niemand weiß, ob der vermehrte Bewegungsdrang etwas damit zu tun haben kann, dass eine Demenz in den betroffenen Menschen jene unsägliche Ausweglosigkeit hochkommen lässt. Und wer unruhig ist, tritt nicht nur von einem Bein auf das andere, sondern sucht über Bewegung diese Unruhe zumindest körperlich abfließen zu lassen. Und wer im Laufe der Krankheit apathisch wird, hat wohl festgestellt, dass nichts auf der Welt diesen Prozess aufhalten können wird. In einer solchen Situation, spielt es keine Rolle mehr, ob jemand noch etwas tut oder nicht – es wird so oder so nichts ändern. Das ist der Moment, in dem Resignation die Oberhand gewinnen kann. Dann ist

Apathie eines der Zeichen einer Resignation. Und eine begleitende Depression, ob vorher schon da oder mit der Krankheit einhergehend, ist dann auch ein Symptom einer tief empfundenen Ohnmacht.

- Brain-Gym

Unsere beiden Gehirnhälften vollbringen wahre Wunder. Die rechte Gehirnhälfte soll für ganzheitliches Wahrnehmen und Denken zuständig sein und die linke Hirnhälfte für analytisches Denken und Zahlenverständnis.

In den Industrienationen wird bei allem Lernstoff die linke Gehirnhälfte in verstärktem Maße gefördert und trainiert. Am Beispiel Schule und Universität kann man gut erkennen, wie stark analytisches Denken und Logik den Vorrang hat. Doch für herausragende Denkleistungen und Entstehung von Kreativität ist es notwendig, dass beide Hirnhälften optimal zusammenarbeiten und sich so ergänzen. Es ist auch klar geworden, dass es nicht auf die gespeicherte Menge an Informationen ankommt, die unsere Denk- und Erinnerungsfähigkeit ausmacht, sondern darauf, inwieweit unsere Nervenzellen, deren Synapsen und deren Informationen vernetzt sind.

Kommunizieren beide Gehirnhälften gut miteinander – verbinden sich also systematisches und intuitives Denken –, entsteht oftmals Erstaunliches. Nur dann, wenn beide Hirnhälften optimal an unserem Denken beteiligt sind, kann das Potential unserer Möglichkeiten ausgeschöpft werden.

Meistens besteht bei Menschen entweder eine Linkshirndominanz oder eine Rechtshirndominanz. Das Zusammenspiel der Gehirnhälften kann trainiert werden und somit kann ein Ausgleich geschaffen werden und neu entstehen. Es gibt viele verschiedene Übungen dazu, die täglich ihren Platz im Tagesablauf einnehmen können. Bei allen geht es darum, Rechts und Links miteinander zu verbinden. Das kann dadurch geschehen, dass in

Übungen Arme und Beine überkreuzt werden und gleichzeitig geübt wird, die Blickrichtungen bei den Bewegungen bewusst auf die entgegengesetzte Seite zu lenken. Es geht auch darum, wie oben beschrieben, die Rechts-Links Bewegung beim Laufen und anderen Sportarten zu trainieren. So kann z.B. das Auswendig-Lernen dadurch unterstützt werden, wenn die Betroffenen dabei gleichzeitig in Bewegung sind und gehen oder laufen.

Musik hören oder selbst musizieren, Malen, also alle künstlerischen Tätigkeiten fördern dabei die rechte Hirnhälfte und analytische Aufgaben zu lösen, fördert die linke Gehirnhälfte.

»Geh lieber nach Hause und mache ein Netz.«

Aus China

Verknüpfen sich die beiden Gehirnhälften besser, reichen mit der Zeit nur wenige Wiederholungen und das Gelernte bleibt im Gedächtnis. Deshalb sind »Eselsbrücken« so eine gute Möglichkeit, Dinge zu lernen und diese auch zu speichern und zu erinnern, denn durch sie entstehen bildhafte und oftmals humoristische Vorstellungen, die weit über jede reine Analyse hinausgehen. Wird Lernen sowohl durch Aktivierung des analytischen Denkens, als auch Förderung des kreativen Denkens vermittelt, kann dadurch wieder der Spaß am Neuen entstehen, den es einmal in früher Kindheit gegeben hatte. Dann kann ebenso viel Neugierde, wie Lust am Lernen bis in hohes Alter entstehen und bestehen bleiben.

Früher, als Anja noch jung war, hatte sie viel und gern gestickt. Sie liebte diese Stickmuster, die schon vor vielen, vielen Hunderten von Jahren von Frauen in handwerklicher Feinarbeit entwickelt wurden. »Ob Kreuzstiche auch dabei helfen, die Hirnhälften zueinander zu bringen?«, fragte sie sich. Sie erinnerte sich auch daran, wie sie früher Volkstänze geliebt hatte. Dort gingen die Schritte oftmals über Kreuz und hin- und her.

Wie war das denn eigentlich? Hatte Anja gern gelernt? Sie fand Schule immer furchtbar. Und in ihrer Ausbildung zur Krankenschwester musste sie unendlich viel auswendig lernen und verstand keinen Sinnzusammenhang. Nein, das hatte sie wirklich nicht gern getan. Wenn das Wort »Lernen« fiel, hatte Anja immer gestöhnt, denn es war für sie immer mit Mühe und unendlicher Langeweile gepaart.

Hatte Stefan gern gelernt? Als Stefan seine Ausbildung als Schuhmacher begonnen hatte, ist er mit fast leuchtenden Augen zur Arbeit und zur Berufsschule gegangen und glänzte mit allen Zensuren. Sie erinnerte sich daran, welches Donnerwetter es in ihrer beider Schulzeiten gegeben hatte, wenn die Geschwister einmal schlechtere Noten nach Hause gebracht hatten. Anja lernte auch heute nicht gern. Sie erinnerte sich noch, als sie den ersten Schultag hinter sich gebracht hatte. Alle Erwachsenen sagten: »Ja, jetzt beginnt der Ernst des Lebens!«

Neurogenese anregen:

Neuroplastizität ist der Vorgang, bei dem sich nicht nur Nervenzellen neu bilden können, sondern auch neue synaptische Verbindungen, quasi Netzwerke, aufgebaut werden. Trainings, die es durch die Arbeit von Neuropsycholog*innen gibt, sollen dazu beitragen, dass Merkfähigkeit, Konzentration, Sprach- und Zahlengedächtnis, sowie Denkvermögen, Lernen und logisches Denken gesteigert werden können.

Mehrere Faktoren sind für eine Neuroplastizität wichtig:

→ Bewegung
→ Durch verbesserte Durchblutung und die dadurch entstehende Chance, durch rhythmische Bewegungen die Hirnhälften in Einklang zu bringen.

- → Gleichzeitig werden durch die Aktivität Hormone ausgeschüttet, die das Wohlbefinden steigern (Endorphine, Serotonin). Diese wiederum bauen Stress ab.
- → Geistig fit bleiben, durch Neugier, Interessen, Lesen, Neues lernen, sei es eine Sprache oder ein Musikinstrument. Dazu gehört auch, eine eigene Meinung zu finden, offen für alles Neue zu sein und gleichzeitig kritisch zu bleiben.
- → Jede Art der Begeisterung, die bekanntlich mit Freude einhergeht, fördert nicht nur die Neugierde, sondern greift gleichzeitig wieder in alle anderen Aspekte mit ein. Jede Begeisterung und Neugierde wirkt sich wiederum auf die Hormonproduktion und das Wohlbefinden aus.
- → Das kann dadurch unterstützt werden, dass sich ein Mensch auf den Weg macht, eine neue Sprache zu lernen, einen Tanzkurs belegt, Gedichte auswendig lernt, ein Musikinstrument spielt und übt.
- → Auch hier zieht die Hormonproduktion nach.
- → Gesunde Lebensmittel, anstatt Nahrungsmittel und Fertigprodukte.
- → Fertigprodukten wird nachgesagt, dass sie jede Neurogenese hemmen können. Das kann sowohl an enthaltenen Zusatzstoffen liegen, wie auch an den vermindert enthaltenen Vitalstoffen.
- → Freude erleben durch Berührungen, durch Begegnungen – auch durch erfüllende gelebte Sexualität.
- → Jede Emotion wirkt sich auf die Plastizität und Beweglichkeit unserer Hirnkapazitäten aus. Das kann sich dann sowohl fördernd auswirken, als auch schwächend sein.
- → Ruhe und Meditation, um Stress abzubauen.

»Es ist erstaunlich«, dachte Anja, auch hier greift ja jeder einzelne Punkt wieder in jeden weiteren ein und eines wirkt auf das andere. Jede körperliche Betätigung hat Auswirkungen auf das Gefühl, dann wieder auf das Gehirn. Dann ist jede körperliche Betätigung nicht nur auf der körperlichen Ebene eine Unterstützung, sondern gleichzeitig auch auf der seelischen Ebene. Wie hieß das

Wort noch, das sie vorher auch noch niemals gehört hatte? »Psychoneuroendokrinologie« war das lange Wort, das sie sich immer noch kaum merken konnte.

»Das hört sich dennoch an, als ob alle Fachgebiete dasselbe sagen!«, stellte es sich für Anja heraus. Es schien, als würden alle Angaben zu einem guten und gesunden Leben auf den gleichen Wegen bewegen. Anja wusste schon vorher, dass sie sich gut und ausgewogen ernähren soll, dass sie sich viel an frischer Lust bewegen soll und dass sie Stressabbau betreiben soll und natürlich, dass gute Laune das A und O für alles ist. Doch einen Vibrator zu kaufen, das kam für Anja keinesfalls in Frage.

»Faul sein und gleichzeitig mit sich selbst zufrieden sein, das wäre was!«, sagte Anja zu sich selbst. »Ich will nicht so eine Heilige werden, die alles optimiert, nur noch biologische Lebensmittel kauft und bei allem und jedem fragt, ob das auch gut für die Neuroplastizität und wirksam gegen Demenz ist.« Ihr kamen solche Menschen immer ein wenig verkniffen vor. Zufriedenheit und Ausgewogenheit mit sich selbst, das wäre doch wahrscheinlich das höchste Ziel. Ihr war klar, dass das wohl auch das Schwerste sein könnte. Sie hatte so lange keine echte Freude mehr erlebt. Anja fragte sich, wie es wohl möglich sein könnte, wenn sie ohne jede Lust etwas Neues anfangen würde, ob sie doch mit der Zeit Gefallen daran finden könnte?

Mittel, Tees und andere Hausmittel

Es gibt eine ganze Reihe von natürlichen Hausmitteln, die – als Tees oder als Nahrungsergänzung eingenommen – einer Entstehung von Demenz und ganz allgemeinen Altersbeschwerden vorbeugen können. Wer entsprechende Pflanzen sucht, wird schnell fündig. Jede Aktivität im Sinne einer Vorsorge kann beunruhigten Menschen zusätzlich wieder die Handlungsfähigkeit zurückgeben. Das ist ein wirksamer Schutz gegen jede Form von Ohnmacht. Die natürlichen Mittel gibt es als Tees oder auch in Form von Kapseln. Sie sind in Reformhäusern, Apotheken und Naturkostläden und Drogerien zu finden. Zu diesen Wundermitteln der Natur gehören unter anderem:

Baldrian: hat neben seiner bekannten, beruhigenden Wirkung den zusätzlichen Effekt, dass er sich auf die Konzentrationsfähigkeit positiv auswirkt.

Gelbwurz, Kurkuma: Gelbwurz ist unter anderem ein Bestandteil von Curry-Mischungen. Mittlerweile sind die Wurzeln auch in gut sortierten Naturkostläden und eventuell auch in Supermärkten zu bekommen. Der Wirkstoff Curcumin soll das Gehirn und seine Nervenzellen mit Energie versorgen. Dazu kann das Pulver aus den Wurzeln frisch gemahlen oder bereits fertig gemahlen verwendet werden.

Ginkgo: Deren Inhaltsstoffe fördern die Fließeigenschaften des Blutes und verbessern die geistige Leistungsfähigkeit.

Ginseng: Ist seit Jahrtausenden in China eine wichtige Heilpflanze. Ihr wird zugeschrieben, dass sie die Denkfähigkeit des Gehirns steigern kann und ebenso das Reaktionsvermögen.

Griechischer Bergtee/Griechisches Eisenkraut: Dem Tee wird zugeschrieben, dass er bei der Alzheimererkrankung in der Lage sein kann, die Plaques zu reduzieren. Bergtee gilt als entzündungshemmend und schlaffördernd und stärkt das Wohlbefinden. Es braucht eine größere Menge an Inhaltsstoffen, sodass ein Tee allein kaum ausreichen wird. Präparate sind vorzuziehen.

Knoblauch: Ein bekanntes Superfood. Knoblauch wirkt sich auf die Gefäße des Körpers positiv aus und scheint in der Lage zu sein, neben der Reduktion von Entzündungen auch das Gehirn von schädlichen Substanzen zu befreien.

Melisse: diese Pflanze ist in der Lage, neben ihrem beruhigenden Effekt auch den Botenstoff Acetylcholin in seiner Aktivität zu steigern, was sich positiv auf jede Denkleistung auswirkt.

Rosmarin: Ist ein intensiv duftendes Gewürzkraut, das neben seinem würzenden Geschmack in der Lage ist, Durchblutung und Denkleistung anzuregen. Die Inhaltsstoffe sollen in der Lage sein, Toxine abzufangen, die auch an der Entstehung von Demenz beteiligt sein sollen.

Salbei: Der Salbei wurde bereits in der traditionellen chinesischen Medizin gegen Vergesslichkeit eingesetzt und hat sich in Versuchen erfolgversprechend gezeigt.

Taigawurzel/Eleutherokokkus: Sie lindert Müdigkeit und Schwächegefühle. Es ist ein Tonikum bei Schwäche und nachlassender Leistungsfähigkeit. Bei hohem Blutdruck sollte man hier Vorsicht walten lassen.

Gotu Kola, der indische Wassernabel: Auch durch diese Pflanze wird die Blutzirkulation, wie auch die Denkfähigkeit angeregt. Mittlerweile ist auch er im Pflanzenhandel zu beziehen.

Jiaogulan: Wird auch als »Kraut der Unsterblichkeit« bezeichnet und kann mittlerweile ebenfalls in unseren Breitengraden als Gartenpflanze bezogen werden. Die Durchblutung im Gehirn wird angeregt.

Johanniskraut: Spezielle Inhaltsstoffe der Pflanze hellen nicht nur das Gemüt auf, sondern verbessern offensichtlich die Gedächtnisfähigkeit bei Menschen mit einer Demenz.

Moos: Eine moosähnliche Pflanze mit Namen ›Hiperzia serrata‹ hat in China eine lange Tradition als Heilmittel. Hier wird ein Extrakt aus der Pflanze verwendet. Sie findet Einsatz bei Zerrungen, bei Entzündungen und auch erfolgreich bei dementiellen Erkrankungen. Dem Mittel wird nachgesagt, es habe ebenso erfolgreiche Ergebnisse bei einer Verbesserung, wie verschreibungspflichtige andere Präparate, hier jedoch mit dem Vorteil, dass sämtliche Nebenwirkungen fehlen.

Rosenwurz: Soll durch seine Inhaltsstoffe in der Lage sein, Nervenzellen vor oxidativem Stress zu schützen, der zum Absterben der Neuronen führen kann.

Auch Safran, Ingwer, Zimt und Chinesischer Sellerie zeigen Verbesserungen bei Alzheimer- und Demenzerkrankungen.

Omega-3-Fettsäuren: Sie sind enthalten in Hanföl, in Leinöl und Walnüssen. Höherwertige Omega-3-Fettsäuren sind in ausschließlich in tierischen Produkten, besonders Fisch und bestimmten Ölen von Algen, zu finden.

Kokosöl: Wenn die Fettsäuren von Kokosöl verstoffwechselt werden, scheinen die besonderen Ketone, die dabei entstehen, ein Fortschreiten der Krankheit Demenz hemmen zu können und Schutz vor ihrer Entstehung zu bieten.

Vitamin B6, Vitamin B12, Folsäure (Vitamine), Betain (sekundärer Pflanzenstoff): Diese Vitamine und Pflanzenstoffe sind in der Lage, einen erhöhten Homocystein Spiegel zu senken. Homocystein entsteht durch den Abbau von Eiweißen und steht im Verdacht, Blutgefäße zu schädigen.

Alpha-GPC, Alpha-Glycerylphosphorylcholin: Es soll sich um eines der besten Mittel auf dem Markt gegen Demenz handeln. Alpha-GPC stimuliert wichtige Neurotransmitter, die für die Denkleistung förderlich sind. Es handelt sich um eine Fettsäure, die sowohl in Sojalecithin, als auch anderen Pflanzen vorkommt. Gleichzeitig berichten Betroffene, dass sie parallel zur Einnahme eine verbesserte Stimmung hatten. Schlaganfallpatient*innen scheinen sich unter den Präparaten erheblich besser zu erholen.

Den Begriff »Superfood« hatte Anja schon oft gehört. Sie war bislang sicher, dass die gelbe Färbung von Currymischungen ausschließlich als Augenschmaus oder quasi als »Füllmaterial« gedacht war. Sie erinnerte sich auch an ihre Tante, die schon vor vielen Jahren jeden Tag Knoblauchpillen eingenommen hatte. Sie sagte dazu immer, das sei das Beste, um alt zu werden. Gleichzeitig fragte sich Anja, ob es Pflanzen gäbe, die nicht auf irgendeine Art und Weise gesundheitsfördernd wären. Vieles von dem, was sie jetzt erfahren hatte, war ihr gänzlich neu. Ob sie anstatt der großen Schwarzteemengen, die sie täglich trank, doch auf Bergtee ausweichen sollte?

»Also: Entweder macht alles krank oder alles macht gesund!«, schrieb sie an Marion. »Das ist also nur eine Sichtweise. Und ich habe gerade ein Buch gefunden, das heißt »Gesund durch Schokolade«. Ich werde jetzt alles, was ich benutze, esse und trinke auf den Gesundheitsgehalt untersuchen!«

Anja war ein wenig amüsiert. Und sie nahm ihr Gewürzregal anders wahr.

Kapitel 10
Behandlung 3 und Präventionen

»Prävention ist, wenn dir der Kragen platzt, an den dir jemand will.«

© Fritz-J. Schaarschuh

»Ich weiß genau, weshalb ich niemals tiefer in diese Thematik eingestiegen bin«, sagte Anja zu Marion. Die beiden Frauen hatten sich wieder einmal getroffen. »Meine Angst eine Demenz zu bekommen ist im Grunde größer geworden, nicht kleiner«, fügte sie hinzu. »Im Grunde werden wir wohl alle eine Demenz entwickeln. Gifte lauern überall. Es gibt so viele Faktoren, vor denen wir uns niemals geschützt haben und wir können nirgendwo sicher sein. Stell dir einmal vor: Aluminium in Zahnpasta! Und ich habe immer noch Amalgamfüllungen in meinen Zähnen!«, regte sich Anja noch einmal auf.

»Hast du denn auch etwas gefunden, was du für dich selbst tun kannst, anstatt immer nur vor einer Demenz weg zu laufen?«, fragte Marion vorsichtig. – »Ich habe herausgefunden, dass mehr Schlaf wohl gut sein soll«, murmelte Anja. »Doch wie ich das mit meinen bestehenden Schlafproblemen schaffen soll, ist mir ein Rätsel. Wenn ich jetzt nachts wach liege, schwitze ich vor Aufregung, wenn ich einfach nicht einschlafen kann. Ich kann mich doch nicht jeden Tag mit Schlafmitten abschießen«, war Anjas Antwort. »Außerdem kommt die ganze Unsicherheit wegen der Umweltprobleme auch noch obenauf. Mir scheint momentan alles vergiftet zu sein.«

Und nachdem Anja sich wieder etwas beruhigt hatte, nahm sie den Gedanken von Marion auf, dass sie jede

Gefahrenquelle, durch die sich eine Demenz entwickeln kann, auch umdrehen könne, damit sie ihr Bestes dazu beitragen kann, nicht unweigerlich den Weg zu gehen, den Stefan und ihre Tante gegangen waren. Sie könnte ihr Leben so umstellen, dass sie möglichst wenig mit den verschiedenen Giften in Berührung kommt.

»Die Weltkugel liegt vor Ihm offen,
Wer nichts waget, der darf nichts hoffen.«

Friedrich von Schiller

Jedes Leben wird irgendwann einmal ausgehaucht werden. Das ist eine ganz einfache und uns allen bekannte Tatsache. Auf dem Wege zu unserem Abschied vom Leben stellen sich oftmals Krankheiten ein. Und Menschen, die an einer Demenz erkranken, leiden häufig bereits an mehreren Krankheiten zusätzlich. Diese werden mit ebenso vielfältigen Medikamenten behandelt. Das ist in einer geriatrischen Behandlung und Sichtweise bekannt und üblich.

Bei fast jeder Krankheitsdiagnose gibt es Hinweise darauf und Rat dafür, was die Betroffenen selbst tun können, um Erleichterungen zu haben. Das ist bei einer Herz-Kreislauferkrankung ebenso, wie bei einer Diabetes Mellitus. Das ist bei bestehendem Übergewicht ebenso, wie bei allen anderen bestehenden Krankheiten.

Wir können also eine Menge dazu tun, um präventiv alles dazu zu geben, dass wir gesund bleiben. Viele Kulturen haben dazu auch gesagt, uns sei das Leben aus göttlicher Hand geschenkt worden und wir sollen deshalb sorgsam mit unserem Körper umgehen.

Jede Sorge für unseren Körper und unser Leben ist also sinnvoll. Allein wir sind nicht diejenigen, die letztlich entscheiden, was geschieht. Diese Entscheidung liegt – egal, was wir veranstalten

– ganz und gar in anderen Zuständigkeiten. Ob wir die Instanzen Göttliche Natur, Schicksal, den Tod oder die Natur nennen, liegt an den unterschiedlichen Sichtweisen und Glaubensvorstellungen, die Menschen auf der ganzen Welt nun einmal haben. In den Zuständigkeitsbereich dieser Instanzen fallen Gesundheit, wie auch Krankheit, Geburt und Tod, also alles das, worüber die Menschheit weder Kontrolle noch Entscheidungsmacht hat. Wir Menschen haben etwas mit unserer Gesundheit und unserer Krankheit zu tun, denn wir sind wesentlich beteiligt. Doch die Macht allein darüber, was geschehen wird, steht uns nicht zu.

»Jene, die sich für den Himmel zuständig glauben, haben die Erde auch schon zur Hölle gemacht.«

© Walter Ludin

»Ein Senator aus Nebraska hatte Strafanzeige gegen Gott wegen schwerer Terrordrohungen eingereicht, das Gericht wies die Klage zurück, weil der Angeklagte keine Adresse hat.«

Meldung aus dem Jahr 2008

Irgendwann wird wahrscheinlich eines der verschiedenen Krankheitsbilder dafür zuständig sein, an welcher Diagnose wir denn sterben. Ganz sicher ist allerdings auch dies nicht. Denn ein Mensch mit einer Krebserkrankung kann durchaus an einem Unfall sterben und ein Mensch mit Übergewicht, der über Jahre niemals auch nur einen Fuß vor die Tür setzt, kann durchaus optimale Blutwerte haben – allen Prognosen widersprechend. Nein, es gibt keine Sicherheit und es gibt auch keine Versprechungen oder Garantien. Ein Rückgaberecht besteht nur in der menschlichen Welt. Angesichts des Lebens und des Sterbens gibt es nur Wahrscheinlichkeiten. Doch dass wir eines Tages aufhören zu leben, das ist das Einzige, was sicher ist.

- Die Boten des Todes (Grimms Märchen)

»Vor alten Zeiten wanderte einmal ein Riese auf der großen Landstraße, da sprang ihm plötzlich ein unbekannter Mann entgegen und rief ›halt! keinen Schritt weiter!‹ ›Was‹, sprach der Riese, ›du Wicht, den ich zwischen den Fingern zerdrücken kann, du willst mir den Weg vertreten? Wer bist du, dass du so keck reden darfst?‹ ›Ich bin der Tod‹, erwiderte der andere, ›mir widersteht niemand, und auch du musst meinen Befehlen gehorchen.‹ Der Riese aber weigerte sich und fing an mit dem Tode zu ringen. Es war ein langer heftiger Kampf, zuletzt behielt der Riese die Oberhand und schlug den Tod mit seiner Faust nieder, dass er neben einen Stein zusammensank. Der Riese ging seiner Wege, und der Tod lag da besiegt und war so kraftlos, dass er sich nicht wieder erheben konnte. ›Was soll daraus werden‹, sprach er, ›wenn ich da in der Ecke liegen bleibe? Es stirbt niemand mehr auf der Welt, und sie wird so mit Menschen angefüllt werden, dass sie nicht mehr Platz haben, nebeneinander zu stehen.‹ Indem kam ein junger Mensch des Wegs, frisch und gesund, sang ein Lied und warf seine Augen hin und her. Als er den halb Ohnmächtigen erblickte, ging er mitleidig heran, richtete ihn auf, flößte ihm aus seiner Flasche einen stärkenden Trank ein und wartete, bis er wieder zu Kräften kam. ›Weißt du auch‹, fragte der Fremde, indem er sich aufrichtete, ›wer ich bin, und wem du wieder auf die Beine geholfen hast?‹ ›Nein‹, antwortete der Jüngling, ›ich kenne dich nicht.‹ ›Ich bin der Tod‹, sprach er, ›ich verschone niemand und kann auch mit dir keine Ausnahme machen. Damit du aber siehst, dass ich dankbar bin, so verspreche ich dir, dass ich dich nicht unversehens überfallen, sondern dir erst meine Boten senden will, bevor ich komme und dich abhole.‹ ›Wohlan‹, sprach der Jüngling, ›immer ein Gewinn, dass ich weiß, wann du kommst, und so lange wenigstens sicher vor dir bin.‹ Dann zog er weiter, war lustig und guter Dinge und lebte in den Tag hinein. Allein Jugend und Gesundheit hielten nicht lange aus, bald kamen Krankheiten und Schmerzen, die ihn bei Tag plagten und ihm nachts die Ruhe wegnahmen. ›Sterben werde ich nicht‹, sprach er zu sich selbst, ›denn der Tod sendet erst seine Boten, ich wollte nur, die bösen Tage der Krankheit wären erst vorüber.‹ Sobald er sich gesund fühlte, fing er wieder an in Freuden zu leben. Da klopfte ihn eines Tages jemand auf die Schulter: er blickte sich um, und der Tod stand hinter ihm und sprach ›folge mir, die Stunde deines Abschieds von der Welt ist gekommen.‹ ›Wie‹, antwortete der Mensch, ›willst du dein Wort brechen? Hast du mir nicht versprochen, dass du mir, bevor du selbst kämest, deine Boten senden wolltest? Ich habe keinen gesehen.‹ ›Schweig‹, erwiderte der Tod, ›habe ich dir nicht einen Boten über den andern geschickt? Kam nicht das Fieber, stieß dich an, rüttelte dich und warf dich nieder? Hat der Schwindel dir nicht den Kopf betäubt? Zwickte dich nicht die Gicht in allen Gliedern? Brauste dir's nicht in den Ohren? Nagte nicht der Zahnschmerz in deinen Backen? Wird dir's nicht dunkel vor den Augen? Über das alles, hat nicht mein leiblicher Bruder, der Schlaf, dich jeden Abend an mich erinnert? Lagst du nicht in der Nacht, als wärst du schon gestorben?‹ Der Mensch wusste nichts zu erwidern, ergab sich in sein Geschick und ging mit dem Tode fort.«

Märchen der Gebrüder Grimm

»Oft ist man erstaunt, dass der gesunde Menschenverstand so wenig vom gesunden Leben versteht.«

© Gerhard Uhlenbruck

Im Grunde wissen die meisten Menschen, welcher gesundheitlich eingeschlagene Weg der Richtige wäre. Wir alle sollten weniger Rauchen, Trinken, Fleisch essen, überhaupt weniger Essen, Grübeln, Lügen und wir sollten früher ins Bett gehen, mehr Lachen, mehr Obst und Gemüse essen mehr Sport machen und mehr Lächeln. Wir alle wissen mittlerweile, wie schädlich unsere verbrauchten Plastikdinge sind und wie problematisch es ist, wenn Kreuzfahrten gebucht werden oder Flugzeuge fliegen. Das wäre also ganz einfach. Allein, wir tun es nicht und meistens viel zu wenig von den bekannten gesundheitsfördernden Dingen. Jeder Beginn eines neuen Jahres führt uns diese Tatsachen wieder vor Augen. Wir starten etwas Neues und Unbekanntes, das vor uns liegt und sind sicher, dass wir es »diesmal« ganz sicher schaffen werden, endlich ein besserer Mensch zu sein.

»Leider sind Plastiktüten und auch Alufolie und mein ganzes gewohntes Leben so schön bequem. Und das Essen schmeckt so lecker. Fleisch ist ein Stück Lebenskraft und um Sport zu machen, müsste ich mich von meinem Sessel erheben.« Alles das wusste Anja. Und wieder seufzte sie: »Mühsam, alles ist mühsam.«

Dann grinste sie. In dem Film »Mary Poppins« bekamen zwei Kinder von ihrem Kindermädchen aus derselben Flasche täglich eine Medizin verabreicht. Sie flossen jeweils in der Lieblingsfarbe und dem Lieblingsgeschmack des Kindes auf den Löffel. »So müsste es sein!«, dachte Anja, »der Lieblingsgeschmack, die Lieblingsbarbe und genau die richtige Wirkung auf mich selbst!« Dass das ein unerfüllbarer Kindertraum war, wusste Anja selbst.

Jede Veränderung braucht eine Entscheidung und dazu Wachheit und das Hinausbewegen aus der gewohnten Komfortzone.

Niemand kann auf diesem Planeten eine schadstofffreie Umgebung garantieren. Weder Viren, noch Insekten, Wolken oder verseuchtes Trinkwasser haben sich jemals um eine Grenze geschert. Ihnen sind menschengemäße Einteilungen und ihre dazugehörigen Grenzbestimmungen unbekannt. Allein deshalb gibt es keine Schadstofffreiheit.

Allerdings sind wir dafür verantwortlich, was wir wählen. Und das kann – um der Entstehung einer Demenz vorzubeugen – durchaus darin bestehen, auf auslösende Faktoren zu verzichten. Heute bietet uns das Internet jede Möglichkeit, benötigte Informationen auch zu bekommen. Es ist also ein Leichtes, wenigstens schadstoffarme Produkte zu bekommen, wie es auch möglich ist, aluminiumfreie Produkte oder Vitamin-D irgendwoher zu bekommen.

Gleichzeitig hilft jede Entscheidung, die getroffen wurde, denn jede Entscheidung bringt eine Veränderung. Das hält ungemein wach!

La Le Lu, nur der Mann im Mond schaut zu …

Schlafprobleme haben ganz allgemein vielfältige Ursachen und Hintergründe.

Ein besonders hohes Risiko, Schlafstörungen zu entwickeln haben alle, deren Schlafrhythmus in erheblichem Maße durcheinandergewirbelt wird. Das ist eine verbreitete Auswirkung von Schichtdienst. Irritation der Psyche und des Körpers sind die logische Folge von unregelmäßigen Ruhephasen. Das stellt selbstverständlich alle Menschen, die in diesen Unregelmäßigkeiten leben müssen, vor einige Probleme. Es ist ganz normal, dass viele Menschen, die als Busfahrer*innen, als Pflegekräfte, Polizeibeamt*innen, Taxifahrer*innen usw. arbeiten, diese Rhythmen ertragen und durchhalten müssen. Diese Menschen haben sozusagen ununterbrochen Umstellungen von Winter-auf Sommerzeit und umgekehrt.

Älter werdende Menschen haben einen großen Unterschied zu jüngeren. Die Sorglosigkeit, die ein hüpfendes Kind mit seinen Sprüngen und seinem Lachen ausdrückt, reduziert sich. Mehr Erfahrungen im Leben gesammelt zu haben, bedeutet auch, Fallen und Tücken kennengelernt zu haben und um den damit einhergehenden Schmerz zu wissen. Vielleicht ist mit der zunehmenden Vorsicht und der Sorge auch das Misstrauen gestiegen – je nachdem, wie die betreffenden Menschen »gestrickt« sind. Älter werdende Menschen wissen, was alles passieren kann im Leben.

Das Leben und seine verschlungenen Wege können durchaus ganz einfach als fragil und zweifelhaft, doch auch als kostbarer Schatz begriffen werden. Vielleicht kann einem ganz normalen Tag sogar mit einer tiefen und dankbaren Haltung entgegengesehen werden.

Es gibt nur wenige alte Menschen, die hüpfen. Und es gibt immer mehr von ihnen, die mehr und mehr gebeugten Hauptes und vorsichtig durch die Gegend gehen, als aufrecht und wachen, klaren Blickes. Das ist ein natürlicher Prozess beim Älterwerden.

Vielleicht ist es so, dass Menschen in ihrem Prozess des Älterwerdens zunehmend melancholischer werden. Vielleicht ist es auch so, dass die Falten, die ältere Menschen an sich tragen etwas mit den durchlebten Enttäuschungen und Sorgen zu tun haben. Möglicherweise sind alles dies »Sorgenfalten«.

»Der Schlaf vor Mitternacht ist der Beste.«

Redensart

Ausreichender Schlaf ist eine große Quelle für Gesundheit. Tiefer und ausreichender Schlaf hilft nicht nur, die Dinge des Tages zu verarbeiten, sondern im Schlaf werden auch aufgenommene Schadstoffe abgebaut. Ausgeschlafene Menschen können bessere und umsichtige Entscheidungen treffen und neigen sehr viel weniger zu Unfällen, als andere, weniger ausgeschlafene.

Sorgenvolle Belastungen hindern am Schlafen. Es heißt, »der Schlaf sei der kleine Bruder des Todes«. Und beiden ist gemein, dass eingefangene oder ausgeteilte Enttäuschungen am Sterben abends am Einschlafen, wie auch beim großen Bruder, dem Sterben, hindern können. Möglicherweise benötigt das Sterben eine ähnliche Hingabe, wie das ebensolche Einschlafen. Inwieweit es älteren Menschen ähnlich geht, wie Menschen, die im Schichtdienst arbeiten und deren Schlafrhythmus durcheinander geraten ist, sei dahingestellt. Doch beruhigt und erfüllt vom Tag in einen erholsamen Schlaf zu fallen, ist nicht unbedingt die Regel bei (älteren) Menschen.

Älter werdende Menschen haben – besonders, wenn die zu bewältigenden Aufgaben nicht mehr wie früher auffordernd vor ihnen liegen, meist mehr Zeit allein mit sich selbst. Das steigt in besonderem Maße, wenn noch eine Krankheit dazu kommt. Dann kommt niemand um eine Bilanzierung des gelebten Lebens herum. Diese Bilanz kann sehr bedrückend sein.

Auch das ist das Wesen von Sorgenmonstern: tagsüber ist die Sorge vielleicht ganz klein und ruhig, schnurrend, wie eine schlafende Katze. Doch nachts, wenn alles dunkel ist, erwacht dieses Tier oftmals zu einem brüllenden Monster, neben dem keinesfalls an Schlaf zu denken ist – ganz im Gegenteil. Die Sorge – und ihre Verwandten Furcht, Angst und Panik – sind nachtaktive Wesen.

> »Senile Bettflucht
> Eine Verschiebung des *Schlaf-Wach-Rhythmus* im *Senium* wird karikierend als ›senile (greisenhafte)

> Bettflucht‹ bezeichnet, da im höheren Lebensalter das *individuelle Schlafbedürfnis* des Menschen abnimmt. Ältere Menschen, bei denen dieses Phänomen auftritt, erleben sich normalerweise jedoch als ›ausgeruht‹. Ein öfter üblicher Mittagsschlaf ergänzt mitunter den verkürzten Nachtschlaf.«
>
> *Wikipedia*

- Schlaf, Kindchen schlaf

Schlafmangel wird als mitspielender Faktor bei der Entstehung einer Demenz angesehen. Es gibt vielfältige Möglichkeiten, Schlaflosigkeit anzugehen. Sei es durch Entspannungsübungen, sei es durch pflanzliche Präparate oder durch die Reduktion von Kaffee und anderen aufputschenden Substanzen.

Was bei Schlafstörungen unterstützend wirken kann:
→ beruhigende Tees, wie Melisse, Hopfen
→ Naturheilkundliche Präparate, wie Passionsblume, Lavendel
→ Beruhigende Musik
→ Entspannungsübungen
→ Die Naturheilkunde stellt eine Menge zusätzlicher Möglichkeiten zur Verfügung. Wenden Sie sich hierfür an behandelnde Heilpraktiker*innen oder Naturheilärzt*innen

Unterstützung kann auch dadurch gefunden werden, wenn vorhandene Sorgen und notwendige Bilanzen Verwandlungen finden. Eines ist allemal klar, die Sorge und ihre Geschwister Furcht, Angst und Panik mögen eines ganz sicher nicht: sie mögen absolut nicht angesehen werden. Meist schrumpfen sie allein dadurch ein gehöriges Stück in sich zusammen.

> »Weshalb hängt in jeder öffentlichen Frauentoilette ein Schreiben, dass keine Binden ins Klo geworfen werden sollen? Das müsste doch allen

Menschen mittlerweile klar sein – und wer macht denn so etwas? Der Grill mit glühender Holzkohle angefüllt, soll auch nicht vor sich hin schmurgelnd ins Wohnzimmer geholt werden. Manchmal frage ich mich, ob ich von Dummheit umgeben bin.«

B.D.

»Liebe, liebe Sonne, komm ein bisschen runter. Lass den Regen oben, dann wollen wir dich loben.«

Kinderlied

Für ein Leben, mit dem wir einverstanden sein können, braucht es Entscheidungen. Gleichzeitig hilft jede Entscheidung, die getroffen wird einem Menschen ungemein. Eine getroffene Entscheidung macht uns größer und hilft unweigerlich dabei, wieder mit uns selbst einverstanden sein zu können. Eine Entscheidung zu fällen und diese Entscheidung – was immer es auch sein mag, in die Tat umzusetzen, stärkt die betreffende Person. Sie kommt aus einer ausschließlich ertragenden Situation in eine handlungsfähige. Jede getroffene Entscheidung bringt eine Veränderung. Das hält ungemein wach!

»Soll ich jetzt vielleicht so eine Öko-Tante werden?«, wehrt sich Anja. »Ich will mein Leben so leben, wie ich es gewohnt bin. Ich bin auch schon zu alt dazu, mich zu ändern! Ich will mein Leben so behalten, wie ich es habe und kenne!«

Auf einem Spaziergang traf sie wie schon vorher so häufig einmal eine alt bekannte Frau, die auch ihren Hund spazieren führte. Und Anja regte sich auf: »Ich will mich nicht mehr mit Demenz beschäftigen. Alles, was möglich ist, um keine Demenz zu bekommen, krempelt mir mein Leben um. Ich kann jetzt richtig Angst vor der Welt bekommen. Vorher hatte ich nur Angst vor einer Demenz!«

Die Frau beschwichtigte Anja und beruhigte sie mit den Worten, man müsse sich auch nicht so sehr da hineinsteigern. Vielleicht sei es ganz gut, wenn Anja jetzt ihr Augenmerk auf das Leben richte und nicht auf Krankheiten. Das Leben sei doch schön. »Du musst auch mal loslassen!«, fügte sie hinzu. Dann lud sie Anja ein, mit ihr einmal wöchentlich zu einem Entspannungskurs zu gehen. Dadurch würde Anja schon auf andere, schönere und bessere Gedanken kommen.

Die Entspannung tat Anja gut – auch in Bezug auf ihre Schlafstörungen. Sie übte Loslassen, sie übte auch ihre Gedankenwelt, denn sie lernte auch, dass man nichts Schlechtes denken solle. Anja lebte ihr Leben weiter und optimierte es. Anja tauschte auch ihren geliebten Kaffee gegen ein Produkt aus Getreide aus.

Das machte sie ein halbes Jahr lang. Dann wurde sie wieder fündig mit neuen Informationen zu ihrer Suche nach einem Ausweg. Der wöchentliche Entspannungskurs war ihr zu viel, der Herbst kam und es wurde früh dunkel. Sie kochte sich täglich wieder ein Kanne Schwarztee und trank ihren gewohnten Kaffee, wenn sie bei der Arbeit war.

Kapitel 11
Behandlung und Prophylaxe 4, seelische Ebene

Behandlung Demenz auf einer geistig-seelischen Ebene

»Angst essen Seele auf.«

Filmtitel

»Gib der Seele einen Sonntag und dem Sonntag eine Seele.«

Peter Rosegger

Seele? Was ist das denn?

Der Begriff Seele wird häufig verwendet und sei es mit dem allgemeinen Ausspruch »im Urlaub konnte ich so richtig die Seele baumeln lassen«. Anscheinend wissen fast alle Menschen, was darunter verstanden werden kann. Allgemein verständlich ist es auch, wenn etwas als »seelenlos« bezeichnet wird, es sich also ganz und gar frei von irgendeiner inneren seelisch-emotionalen Bewegung zeigt. Auch unter dem Begriff »Weinseligkeit« ist leicht vorstellbar, wie schwingend und genussvoll eben dieser Mensch sich benimmt. Das »Seelenheil« soll immer bewahrt werden, denn ansonsten könnte dies Konsequenzen nach sich ziehen, die weit über das eigene Leben hinausgehen. Auch, dass Essen »Leib und Seele zusammenhält« ist nicht nur als übliche

Redewendung genutzt, sondern kann ganz einfach im Alltag beobachtet werden. Wenn etwas Ungreifbares, wie die Seele auf eine greifbare Materie, wie den Körper, trifft und mit ihm zusammenarbeitet, wird das Gefüge schemenhafter und in sich fragil, wenn keine Nahrung aufgenommen wird und diesen Zusammenhalt ausbalanciert.

Doch so richtig greifbar ist eine Vorstellung von der Seele nicht. Und hier scheiden sich auch die Geister, denn Wissenschaft und der überwiegende Teil der Psychologie verstehen unter der Seele eher einen »psychischen« Zustand. Unter der »Psyche« werden alle Gefühle und Emotionen, Triebe, Ängste, Bedürfnisse und Wünsche, Intelligenz und Denkvermögen, das Verhalten und der individuelle Charakter verstanden. Eine Seele ist damit unverwechselbar, komplex und einzigartig.

In einer spirituellen Sichtweise haben wir es bei der Seele mit einem unsterblichen Teil des Menschen zu tun, der bereits vorgeburtlich in sich intakt vorhanden war und nach dem Tod ebenso intakt bleiben wird, auch ohne die Behausung durch den sie umgebenden Körper.

Allgemeingültig ist, dass Seelen sich verändern, sie sind empfindlich und sie können von außen beeindruckt werden. Gleichzeitig weiß niemand, wo sich dieses Phantom »Seele« befinden mag. Darüber rätseln sowohl Psycholog*innen, Philosoph*innen, als auch Wissenschaftler*innen seit Tausenden von Jahren. Das ging so weit, dass vor mehr als hundert Jahren der Versuch gewagt wurde, ob es nicht möglich sein könnte, das Gewicht der Seele herauszufinden. Dazu wurde ein Bett mit einem kranken Menschen gewogen und das Bett nach dem Tod des Menschen mitsamt der Leiche noch einmal. Es soll sich eine Differenz von 21 g herausgestellt haben. Niemand weiß, ob es sich dabei um eine Fehlermessung gehandelt hat oder ob es ganz einfach absurd ist, etwas messen und wiegen zu wollen, was immateriell ist. Auf diese Weise kollidieren zwei Strömungen, die gegensätzlicher kaum sein können. Auf der einen Seite gibt es eine materialistische Sicht, die alles bewiesen haben will und nur an die Materie glaubt und auf der anderen Seite besteht eine Sichtweise, die zulässt, dass etwas Immaterielles sich den Gesetzen der Schwerkraft ganz einfach entzieht und demnach weder gewogen, noch vermessen werden kann. Auf diesem Wege des Versuches die Seele zu wiegen – mit dem Ergebnis von 21 g – wurde also kaum ein überzeugendes Ergebnis herausgefunden, um der Seele und ihrer Greifbarkeit oder Messbarkeit auf die Spur zu kommen.

> Die Seele befindet sich im Kopf. 40%
> Die Seele ist in jeder Zelle unseres Körpers. 29%
> Die Seele befindet sich im Herz. 11%
> Die Seele kann beliebig wandern. 11%
> Die Seele befindet sich außerhalb unserer materiellen Welt, dem Universum. 6%
> Die Seele befindet sich außerhalb unseres Planeten. 3%
> Die Seele befindet sich außerhalb unseres Körpers. 0%

Abstimmung auf gutefrage.net »Wo befindet sich die Seele?«

- Vielleicht kann diese Definition einer Seele eine Idee sein:

Die Seele ist der unsterbliche Teil alles Lebendigen. Die Seele beinhaltet alle Gefühle, Triebe und Sehnsüchte, Zu- und Abneigungen, den Charakter und die unverwechselbare Persönlichkeit, mit allen Talenten und Merkwürdigkeiten. Ihre Unsterblichkeit geht weit über jede Vorstellung der Psyche hinaus. Die Psyche in der Psychologie umfasst alle Wünsche, Ängste, Verhaltensweisen und Bedürfnisse. Die Seele in einem spirituellen Sinn jedoch meint unser körperloses Wesen, das den Tod überdauert.

Eine Seele kann geistige Impulse aufnehmen oder verwerfen.

- Wenn die Seele krank wird

Jede emotionale Regung und jeder Eindruck bewegt die Seele in unterschiedlichem Maße. Jede innere Bewegung hat Auswirkungen, die sich auch auf der körperlichen Ebene zeigen. Jede körperliche Einschränkung oder Beweglichkeit wirkt sich wieder auf die Seele aus. Das ist ein ununterbrochenes Wechselspiel, das manchmal mit einigen zeitlichen Verzögerungen einsetzt. Auch hier begegnen sich wieder einmal Systeme, die kaum getrennt voneinander betrachtet werden können.

Es gibt Situationen, in denen die Diagnose »Seelische Krankheit« im Vordergrund steht. Unter diese Krankheitsbilder fallen häufig:

- depressive Störungen
- zwanghaftes Verhalten
- Angststörungen
- Wahnvorstellungen
- Essstörungen
- Wahrnehmungsstörungen
- neurokognitive Störungen
- bipolare Persönlichkeitsstörungen

Im Falle einer Demenz- oder Alzheimererkrankung stehen die neurokognitiven Störungen, sowie die Depression im Vordergrund der Suche nach erweiterten Behandlungsansätzen. Psychotherapeutische Ansätze können – ganz im Sinne einer Psychoneuroendokrinologie – dazu beitragen, dass mit der Behandlung der Psyche gleichzeitig Auswirkungen und Verbesserungen in allen anderen Systemen eintreten. Gleichzeitig werden sich auch körperliche Beschwerden, bis hin zu Verspannungen, Gelenkbeschwerden usw. verbessern.

»Der Kranke muss die Ungereimtheiten seiner Seele mit dem Körper ausbaden.«

© Gerlinde Nyncke

Leider gibt es weder genügend Psychotherapeut*innen, die auf Menschen mit Demenz spezialisiert sind, noch Menschen in der Geriatrie, die ausreichend für die psychotherapeutische Unterstützung vorbereitet oder ausgebildet sind. Doch selbst ohne jene professionelle Unterstützung von außen können Betroffene und auch ihre Umgebung eine Menge dazu tun, einer bedrückten und gedrückten Seele Unterstützung zu geben.

Sind Menschen an ihrer Seele erkrankt, können sie von außen gelockt werden, das Leben mit allen bestehenden Facetten wieder anzunehmen, aufzunehmen und mit zu gestalten. Ob dies gelingt, ist nicht sicher, denn es bedarf dazu Menschen, die bereit sind, sich locken zu lassen. Es bedarf dazu auch Menschen, die die Betreffenden immer wieder dazu anstoßen, sich locken zu lassen. Es gibt bei Menschen mit einer seelischen Erkrankung keinen Unterschied zwischen Patienten ohne oder mit einer begleitenden Demenz.

Verschiedene Sichtweisen

Unsere verstandesgeprägte Alltagskultur neigt dazu, davon auszugehen, dass jeder Mensch aus einem Körper besteht, der eine Seele (oder Psyche) hat. Vielleicht ist es klüger, die Sache so zu sehen: Jeder Mensch ist eine Seele, die für eine gewisse Zeit einen Körper nutzt. Gefühle und Verstand sind vielleicht in einer vergleichbaren Weise vergänglich, wie es der Körper ist.

> »Es kann sein, dass nur die Seele, als ein ewiger Lebensimpuls ihre endlose Wanderschaft durch Zeit und Raum erlebt. Diese Sichtweise eröffnet ein sehr viel freundlicheres Lebensbild auf alle Menschen, ob mit oder ohne eine Demenz. Diese Sichtweise kann nicht bewiesen werden, ebenso wenig, wie sie widerlegt werden kann. Es steht uns allen also frei eine menschenfreundlichere

Sichtweise zu nutzen oder nicht. *Unkraut oder Nutzkraut lässt sich nur aus der Sichtweise des Betrachters und der Verwendung definieren: Es macht einen Unterschied in Brennnesseln zu fallen, sie aufbereitet zu verspeisen, oder mit Brennnesseln zu kuren.«*

© Heinz UnART

Was ist im Falle einer Demenz passiert?

Jeder Mensch ist einzigartig und aus vielen verschiedenen Facetten und Eigenarten zusammengesetzt. Entwickelt sich eine Demenz, ist das gewohnte und harmonische Zusammenspiel verschiedener Anteile eines Menschen gestört. In diesem Falle der Demenz spielt der Verstand das Spiel nicht mehr mit. Das hat fatale Folgen, denn die Betroffenen werden orientierungslos, sie brauchen zunehmende Betreuung und sie fallen aus unserer Verstandesgesellschaft heraus. Mit Menschen, die nicht über einen klaren und logisch-analytischen Verstand verfügen, können wir nur wenig anfangen. Doch ein Mensch besteht eben nicht nur aus seinem Verstand. Der Mensch besteht auch nicht nur aus seinem Gefühl oder seinem Körper oder eben seiner Seele. Alle Anteile zusammen ergeben das Wesen, das sich Zeit seines Lebens auf der Erde befindet. Und niemand weiß, welcher Anteil der Wichtigste ist.

Eine Geschichte – hier in Anjas Vorstellung – kann vielleicht weiterhelfen, die verschiedenen Anteile eines Menschen begreiflich zu machen.

- Die Kutsche

Eines Tages, als ich gerade ein wenig Zeit hatte, stand ich mitten in einer Landschaft, mitten auf einem Weg. Ich atmete tief durch und nahm wahr, was ich alles wahrnehmen konnte. Da waren grüne Bäume voller Laub und es war Frühsommer. Ich fühlte einen leichten Wind in meinem Gesicht. Ich stand mitten in einer leicht hügeligen Landschaft, zwischen Wiesen, Feldern und Waldstücken. Es war gerade früher Nachmittag. Der Weg vor mir war geschwungen und so breit, dass zwei Menschen bequem nebeneinander gehen konnten. Der Weg war aus Sand, er war hart getreten und hellbraun. Einige kleine Steinchen ragten aus dem ansonsten feinen Sandweg heraus.

Ich ging diesen Weg weiter. Ich fiel in das Tempo, von dem ich wusste, dass ich noch stundenlang so hätte weiterlaufen können.

Und dann sah ich weiter vorn etwas stehen. Als ich näher herankam, sah ich, dass es eine Kutsche war. Sie war geschlossen und sah aus, wie eine kleine Postkutsche aus alten Zeiten. Doch sie war nicht gelb, sie war braun und obwohl sie alt war, sah sie sehr stabil aus, an ihren Fenstern war frische Farbe aufgetragen. So würde sie noch lange Zeit ihren Dienst tun können. Und dann war da auch ein Pferd eingespannt. Es war eines dieser kräftigen Pferde, die als Brauereipferde ihre Aufgabe hatten. Dunkelbraun, fast schwarz war es. Es hatte glänzendes Fell und nahm mich wie selbstverständlich wahr. Dann saß dort auf dem Kutschbock noch eine Person. Diese Person lenkte den Wagen. Ich dachte, sie sei für dieses schöne Wetter im Grunde etwas zu warm angezogen. Ein klassischer Kutschermantel aus dickem, kariertem Wollstoff umhüllte den Mann, der ein rundes Gesicht hatte und einen schwarzen Zylinder auf dem Kopf trug.

Der Mann beugte sich zu mir und sagte: »Da bist du ja endlich. Wir haben die ganze Zeit auf dich gewartet, die Kutsche, das Pferd und auch ich. Komm, steig' ein! Du hast uns doch gemietet. Wo möchtest du denn hin?«

Ja, da stand ich in der Landschaft und hörte zum ersten Male, dass ich eine Kutsche, mitsamt Pferd und Person auf dem Kutschbock gemietet hatte. Das war mir ganz neu. Ich stieg in die Kutsche ein, machte es mir bequem, spürte, wie sich die Kutsche in Gang setzte und sah die Landschaft an mir vorbeiziehen. »Ja«, fragte ich mich selbst »wo wollte ich denn noch einmal hin?«

- Was soll das bedeuten?

Alle Menschen brauchen für ihr Leben auf der Erde einen Körper. In dieser Geschichte mit seinen Bildern entspricht dies der Kutsche. Es gibt schier unendlich verschiedene Kutschenmodelle, so unterschiedlich in Form und Farbe, wie Menschen auch verschieden aussehen können. Gezogen wird die Kutsche von dem Pferd, dies ist das Gefühl und wir alle wissen, wie unterschiedlich Pferde sein können. Es gibt Pferde, die sehr nervös sind, die ängstlich sind, es gibt ruhige Vertreter unter ihnen, die quasi den Weg in den Stall allein finden. Es gibt Rennpferde und es gibt Arbeitspferde, die beeindruckend belastbar sind. Die Person auf dem Kutschbock ist der Verstand. Es gibt ebenso viele Ausprägungen des Verstandes, wie es Personen auf dem Kutschbock geben kann. Die einen oder anderen sind arroganter, freundlicher, unzugänglicher oder taumeliger. Das ist mit Personen auf einem Kutschbock ebenso, wie mit allen anderen Personen, die kutschieren können. Und es gibt tatsächlich die einen oder anderen Frauen unter den Personen, die auf einem Kutschbock sitzen können. Und der Fahrgast ist die lebendige Seele auf ihrer Erdenreise. Nur sie ist dabei gefragt, welches Ziel angestrebt werden soll.

Die Kutsche	Der Körper
Das Pferd	Die Gefühle
Die Person auf dem Kutschbock	Der Verstand
Der Fahrgast	Die Seele auf ihrer Erdenreise

»Das ist ja kompliziert«, dachte Anja sich. Wie sie sich das wohl merken sollte? Anja sprach mit Marion darüber, die ihr ihre eigene Vorstellung präsentierte. Das war eine ganz und gar weiße Kutsche. Richtig kitschig, mit goldenen Ornamenten, die auf die Türen gemalt waren. Und das Pferd? Sie hatte zwei davon, ein ganz weißes und ein braunes. Sie waren klein, sie waren etwas zottelig und – Marion fiel nichts anderes ein – sie waren freundlich. Und es ihr verstorbener Vater saß auf dem Kutschbock. Das erstaunte sie sehr.

Die Frauen wussten nicht mehr, wann sie die letzte Diskussion darüber geführt hatten, was denn wichtiger sei, der Verstand oder das Gefühl? Jetzt hatten sie eine Idee dazu, was sie noch dazu erwidern könnten, wenn dieses Gespräch wieder einmal auftauchen würde. »Es ist doch ganz klar«, sagte Anja, »wenn ich keinen Körper habe, kann ich kein Mensch sein. Wenn ich kein Pferd habe, bleibe ich ganz einfach auf der Stelle stehen, auf der ich mich befinde. Niemand wird mich ziehen. Und wenn mir die Person auf dem Kutschbock fehlt, dann kann sich das Pferd - sollte es instinktiv den Weg nach Hause nicht mehr finden - schlimmstenfalls erschrecken und im nächsten Sumpf versinken. Es ist orientierungslos ohne Kutscher. Und wenn kein Fahrgast vorhanden ist, dann steht dort ein seelenloses Gefährt.« Ihnen war schnell klar, dass sie alle Teile brauchten, um als Mensch zu leben.

Marion war die Gesprächspartnerin der ersten Wahl, denn schließlich war sie es, die Anja dazu animiert hatte, sich mit der Krankheit Demenz zu beschäftigen, um ihre Angst davor zu verlieren. »Dann ist ja klar, was bei einer Demenz passiert ist«, wurde Marion schnell klar. »Die Person auf dem Kutschbock ist abhandengekommen!« – »Genau«, antwortete Anja. »Wer weiß denn, was für ein beeindruckendes Pferd bei den Betroffenen eingespannt ist? Vielleicht kann es dauernd Siege erringen? Und wer weiß, welch faszinierender Fahrgast sich in der Kutsche eines Menschen verstecken kann, wenn das letzte Stadium einer Demenz erreicht ist?«

Marion und Anja stellten übereinstimmend fest, dass sich kaum ein Spezialgebiet – außer den Religionen und künstlerisch-musischen Fachbereichen – an die Seele selbst, den Fahrgast hinwendet. Die Psychologie bemüht sich maßgeblich um das Pferd, die Medizin kümmert sich in erster Linie um die Kutsche und jede Bildung richtet sich an den Verstand, also die Person auf dem Kutschbock.

Anja schaute sich im Spiegel an. Sie sah ihre dünnen Haare und nahm ihre fehlende Anmut wahr. Doch sie lächelte sich ein ganz klein wenig zu. »Vielleicht bin ich doch mehr, als ich dachte«, zog es durch ihren Kopf.

Wie kann ich die Seele locken?

»Liebenswürdigkeit kann eine Schlange aus ihrer Höhle locken.«

Abū 'l-Qāsim Firdausi

Versteh ich gleich nichts von lateinischen Brocken,
So weiß ich den Hund doch vom Ofen zu locken.

Gottfried August Bürger

Ältere Menschen haben in ihrem langen und länger werdenden Leben schon vieles gesehen, vieles erlebt und vieles falsch und hoffentlich auch vieles richtig gemacht. Oftmals werden Menschen vorsichtiger, je älter sie werden. Ist bei ihnen aus vielfältigen Ursachen heraus eine Demenz entstanden, so stehen oft auch depressive Verstimmungen, manifeste Depressionen, Fremdheitsgefühle, Unsicherheiten und auch Resignationen im

Hintergrund. Es kann sehr schwer sein, diese Menschen wieder in der Weise ins Leben zu locken, dass sie ihre Resilienz stärken, dass sie neugierig werden und bestenfalls wieder mit großer Begeisterung am Leben teilnehmen. Es kann sein, dass zu vieles vorher passiert ist.

»Grübeln ist Gift für die Seele.«

Artikelüberschrift Süddeutsche Zeitung Mai 2020

Die Umgebung von Menschen mit einer bestehenden und sich entwickelnden Demenz kommt meist nicht darum herum, die Betroffenen wie eine Art Animateure immer wieder und wieder anzuregen und ihnen Mut dazu zu machen, an Leben und Lernen teilzunehmen.

Möglicherweise ist es sehr spät, das auszuprobieren, wenn sich erst einmal eine Demenz entwickelt hat. Menschen in ihren Haltungen, in ihren Grundsätzen und in ihren Lebensansichten ändern zu wollen ist eine sehr schwierige Angelegenheit und unmöglich, wenn diese selbst es nicht wollen. Es ist ratsam, lange vor jeder Entstehung einer Demenz – und jeder anderen Krankheit auch – mit einem Training zu beginnen, das es möglich macht, gar nicht erst in die Krankheit zu geraten.

- Neugierde wecken und stärken

Was für kleine Kinder normal ist, wird verlernt, je älter ein Mensch wird. Gelangen Menschen ins Erwachsenenalter, werden mit Neugier Begriffe wie Naivität, sogar Dummheit und Unbedarftheit verbunden. Kein Wunder also, dass Neugier dann nicht zu den erstrebenswerten Eigenschaften gehört. Durch Vorwürfe und sogar Strafen in der Kindheit als Reaktion auf Neugierde wird jedes normal reagierende Menschenwesen mit Vorsicht auf die eigene Neugier und ihre Impulse reagieren und diese unterdrücken und bestenfalls verstecken. Irgendwann steht vorrangig das Streben nach Vernunft im Vordergrund.

Neugier gilt es wiederzuerwecken, denn erst durch sie kann so etwas wie Begeisterung und Teilnahme am Leben und Lernen wieder entstehen. Neugierde ist ein kaum abzustellender Motor für Wachstum und Wissen. Wissensdurst ist auch ein Schlüssel zum Erfolg.

Ich weiß Bescheid!

Älter werdende Menschen haben in ihren Lebensjahren Lebenserfahrung angesammelt. Und diese Erfahrung kann Segen und Fluch gleichzeitig sein.

»Alte Hasen wissen, wie der Hase läuft und können dadurch den Braten riechen.«

Umschreibung für Erfahrung

»Never change a running system«

Rat aus der Computerbranche

Älter gewordene Menschen kennen sich aus und sie wissen genau Bescheid; sie wissen, »das war schon immer so« und fragen sich, wieso es anders laufen sollte, bzw. wie es überhaupt anders laufen kann. Es ist ein Segen von Sicherheit, wenn ein Mensch sich auskennt.

Auf der anderen Seite liegt der Fluch. Wer sich auskennt und alles so behalten möchte, wie es schon immer war, wird alles tun, damit keinesfalls eine Veränderung eintritt. Die damit einhergehende Rechthaberei ist nicht das Vorrecht alt gewordener Menschen, doch sie steigt rapide an, je älter ein Mensch wird. Da kann nur geraten werden: Stellt Fragen und seid zur Veränderung bereit!

Stärkung der Neugierde kann in gesunden und frühen Stadien einer Demenz geübt und trainiert werden und auch als Prophylaxe betrachtet werden. In späteren Stadien können Betroffene kaum mehr Neugierde entwickeln. Es wird nahezu unmöglich, ihre Neugier zu wecken.

Neugierde kann dadurch entstehen, dass täglich etwas Neues getan wird und eine neue Erfahrung erlebt wird. Das kann in einem Fall bedeuten, ein Musikinstrument wieder herauszuholen und darauf zu üben, das bislang in irgendeiner Schublade sein Dasein gefristet hat. Es kann auch sein, dass neue Kochrezepte ausprobiert werden, neue Techniken im Handwerk erlernt werden. In anderen Fällen kann es Sinn machen, Farbstifte usw. usw. wieder zu neuem Leben zu erwecken, um Neues im ganz Alltäglichen zu entdecken.

Zur Prophylaxe kann es sinnvoll sein, täglich ein Stück eines unbekannten Weges beim Spazierengehen zu wählen. Es kann auch bedeuten, in der Umgebung Orte aufzusuchen, die bislang unbekannt waren. Und es kann bedeuten, dass die öffentlichen Verkehrsnetze ausprobiert werden. Neugier fördert die Neurogenese in erstaunlichem Maße.

Humor

Aus dem Lateinischen »humor«, was der Feuchtigkeit entspricht »Humores«, sind die Körpersäfte in der Humoraltherapie, also der Lehre von Zusammensetzung der Körperflüssigkeiten. Je nach Verschiebung der Zusammensetzung können Krankheiten, wie auch Gesundheit entstehen. Beschwingtheit, Unbeschwertheit und Unbefangenheit sind erstrebenswerte Stimmungen, die jedes Leben ganz einfach angenehmer und

erstrebenswerter machen. Hüpfen und Tanzen Kinder durch die Straßen und Wege, sitzen verliebte Pärchen gemeinsam turtelnd im Café, fallen ihnen allzu oft Blicke zu, die nicht nur freudig sind, sondern auch voller Neid sein können. Angesichts der Freude anderer gibt es zwei Möglichkeiten: entweder man wird angesteckt oder aber das eigene, vielleicht etwas langweilig anmutende Dasein zeigt sich deutlicher. Und das kann Unmut und Neid hervorrufen.
Kinder lachen etwa 400-mal am Tag, Erwachsene etwa 15-mal am Tag – eine traurige Bilanz

Studie

Menschliche Bitte eines kleinen Menschen:
»Oh, lieber Gott, gib mir, dass ich nicht immer so leicht beleidigt bin!
Oh, lieber Gott, gib mir, dass ich gute Laune habe!
Oh, lieber Gott, ich möchte mehr Spaß haben!«
Die allmächtige Göttlichkeit antwortet:
»Dir sei alles gewährt! Sofort. Und schau, hast du gesehen, dass ich dir an jedem neuen Morgen einen Sonnenaufgang gemacht habe? Jeden Tag einen neuen. Und wenn du einen vermissen solltest: morgen früh bekommst du einen neuen von mir!«

Lachen ist gesund und Lachen befreit. Es ist feststellbar, dass Menschen, die häufiger lachen, weniger krank werden, oder auch schneller wieder gesund werden und länger und gesünder leben. Eine Minute zu lachen soll die gleiche heilsame Auswirkung auf den Körper haben, wie eine 45-minütige Entspannungsübung. Das ist effektiv!

Bei Forschungen ist auch herausgekommen, dass selbst dann, wenn man sich um ein Lachen bemüht, die Stimmung besser wird. Selbst Menschen, die ausgesprochen schlechte Laune haben und dazu gebracht werden, zu lächeln und zu Lachen, werden tatsächlich fröhlicher. Die Toleranzgrenze für Schmerz steigt an und Glückshormone werden ausgeschüttet. Es scheint auch beim Lernen zu helfen, denn wenn eine halbe Stunde nach dem Lernen kräftig und ausgiebig gelacht wird, setzen sich die Lerninhalte erstaunlich fest. Und wer nichts zu lachen hat, kann dem Alltag vielleicht mit einem Lächeln begegnen. Jedes Lachen hebt die Stimmung und jede bessere Stimmung wirkt sich auf die Seele und deren Resilienz positiv aus. Es gibt schon seit Jahrzehnten Lachseminare und Lachyogaseminare als Kursangebote.

»Witz findet, Humor erfindet.«

Deutsches Sprichwort

Jedes von Herzen kommende Lachen und sogar schon ein breiteres Grinsen, eine kleine innere Freude, wecken die Lebensgeister und sind kleine Schritte darauf zu, ein wenig mehr Unbeschwertheit und eine bessere Stimmung zu bekommen. Jede Satire nimmt der Bitterkeit des Lebens ihre Spitzen dadurch, dass sie die gesamte Bandbreite der Absurdität offenlegt und eine Befreiung aus der Düsternis stattfindet. Und jede Bewegung und jeder Tanz beschwingt zusätzlich. Jedes gemeinsame Spiel kann Freude – und manchmal, beim Verlieren auch Zorn – wachsen lassen. Das ist das Gegenteil einer resignativen Egal-Stimmung.

Es könnten also gemeinschaftliche Spielenachmittage oder Abende stattfinden, die sich fernab von jeder analytischen oder sprachlosen Alltagsgewohnheit befinden. Es könnten Witze gemeinsam erzählt werden, es könnten situationskomische Begegnungen miteinander geteilt werden und es kann auch der abendliche Fernseher – oder andere virtuelle Tätigkeiten – ausgelassen werden, Tische und Stühle beiseite geräumt und ein

Tanz aufgeführt werden. Es müssen nicht die Clinic-Clowns dazu gerufen werden, doch vielleicht können sie den Wunsch zum Lachen und zum Humor wieder wecken.

Stefan war immer freundlich, wenn Anja ihn besuchen kam. Doch wann hatten sie einmal gemeinsam gelacht? Das wusste Anja kaum noch. Natürlich hatten sie als sie Kinder waren, jede Menge Spaß gehabt. Sie hatten sich, wie so viele Geschwisterkinder, gestritten, sie hatten sich geprügelt, Stefan hatte ihr ganze Büschel an Haaren ausgerissen, sie hatte ihn gebissen, bis das Blut kam und sie hatten geschrien und geweint doch sie hatten auch immer ganz viel gelacht.

Doch Anja wusste nicht mehr richtig, wann sie das letzte Mal richtig neugierig gewesen war, geschweige denn, wann sie laut gelacht hatte. Und gespielt? Anja genoss die Abende an der Bowlingbahn sehr, denn dann war sie erhitzt vom Rollen der Kugeln und die Kolleginnen lachten gemeinsam, wenn etwas schief ging. Ums Gewinnen ging es ihnen ja gar nicht. Doch an Gesellschaftsspiele in ihrem Erwachsenendasein konnte sich Anja gar nicht erinnern. Was spielen denn Erwachsene? Spielen sie Schach? Bridge? Poker? Anja wusste genau, dass sie dazu keine Lust hatte. Daran war auch mit Stefan gar nicht zu denken. Doch ob er noch Mensch-Ärgere-Dich-Nicht spielen konnte? So ein Spiel mit einem Menschen mit Demenz durfte keineswegs zu kompliziert sein. Das würde Anja ausprobieren. Es könnte sein, dass ihr dann auch die Zeit nicht so lang werden würde, wenn sie bei ihm war.

Sie suchte und fand die alte Familienspielesammlung und nahm sie mit, als sie Stefan besuchte. Das war der kurzweiligste Besuch bei ihm seit langer Zeit und sie lachten viel. Sie lachten auch, wenn Stefan etwas falsch machte. Das waren wenige, richtig gute Momente.

Davon wollte Anja mehr haben. Sie ahnte zunehmend, dass sie in ihrem Leben einem unguten Trott folgte.

Resilienz lernen

> Auch hier gilt, dass in einem gesunden oder frühen Stadium einer Demenz Resilienz gelernt werden kann. Ist die Krankheit bereits vorangeschritten und sind die Betroffenen nicht mehr über Verstandesfähigkeiten erreichbar, wird der Versuch eher vergeblich sein, die Resilienz zu stärken. Im Sinne einer Prophylaxe sollte alles getan werden, den Mut zum Leben zu stärken.

Menschen, die in ihrem Leben Wertschätzung, Ermutigung und Wohlwollen erlebt haben, haben bessere Startbedingungen, auch in späteren Lebenslagen, in denen Probleme auftauchen, allen Hürden zu trotzen. Diese Widerstandskraft baut auf Gedankenmustern und Glaubenssätzen auf, die allgemein tief verinnerlicht wurden und dort ebenso tiefe Wurzeln geschlagen haben. Daraus ist leicht zu erkennen, dass diejenigen, die ein gesundes Selbstvertrauen haben, die daran glauben, dass es immer irgendeine Lösung geben wird und dass hinter jedem trüben Regenwetter auch wieder der Sonnenschein wartet, besser dran sind, als die, die von sich selbst nicht viel halten, die eher seufzen und denken, sie können doch nichts tun angesichts ihrer Probleme und die hinter jedem Sonnenschein das trübe Regenwetter erwarten. Das hört sich erst einmal einfach und logisch an, doch das im Alltag neu zu denken, neu zu erwarten und auf alte Denkmuster neue Erkenntnisse und Erfahrungen zu pflanzen, ist schwer. Es kann bedeuten, dies dauerhaft ein ganzes Leben weiter trainieren zu müssen.

Es gibt viele kleine Übungen, die – neben Humor und Lachen – die Tage Stück für Stück weicher und angenehmer werden lassen. In der Fachsprache wird das Sorgen und Stärken seiner selbst auch als »Psychohygiene« bezeichnet.

Nur wenige Menschen haben von Natur aus einen ausgeprägten und starken Glauben an sich selbst. Doch es gibt Werkzeuge, ihn zu erlernen und zu erhalten. Es ist niemals zu spät. In Werbefilmen für alle möglichen Lebensmittel und andere Produkte scheinen die dargestellten Menschen genüsslich leben zu können und strahlen überschwänglich Gelassenheit und Glück im Leben aus. Da sinken Frauen nach getaner Arbeit mit geschlossenen Augen sanft in ein Badewasser hinein, in dem Rosenblüten dümpeln. Auf dem Badewannenrand steht ein Glas Sekt. Die Frau lächelt zufrieden und selig in sich hinein. Das jedoch entspricht nicht der Realität. In einem normalen Alltag würden die meisten Menschen, während sie in der Badewanne liegen, schon nach wenigen Minuten daran denken, was sie noch alles zu tun hätten, anstatt hier faul herumzuliegen. Es ist, als würde eine drängelnde und nörgelnde Stimme ununterbrochen alles zerstören, was den Glauben an uns selbst betrifft. Es bedarf sowohl eines großen Mutes, als auch einer ebenso hohen Unbeirrbarkeit, diesen Nörgeleien Paroli zu bieten.

Wovon kann diese Stärke abhängig sein? Hier wird in so genannte »intrinsische«, also von innen herauskommende Faktoren und in »extrinsische«, also von außen kommende Faktoren unterschieden.

Zu den intrinsischen, inneren Faktoren gehören nach heutiger Sicht:

- Individuelle Eigenschaften, gemischt aus Persönlichkeit, Temperament, Talent
- Haltungen und Einstellungen
- Überzeugungen
- Glaubenssätze
- Verhaltensstrategien
- Erfahrungen, hier meist positive

Extrinsische Faktoren für die Entwicklung einer Resilienz:

- Familie, Schule, Gemeinschaft, Gemeinde
- Politisches System
- Positive Rollenmodelle
- Möglichst enge Bindung zu mindestens einer Bezugsperson
- Freundschaften
- Schulbildung
- Lebens- und Arbeitskultur

> »Es gibt Kinder, die gleichsam gepanzert zur Welt kommen, Dickhäuter, von denen alle Pfeile abprallen, Kinder mit starken Instinkten der Selbsterhaltung. Andere aber sind wehrlos geboren mit so dünner Seelenhaut, dass schon ein Hauch sie verletzt.«
>
> *Hedwig Dohm*

»Das wird ja immer komplizierter«, war der erste Gedanke bei Anja. Sie wollte das alles jetzt erst einmal sacken lassen. Denn alles, was sie bis jetzt erfahren hatte, würde ja bedeuten, wir alle würden unsere Dramen, die unsere Vorfahren erlebt haben, bei uns selbst und sogar in den genetischen Mustern wieder finden. Doch nur dann, wenn wir nicht genügend Resilienz entwickelt und gelernt oder mitgebracht haben?

Ich bin froh, dass ich keine Kinder habe. Was würde ich ihnen mitgeben? Vielleicht hätten Kinder von mir die gleiche Angst davor, an einer Demenz zu erkranken, wie ich selbst? Oder würde ich ihnen durch die genetische Vererbung auch vererben, dass sie selbst eines Tages demenzkrank werden? Nein, ein Hund reicht völlig für mein Leben aus. Die Verantwortung für einen Menschen will ich nicht tragen müssen. Ohne Kinder gibt es auch keine Gefahr für die Weitergabe an deren und meine Nachkommen!« Sie dachte einen Moment nach, dann zog ein Gedanke durch ihren Kopf: »Was ist aber dann, wenn unsere ganze Gesellschaft gemeinsam die Vorstellungen und Eindrücke an die Nachkommen weitergibt? Dann gebe ich etwas weiter, auch wenn ich keine eigenen Kinder habe.« Dieser Gedanke gefiel Anja nicht. Sie fragte sich auch, wie es kommen kann, dass sich nach erlebten Gräueltaten der Vorfahren ausgerechnet eine Diabetes Mellitus manifestieren kann. »Wie traurig«, dachte sich Anja. »Ist es, dass alle Fehler immer weiter Fehler bleiben werden. Und die Nachkommen müssen mit ausbaden, was die früheren Generationen angerichtet haben.

»Dann ist die Verantwortung jeder Generation ja noch viel größer, als ich es angenommen hatte!«, schauderte es Anja.

Ganz schnell dabei ...

In besonderem Maße hat sich die Wirtschaft dem Thema Resilienz angenommen und trainiert Berater*innen und Führungskräfte ausgiebig und erfolgreich. Weshalb diese Trainings nicht bereits im Kindergarten und in der Schule präsent sind und geübt werden, liegt im Dunkeln. Wer weiß, ob nicht im Laufe der Zeit eben genau die starken Persönlichkeiten daraus entstehen würden, die wir alle so gerne hätten und die wir selbst gern sein würden.

Hat ein Mensch ein hohes Maß an Resilienz, so wirkt sich das selbstredend nicht nur in Krisen aus, sondern auch im ganz normalen Lebensalltag.

Es werden bislang sieben verschiedene Faktoren für einen resilienten Menschen beschrieben:

→ Sie können ihre Emotionen steuern. Sie haben Werkzeuge dazu, in schlechten Momenten ihre Emotionen wieder auszugleichen und mit sich selbst ins Gleichgewicht zu kommen.

→ Resiliente Menschen sind in der Lage, ihre Impulse zu steuern. Sie lassen sich, auch wenn ein erheblicher Druck von außen dazu kommt, nicht von dem ablenken, was für sie anliegt und getan werden muss. Sie können ihre Aufgaben sowohl zielorientiert, als auch konzentriert beenden.

→ Sie lernen aus ihren Fehlern und nehmen sich ausreichend Zeit, Situationen zu analysieren, ohne sofort schnell und möglicherweise überstürzt zu handeln. Dadurch werden auch wiederholt auftauchende Fehler vermieden.

→ Resiliente Menschen sind handelnde Menschen, die auch davon überzeugt sind, dass sie selbst etwas tun können und zu einer Veränderung beitragen können. Sie haben ihr eigenes Leben im Griff und sind damit auch davor geschont, in eine Opferhaltung zu verfallen, die sich ohnmächtig einem höheren Schicksal beugen muss.

→ Resiliente Menschen haben eine positive und bejahende Grundhaltung zum Leben. Damit sind sie eher optimistisch, was alle und alles angeht, was ihnen begegnen kann und wird. Sie sind durchaus in der Lage, Tatsachen anzuerkennen und keineswegs zu verdrängen. Resiliente Menschen reden sich die Welt nicht »schön«.

→ Sie können sich sowohl in die Gedankenwelt, als auch in das Gefühlsleben von anderen Menschen hineinfühlen und hineinversetzen. Sie sind also in der Lage, anderen Menschen ausreichend Empathie entgegenzubringen.

→ Ein hohes Maß an Resilienz spricht auch dafür, dass ein Mensch in der Lage ist, sich selbst Ziele zu setzen, diese sehr diszipliniert zu verfolgen und sich keinesfalls von irgendwelchen Widrigkeiten oder gar Rückschlägen entmutigen zu lassen. Sollten sie ein Ziel aufgeben, weil die Tatsachen dagegensprechen, setzen sie sich neue Ziele und verfolgen diese ebenso diszipliniert.

Das Besondere an der Resilienz ist, dass durch sie sowohl eine positive Haltung im Leben, als auch eine bessere Laune gefördert wird. Gleichzeitig fördert auch wieder die bessere Laune die positive Haltung im Wechselspiel.

Resilienz ist – unabhängig davon, wie alt ein Mensch ist, lernbar. Sie ist auch wieder verlernbar und auch ganz neu erlernbar. Je nach Persönlichkeit, also dem eigenen Wesen und allen dazugehörigen Faktoren, ist ein solches Lernen für einige Menschen leichter, für andere wiederum schwerer. Die Chance darauf, dass sich letztlich alles, was wir an Schrecken und Problemen und Verletzungen in unserem Leben mitbekommen haben, auch wieder umkehren lassen könnte, ist ein – im Gegensatz zum Teufelskreislauf –göttlicher Kreislauf und fördert allemal den Himmel auf Erden!

Das musst du dir nicht so zu Herzen nehmen!
Immer schön cool bleiben!
Liebeskummer lohnt sich nicht, my darling, schade um die Tränen in der Nacht …
Das hat er doch nicht so gemeint!
Stell dich doch nicht so an!
Du bist aber auch empfindlich
Lass Gras drüber wachsen!
Die Zeit heilt alle Wunden und das Leben geht weiter

Rat – Schläge

Anja erinnerte sich noch genau daran, als sie ihren ersten Liebeskummer hatte. Sie war damals siebzehn Jahre alt und sie war nicht nur traurig – ihr war alles, was sie bislang dachte, was Wert haben könnte – in diesem Moment schal, kalt und vollkommen egal vorgekommen. Sie hatte viele Ratschläge bekommen. Doch das, was sie hörte, brachte sie nur noch mehr dazu, zu verstummen. Sie fühlte sich ausgeschlossen und missverstanden. Scheinbar verstand niemand ihren Schmerz und ihre Verletzung.

Und es gab auch einige, die über ihren Schmerz einfach hinweg gingen und ihr sagten, sie solle nicht traurig sein, »andere Mütter hätten auch schöne Söhne«. Wenige Wochen nach diesem Liebeskummer hatte Anja damals eine schwere Lungenentzündung gehabt.

Sie erinnerte sich auch, was ihr damals geholfen hatte: Menschen, die einfach bei ihr waren, weder relativiert, noch analysiert haben, sondern einfach zugehört haben.

Wie hoch ihr eigenes Maß an Resilienz wohl heute sein mag, zog als Frage in Anja auf. Viel Selbstbewusstsein hatte sie wirklich nicht. Und sie mochte sich und ihre stämmige Figur und ihre dünnen Haare nicht sonderlich leiden. Für Anja stellte das – nach allem, was sie jetzt gehört hatte – durchaus einen Gefahrenpunkt dar. Männer erschienen ihr immer erheblich selbstbewusster, als sie selbst und die anderen Frauen in ihrem Umkreis.

Bei einem Menschen mit einem sehr hohen Maß an Resilienz könnte demnach kaum eine Demenz entstehen? Anja stand wieder einmal vor einem Meer an unbeantworteten offenen Fragen.

- Die Bohnenübung:

Wer sich morgens zehn getrocknete Bohnen in die eine Hosentasche steckt und bei jedem Male, wenn er eine – und sei sie noch so kleine – schöne Wahrnehmung hat, steckt eine Bohne in die Tasche auf der anderen Seite. Am Abend wird bilanziert. Am nächsten Tag geht es von vorn los. Und eines ist sicher: es wandern täglich mehr Bohnen in die andere Tasche. Dann kann es sein, dass es nicht lange dauert und die Bohnen sind bereits am Vormittag in die Tasche gewandert, in der die schönen Dinge des Alltags liegen. Dann ist die Sicht auf schöne Dinge erweitert.

- Festgefahrene Glaubenssätze:

Glaubenssätze können langsam und stetig dadurch verändert werden, dass die Wortwahl umtrainiert wird. Bei jedem Satz, der einem vermittelt »Das schaffst du nie!« oder »Das schaffst du wieder nicht«, bewusst den Satz derart formulieren, dass es heißt »Das schaffe ich *noch* nicht« oder »Immer schön einen Schritt vor den anderen setzen. Dann wird das schon«. Langsam und stetig wird dadurch eine Veränderung eintreten.

- Kleine Schritte:

Selbstvertrauen und Resilienz werden trotz der Erkenntnis, dass diese notwendig sind, keineswegs von heute auf morgen entstehen. Es braucht kleine Erfolgserlebnisse, die Stück für Stück aufbauen, was scheinbar gar nicht vorhanden ist. Und da Menschen der Perfektion entgegenstreben, kann es passieren, dass das Ziel so hoch angesetzt wird, dass schon nach wenigen Tagen jeder Mut erlahmt und jede schöne Idee wieder ganz hinten in der untersten Schublade landet. Dieses Phänomen ist in jedem Januar leicht zu beobachten, wenn bereits in den ersten Januartagen jeder gute Vorsatz im neuen Jahr wieder hinter dem Horizont verschwunden ist. Deshalb ist es besser und sinnvoller, kleine Ziele anzustreben und diese täglich zu üben. Ganz langsam, Schritt für Schritt wird Veränderung eintreten. Wer immer einen kleinen Schritt eines großen Weges geschafft hat, wird mit einer Prise Stolz auf sich selbst dafür belohnt. Das baut sich langsam und stetig aufeinander auf und nörgelnde Stimmen werden ruhiger. Diese kleinen Schritte, etwas zu üben, bis es tatsächlich funktioniert, braucht jedes kleine Kind, das sich erst einmal am Tisch hochzieht und viele, viele Misserfolge hat, bis es tatsächlich eines Tages laufen kann.

»Die Ausdauer ist die Schwester des Talents.«

unbekannt

Anja hatte von Marion eine Postkarte geschickt bekommen. Darauf stand »Hinfallen, Aufstehen, Krone richten, Weitergehen«. Im ersten Moment konnte sie gar nichts damit anfangen. Doch als sie eines Morgens aufwachte, hatte sie geträumt, dass sie sich in einem uralten Schloss befand und dort auf einem mit vielen Decken und Kissen abgedeckten Stuhl sitzend vor sich hin sinnierte. Morgens, während sie ihren Kaffee schlürfte, konnte sie einen Zusammenhang zu ihrem Traumbild herstellen. Sie war eine Königin in einem Königreich von unzähligen Zellen, den Bewohner*innen ihres Landes, des Königreiches. Alle Bewohner*innen, ihre Zellen, werkeln den ganzen Tag, damit sie ihr Leben leben kann. Die Zellen ihres Körpers bauen ihre Haare auf, sie vernähen Wunden, sie bewegen ihre Beine und produzieren Blutkörperchen. Das taten sie alle nur weil sie es war. Und wenn sie eines Tages tot sein würde, dann würden alle ihre Arbeit innerhalb kürzester Zeit einstellen. »Das würde bedeuten, dass es auf diesem Stuhl, in diesem Schloss und in diesem Königreich nur eine einzige gibt, die das Sagen hat, denn eine andere würden meine Körperzellen nicht nehmen wollen. Meine Zellen machen ja schon eine Abstoßreaktion, wenn ich nur einen Splitter im Finger habe!«, fuhr Anja fort. Sie wusste, sie hatte zu dünne Haare, sie hatte eine untersetzte Figur und war mit sich keineswegs im Reinen. »Aber es gibt nur die eine!«, fiel es ihr wieder ein. »Eine andere gibt es nicht. Dann kannst du genauso gut die nehmen, die da ist!« Zufrieden war Anja mit dieser Erkenntnis jedoch nicht.

Als Anja sich vor den Spiegel stellte, richtete sie ihren Rücken dennoch auf. Die Postkarte kam an ihren Kühlschrank.

Sie hatte viel Mitgefühl mit Stefan. Sie näherte sich zunehmend dem Gedanken, ob er ganz einfach resigniert hatte und keine Möglichkeit gesehen hatte, einen anderen

Ausweg finden zu können. Alle seine Träume waren in sich zusammengefallen, als er Insolvenz anmelden musste und sein aufgebautes Leben auf allen Ebenen zerbarst. Ob es einen anderen Weg gegeben hätte?

Gemeinschaft lernen

»Das Mitgefühl macht aus uns eine wunderbare Gemeinschaft.«

David Garrick

Menschen mit einer Demenz haben sich abgetrennt von unser aller Realität und der Allgemeinheit. Sie leben in ihrer eigenen Welt. Soll das verhindert werden, gibt es nur die Möglichkeit, sich auf den Weg zu machen, frühzeitig andere Menschen zu finden, mit denen eine Gemeinschaft möglich ist. Welche Gemeinschaft das auch immer sein mag, sie wird Vorteile mit sich bringen ebenso wie Nachteile. Es gibt viele Möglichkeiten dazu, aus Alleinsein, Einsamkeit und Isolation herauszukommen. Einziger Haken dabei ist, dass alle Menschen, die in Gemeinschaft leben wollen, sich selbst auf den Weg machen müssen, um diese zu finden. Um aus einer gewohnten Komfortzone herauszukommen, braucht es eben eine Entscheidung und eine darauffolgende Handlung.

»Arsch hoch, Frau Königin.«

Spruch auf einem Schlüsselband

Sollte ein vorhandenes Misstrauen ein Hindernis auf dem Weg zu anderen Menschen sein, so ist es gut, auch hier die eingemeißelten Vorstellungen zu verändern. Menschen allgemein sind weder böse oder schlecht, noch bewundernswert. Es wird überall mit Wasser gekocht und einen perfekten Menschen gibt es nicht. Alle anderen sind möglicherweise genauso verschroben, wie man selbst es ist. Ein wenig Gnade mit der Menschheit ganz allgemein – und sich selbst dazu – wäre wohl sinnvoll. Dazu gehört es auch, zu lernen, anderen zuzuhören und nicht gleich mit den eigenen Wahrheiten andere zu überrollen. Interesse an anderen fördert deren Offenheit und die eigene dazu.

Hilfreich kann auch sein, anderen eine Unterstützung anzubieten – egal wofür. Dann steht einem Kontakt zu anderen Menschen jede Tür offen.

Es ist bekannt, dass jüngere Menschen leichter und schneller Kontakt zu anderen Menschen aufnehmen können, als es ältere Menschen vermögen. Begegnen sich Menschen erst in höherem Alter, ist es schwer, jene tiefe Vertrautheit zu entwickeln und zu erleben, die jahrzehntelange Freundschaften mit sich bringen. Es gibt viele Menschen, deren tägliches Spazierengehen mit einem Hund unweigerlich zum Gespräch mit anderen Hundehalter*innen führt. Gleiches ist auf Spielplätzen zu erleben, selbst ein täglicher Gang von Trauernden auf dem Friedhof führt oftmals zu Bekanntschaften, vielleicht sogar zu Freundschaften – Gemeinsamkeit bindet und gibt einen großen Halt im Leben.

Jetzt kann das Internet dazu eine große Hilfe sein – es ist Segen und Fluch in einem. Ob jemand eine Lebensgemeinschaft mit vielen anderen sucht oder eine Zweierbeziehung, ob eine Skatrunde gewünscht wird oder biologische Landwirtschaft als Hobby – es ist alles ganz einfach zu finden. Es kann mit anderen Menschen die gemeinsame Begeisterung für Modelleisenbahnen gefunden werden, es können gemeinsame Strickrunden sein, es gibt Brotbackblogs und es gibt Historienforschungsgruppen. Selbst die Kataloge für Volkshochschulkurse werden dicker und bieten eine unglaubliche Vielfalt verschiedener Angebote an. Die Bandbreite dessen, welche Möglichkeiten angeboten und gefunden werden können, ist schier unendlich. Zeitungsannoncen oder Zettel an so genannten »schwarzen Brettern« in

Läden bieten eine weitere Möglichkeit, aus der Einsamkeit herauszukommen.

> »Ich bewundere den 93-jährigen Mann in meiner Nachbarschaft, der mit seinem Freund, der 91 Jahre alt war, an seinem 95. Geburtstag gemeinsam nach China fahren wollte. Deshalb wollten die beiden Männer vorher ein paar Worte chinesisch lernen. Als der Kurs an der Volkshochschule nicht zustande gekommen war, haben sie die Lehrerin für chinesisch für Einzelstunden gebucht.«
>
> *M. erzählt von einem Mann aus seiner Nachbarschaft.*

»Das hört sich jetzt alles ganz einfach und leicht an«, dachte sich Anja, Und sie redete sich selbst gut zu. Sie war ja gar nicht einsam, sie war viel allein, doch das ist doch ein himmelweiter Unterschied, da war Anja sich sicher. Sie hatte so viel Kontakt auf ihrer Arbeitsstelle mit anderen Menschen und sie hatte ab und zu ihre Bowlinggruppe und traf immer wieder Menschen und kam mit ihnen ins Gespräch, wenn sie mit ihrem Hund unterwegs war. Anja war gern allein. Und sie war auch nicht sicher, ob sie es anders haben wollte.

»Außerdem bin ich nun wirklich nicht depressiv!«, bekräftigte sie sich noch einmal.

Ein paar Tage später fand sie eine weitere Postkarte von Marion in ihrem Briefkasten. Darauf stand: »Das Leben ist zu kurz für Knäckebrot«. Anja grinste und dachte nach.

Sinnes – und Naturtherapie

Schreitet eine Demenzerkrankung weiter voran, wird es immer schwieriger, die Betreffenden über eine Verstandesebene direkt zu erreichen. Eine Erreichbarkeit scheint ganz wesentlich über die Stimulation der Sinne möglich zu sein. Jetzt spielen Fühlen, Atmen, Sinnesreize erleben und Berührungen, also alles, was unter »Basaler Stimulation« zu finden ist, eine große Rolle. Auch mit Musik können Betroffenen oftmals sehr gut erreicht werden. Sie erinnern sich an Lieder und können ihre Texte mitsingen, obwohl sie sonst kaum einen Gedanken äußern können. In vielen speziellen Abteilungen für Menschen mit Demenz gehört der Einsatz von Musik zum Standard.

- Ich kann dich riechen

Auch wenn bei vielen Menschen mit einer Demenz die Fähigkeit Riechen zu können abhandenkommen kann, sind es dennoch etliche, die diese Fähigkeit behalten. Gleichzeitig ist der Geruchssinn das einzige Sinnesorgan, das gestärkt werden kann, wenn es trainiert wird und nicht geschont, wie bei anderen schwächer werdenden Sinnen. Mit Hilfe von Riechtrainings kann das Vermögen des Geruchssinnes deutlich gesteigert werden.

> »Ferkel sind auch nachproduzierbare Rohstoffe geworden. Jedes Mitgefühl und jede Annäherung an das Wesen des Tieres ist in der Technik der Welt verloren gegangen.«
>
> *Achim B.*

In Japan wurden Menschengruppen aufgeteilt und die eine Gruppe wurde in den Wald, die andere Gruppe in die Stadt geschickt. Es war beeindruckend, wie unterschiedlich die Blutwerte dieser Gruppen nach ihrem Besuch waren. Die Gruppe, die sich im Wald aufgehalten hatte, hatte einen niedrigen Puls, einen niedrigen Blutdruck und erheblich niedrigere Stresshormonwerte, als die andere Gruppe. Menschen in Krankenhäusern scheinen erheblich schneller gesund zu werden, wenn sie von ihrem Bett aus auf Bäume sehen können und sogar der Blick auf ein Naturbild wirkt sich positiv auf einen Menschen aus. Diese Phänomene können viele Hintergründe haben. Wälder und Parks werden nicht umsonst als »grüne Lunge« bezeichnet. Wissenschaften gehen davon aus, dass durch die Bewegung an der Luft auch bei Menschen mit Demenz eine verbesserte Durchblutungsleistung gefördert wird. Inwieweit das vorherrschende Grün als Farbwirkung auch einen Teil dazu beisteuert, ist wenig und nur in Nischen erforscht.

- Biotope

Es besteht die Gefahr, dass der Wald und die Natur ausschließlich als Ressource betrachtet und ausgenutzt werden. Wird eine Wirkung über rein technische Aspekte, wie Sauerstoffversorgung und Durchblutung hinaus angenommen, könnten die Naturphilosophen einen weiteren Aspekt beisteuern und Recht haben. Sie sind der Meinung, dass wir uns, wenn wir uns in der Natur bewegen wieder als Teil eines Gesamten begreifen können und damit das Biotop in uns stärken, wenn wir uns mit dem Äußeren Biotop verbinden. Menschen sind ein Teil der Natur, auch wenn es manchmal so aussieht, als hätten wir uns von jedem natürlichen Zustand weit entfernt. Manchmal wird das Phänomen der positiven Wirkungen auf uns Menschen auch als »Waldbaden« bezeichnet.

Die Erkenntnis der aufbauenden Auswirkungen der Natur auf die Menschheit ist keineswegs neu. Bereits vor hundert Jahren wurde davon gesprochen, dass gestresste Menschen Ruhe finden können, wenn sie sich wieder mehr der Natur zuwenden und sich in ihr bewegen. John Muir (Naturforscher) sagte den schönen Satz, dass ein Mensch nach Hause komme, wenn er in die Berge gehen würde. Fast jeder Mensch hat entsprechende Erfahrungen und Erkenntnisse in seinem Leben gemacht: wir werden nicht satt und müde davon, Gebirge zu sehen, das Kommen und Gehen der Wellen auf dem Wasser zu sehen oder in der Natur die Umgebung aufzusaugen, die uns so guttut. C.G. Jung, berühmter Schüler von Sigmund Freud, sprach davon, dass die moderne Zivilisation »Alltagsschlamm« in Menschen produziere. Dieser Schlamm werde mit dem Baden in der Natur, im Meer und im Wald durch die Berührung mit der Natur gereinigt und somit wird der Seele der Nährboden für Neurosen entzogen. Insofern kann ein »Bad« im Wald, wenn wir ganz und gar die Natur mit unseren Sinnen aufsaugen und in ihr schwimmen, dazu führen, dass der ganze Dreck des Alltags abgewaschen wird. Wir sind ein Teil der Natur und können uns wieder ganz und gar mit ihr verbinden und zurück zu unseren Wurzeln kommen.

Beim Erleben der Naturerfahrung spricht man davon, dass das seelische Gleichgewicht wieder hergestellt und Stress abgebaut wird; das Selbstwertgefühlt steigt an, wie die Selbstwahrnehmung. Bei Kindern, die sich viel in der Natur und vielleicht sogar in einem Waldkindergarten befinden, werden verbesserte psycho-soziale Kompetenzen, Konzentrationsfähigkeit und Kreativität beobachtet.

- Aussähen, Pflanzen und Ernten

Auf beeindruckende Weise können Menschen, deren Seele erkrankt ist, wieder Boden unter ihren Füßen bekommen, wenn sie Gartenarbeit betreiben. Das kann auch auf Bauernhöfen geschehen. Es gibt spezielle Höfe, die in erster Linie im anthroposophischen Bereich angesiedelt sind, die regelmäßig Menschen mit psychischen und/oder seelischen Problemen auf ihren Höfen aufnehmen. Das kann sich um einige Wochen oder manchmal sogar Monate handeln.

> »Mein Mann ist an Demenz erkrankt und seine Krankheit nimmt zu. Es ist weder möglich, mit ihm ein Spiel zu spielen, noch kann er sich nicht mehr allein anziehen und sogar seine Musik, die

er sein Leben lang mit Begeisterung angehört hat, interessiert ihn nicht mehr. Das Einzige, was machbar ist, sind lange Spaziergänge im Wald. Dann ist seine Unruhe verschwunden, dann wirkt er in sich aufgeräumt und ruhig. Wir gehen jetzt jeden Tag spazieren.«

U., Ehefrau

- Die Gartentherapie

In Wien gibt es mittlerweile einen extra Studiengang, der als »Gartentherapie« angeboten wird. Unter dem Namen »Sinnesgarten« gehört dies zu einem erweiterten Angebot für Menschen in Senioreneinrichtungen. Alle – auch die Betreuenden – profitieren von diesem Angebot. Es gibt Bewegung, Sinnesreize und soziales Miteinander. Vielfach beginnen die Bewohner*innen, auch wenn sie bereits eine Demenz entwickelt haben aus den alten Zeiten zu erzählen, in denen ein Garten in ihrem Leben eine Rolle spielte. Noch vor einigen Jahrzehnten war es normal, dass diejenigen, die ein kleines Stück Erde besaßen, darauf auch Obst, Gemüse und Blumen anbauten.

Ganz besonderen Einfluss hat es, wenn die Betroffenen sich eben nicht nur in der Natur aufhalten, sondern auch mit ihr interagieren und in Kontakt kommen – in Form von Gartenarbeit. In jeder Gartenarbeit gibt es Handgriffe, die ganz einfach möglich sind und von jedem ausgeführt werden können.

An Demenz Erkrankte können bei der Zubereitung der Mahlzeiten mithelfen oder wenigstens zuschauen, vielleicht können sie Kartoffeln schälen oder Gemüse putzen, je nachdem, wie weit die Krankheit fortgeschritten ist. Es gibt auch viele jüngere und gesunde Menschen, die begeistert davon sind, Kochsendungen zu sehen und inspiriert davon werden, obwohl sie die Handgriffe noch nicht einmal selbst ausführen.

- Sinneserfahrungen statt Verstandespirouetten

Diese Erfahrungen und Erlebnisse der Sinne sind nicht an den Verstand gebunden und genau deshalb so wirksam.

Bei vielen Menschen mit einer Demenz, ganz besonders bei der Parkinsondemenz, sind der Geruchssinn und oft auch der Geschmackssinn vermindert. Dennoch können die Sinne von ihnen vieles aufnehmen und andere Sinnesfähigkeiten können sich verstärken. Bei Kaspar Hauser nahmen die übersinnlichen Fähigkeiten immer mehr ab, je mehr er in der Welt der Vernunft und des Verstandes landete. Bei Menschen mit einer Demenz kann vielleicht die Fähigkeit, Farben zu erfassen und zu erleben erstarken.

Jedem Künstler wird eine Sensibilität zugesprochen. Eben weil es sich um Künstler handelt, wird von ihnen gar nicht erwartet, dass sie alle Ebenen der Verstandesebene beherrschen, und dass sie ihr Geld optimal anlegen können. Sie sind Künstler! Menschen mit einer Demenz bezeichnen sich selbst nicht als Künstler und stellen sich auch nicht als solche dar. Niemand weiß, wie viele Menschen mit einer Demenz auch den Reichstag einpacken würden. Niemand weiß, welche Kunst entstünde, wenn Menschen mit einer Demenz Zugang zu den Materialien hätten. Es ist in jedem Falle anzunehmen, dass ein Joseph Beuys mit großer Begeisterung lange Artikel darüber verfasst hätte, wenn er einen Schlüssel im Gemüsefach des Kühlschranks gefunden hätte. Menschen mit einer Demenz können durchaus Künstler sein, sie können das nur nicht verkaufen.

Stefan hatte früher, als er noch Schuhe herstellte, mit Innigkeit und in sich vertieft seine hergestellten Schuhe betrachtet und manchmal fast gestreichelt, erinnerte sich Anja. Ob sie auf irgendeine Weise Stefans Neugierde wecken könnte? Was wohl wäre, wenn sie ihm Lederbänder mitbringen würde? Ob er in der Lage wäre, daraus Schlüsselanhänger zu knüpfen? Oder ob er in der Lage wäre, aus Leder Glasuntersetzer herauszuschneiden?

Anja nahm an, dass Stefans Material wahrscheinlich das Leder in allen seinen Variationen war. Wahrscheinlich konnte er früher bei jedem Leder, das er in der Hand hatte, fühlen, woher es kam und welches Tier einmal in der Haut steckte. Früher, als er noch gesund war, hatte er ihr einmal ein wunderschönes Ledermäppchen für ihre Stifte hergestellt. Das war in ihrer Lieblingsfarbe Türkis eingefärbt und aus ganz weichem Leder.

Ob Stefan ihr etwas dazu sagen könnte, wenn sie selbst ein Stück Leder nähen würde?

Anja nahm sich vor, ab jetzt bei jedem Besuch bei Stefan anzuregen, ein Spiel zu spielen, was ihnen so viel Freude bereitet hatte. Und sie nahm sich auch vor, dass sie bei jedem Besuch darauf achten wolle, dass er ein ausgiebiges Fußbad nahm. Dort würde sie ein paar echte ätherische Öltropfen ins Wasser geben, die den Duft des Waldes oder von Leder mitbringen würden. Anja fand tatsächlich ein ätherisches Öl mit Lederduft. »Ein Bäcker müsste wahrscheinlich frischen Duft von Brot und Kuchen bekommen«, dachte Anja. »Und Stefan braucht Lederduft. Was wohl ein Uhrmacher bräuchte?« Sie malte sich aus, wie Stefan auf das Fußbad und den Duft reagieren würde. Sie stellte fest, dass sich Stefan bei den Fußbädern ganz und gar entspannte. Und manchmal musste sie sogar warmes Wasser nachfüllen.

Nach ein paar Wochen nahm sie ein paar kaputte Schuhe von sich mit zu Stefan. Sie stellte sie auf den Tisch und fragte ihn: »Was muss man tun, damit sie wieder heil werden?« Doch Stefan reagierte gar nicht. Anja bereitete ihm das Fußbad und trank eine Tasse Kaffee bei ihm, denn nach Spielen war ihm heute nicht zumute. Sie erzählte ihm von ihrem Tagesablauf und bekam auch hier wenig Reaktion. Als Anja aufbrach, um sich auf den Weg nach Hause zu machen und ihren Mantel schon angezogen hatte und die Türklinke in der Hand hatte, hörte sie Stefan murmeln: »Nähen, nicht kleben!« Anja war sehr berührt. Sie war auch berührt davon, dass ihre große Angst vor einer Demenz auf seltsame Weise kleiner geworden war.

Kapitel 12
Prävention und Behandlung 5 auf einer spirituellen Ebene

Auf einer spirituellen Ebene

»Soweit wir wissen, besteht die einzige Möglichkeit, die Krankheit (Demenz) sicher zu verhindern, in einem frühen Tod.«

Terry Pratchett

- Der Spiritus

»Im diesem Cognac liegt der Geist des Weines.«

Fernsehwerbung aus den 60-er Jahren des letzten Jahrhunderts

Der Begriff Spiritualität ist ebenso schwer zu definieren und dafür eine allgemeingültige Benennung zu finden, wie es bei der Seele der Fall ist. Besonders bei der Vorstellung der Spiritualität ist es für eine Gesellschaft, die den Verstand und die Vernunft als oberste Prämisse gesetzt hat, nahezu unmöglich, sich dieser überhaupt zu nähern.

Das Wort Spiritus stammt aus der lateinischen Sprache und bedeutet so viel wie »Geist, Atem, Hauch«. Damit sind wir wieder bei der Psyche gelandet, denn unter ihr werden alle geistigen Eigenschaften und Persönlichkeitsmerkmale gesammelt und verstanden. Der »Geist« an sich ist nicht definiert, scheint jedoch aus der indogermanischen Sprache zu stammen, wo es so viel wie »erschaudern, ergriffen sein, aufgeregt sein« bedeutet.

Doch mit »geistigen« Fähigkeiten werden ganz allgemein die Fähigkeiten des Verstandes gemeint. Da stehen Logik und ein erstrebenswerter hoher IQ auf der Bühne. Von Erschaudern oder gar Ergriffenheit ist keine Spur zu entdecken.

In religiösen Zusammenhängen öffnet sich angesichts des Begriffes »Geist«, eine weite Tür. Hier handelt es sich um eine Kraft, die sich innerhalb und auch außerhalb eines jeden lebendigen, leiblichen Körpers befinden kann und nicht einmal an diesen gebunden ist. Dadurch entstehen Fragen nach einem Jenseits, wie immer es auch aussehen mag. Gleichzeitig erwachsen allein durch die Beschäftigung mit einem Jenseits alle nur denkbaren Fragen nach dem Diesseits. Es ist in diesem Fall unumgänglich, dass auch die Fragen nach göttlichen Dimensionen auftauchen, die auf menschliche Geister einwirken können und umgekehrt.

- Spiritualität und Ethik

Manchmal wird Spiritualität gleichgesetzt mit einer humanistisch–ethischen Grundhaltung anderen Menschen, dem Leben und der Natur gegenüber. Ab und zu scheint es sich primär sogar um einen Benimmkodex zu handeln. Eike Wenzel (Zukunftsforscher) meinte zur Definition Spiritualität, sie sei etwas anderes, als der »schnöde Mammon«. Mit dieser Aussage öffnet sich ein unendliches Feld an Möglichkeiten. Diese können durchaus humanistisch-ethische Grundsätze beinhalten. Die Frage steht an, ob es dabei bleibt oder das Feld der Möglichkeiten sich ausweiten kann und darf. Wenn es über den Mammon und einer gemeinsamen Form einer ethischen Basis hinausgehen darf, kommt niemand darum herum, die Frage nach der Existenz einer geistigen Dimension zu stellen.

Spiritualität und geistige Dimension

Viele Menschen fragen sich danach, ob es »irgendetwas« da draußen, also außerhalb von unserer eigenen Befindlichkeit geben könnte. Das passiert in besonderem Maße dann, wenn wir an die Grenzen unserer Realität stoßen und etwas geschieht, das mit ausschließlich logischem Denken und deren Gesetzen nicht mehr ausreichend erklärt werden kann. Es geschieht auch, wenn die Grenzen unserer Schulphysik erreicht sind und Unerklärliches passiert. Dann wird in der Regel der »Zufall« mit in die Deutung aufgenommen.

- Es steht 50:50

Eine verstandesmäßig kluge und dennoch geistlose Gesellschaft kann sich kaum für eine nicht-materielle Dimension erwärmen. Dadurch kommt es zu Grabenkämpfen und zur Rechthaberei darüber, ob es einen »Geist« – geschweige denn Seelen – geben kann oder eben nicht. Diese Grabenkämpfe werden, wie üblich, sowohl von ganz normalen Menschen bis hin zu renommierten Wissenschaftlern mit Vehemenz geführt. Eine Annäherung scheint unmöglich. Denn es geht darum, wer die stärkeren Argumente hat, wer sich besser durchsetzen kann und wohl auch, wer die meisten Follower hat. Würde sich eine der kämpfenden Seiten auf die Denkweise der anderen einlassen, müsste sie gleichzeitig ihre Grundfesten der Überzeugung verlassen und das eigene Weltbild gänzlich in Frage stellen. Das ist besonders schwer, denn die eigene Weltsicht bildet eine Basis, auf der es sich sicher stehen lässt.

Das ist das Problem mit einer geistigen Dimension: es gibt keinen hundertprozentigen Beweis, es gibt auch keinen hundertprozentigen Gegenbeweis. Ein Argument auf der einen Seite ruft sofort neue Gegenbeweise und Argumente auf der anderen Seite hervor. Und auf diese Weise geht das Spiel weiter und weiter.

Allerdings sind in unseren modernen Zeiten diejenigen, die ein geistiges Weltbild ihr Eigen nennen, weniger angesehen als die, sie sich (scheinbar) auf dem Boden der Tatsachen bewegen. Menschen, die einen Glauben in sich tragen, werden eher als naiv betrachtet und deshalb nicht ganz ernst genommen, weil sie an etwas glauben, das in naturwissenschaftlicher Herangehensweise eben nicht bewiesen werden kann und deshalb nicht existiert. Das macht auch die weichen Wissenschaften, wie es die Psychologie, die Philosophie oder gar oder die Theologie sind, zu minder angesehenen Randfächern.

Gläubige Menschen werden häufig auch als »Esoteriker*innen« abgestempelt. Landläufig werden mit Esoterikern naive Menschen gemeint, die sich nicht auf dem Boden der Tatsachen befinden. Dabei geht es bei der Esoterik um geheimes Wissen, das durch Selbsterkenntnis und Selbsterfahrung erlangt werden kann. Wer sich esoterische Erfahrungen aneignet, hat sich auf einen inneren spirituellen Erkenntnisweg begeben. Daran ist erst einmal gar nichts naiv oder nicht ernst zu nehmen.

> Wie stellen Sie sich das Jenseits vor?
> *Es gibt kein Jenseits. Es gibt kein Leben nach dem Tod. Also hat es auch keinen Sinn, sich das Jenseits auszumalen. Der Tod ist der Schlusspunkt.*
>
> Sie sind kein religiöser Mensch. Viele Religionen versprechen ein Weiterleben nach dem Tod. Würden Sie gern in einer Religion Trost finden?
> *Nein. Es gibt kein Weiterleben nach dem Tod. Das ist Wunschdenken. Marx nannte Religion Opium fürs Volk. Es ist wichtig, die Wirklichkeit so zu sehen, wie sie ist. Auch wenn mir nicht gefällt, was ich sehe. Es hat keinen Sinn, sich selbst zu betrügen. Religion ist wie eine Brille, die den Blick auf die Wirklichkeit trübt, die bittere Realitäten hinter einem milden Schleier verschwinden lässt. Deshalb wehren sich die Anhänger der*

Religionen auch so vehement, diese Brille jemals abzusetzen

Auszug Interview Focus mit Marcel Reich-Ranicki

Wird ein existierender Geist angenommen, ist das viel mehr, als nur eine begrüßenswerte ethische Grundhaltung dem Leben gegenüber. Eine geistige Sichtweise heißt, dass einer jeden materiellen Entwicklung eine geistige Idee vorausgegangen ist. Das ist bei der Komposition eines Musikstückes genauso, wie bei einem neu erdachten Kochrezept, einem gemalten Bild, einer Zoom-Konferenz oder einem neuen Reihenhaus. Bevor etwas entsteht, hat es die Idee dazu aus einer geistigen Dimension gegeben. Der Geist hat also die Prämisse und zieht erst in Folge materielle Nachwirkungen und Auswirkungen hinter sich her. Ein Geist ist ebenso wenig mess- oder wägbar, wie es eine Seele ist. Die Annahme der Existenz einer geistigen Dimension öffnet erst die Tür dazu, einen Gedanken über den letzten Atemzug hinaus zu wagen und Vorstellungen davon zu entwickeln, was es mit Seelen auf sich haben mag.

»Geist eint, Intellekt scheidet.«

Alois Essigmann

»Verstand summiert, Geist potenziert.«

Alois Essigmann

Indogermanische Wurzeln

Eine spirituelle, geistige Sichtweise, die eine geistige Dimension annimmt, hat sich das Staunen, die innere Bewegung und Berührbarkeit behalten, die das Lied von Matthias Claudius hervorruft:

Der Mond ist aufgegangen,
die goldnen Sternlein prangen
am Himmel hell und klar;
der Wald steht schwarz und schweiget,
und aus den Wiesen steiget
der weiße Nebel wunderbar

Wird eine geistige Dimension nicht angenommen, müsste der ganze Text als reiner Unsinn abgetan werden, denn vieles in dem Text stimmt ganz einfach nicht. Rein faktisch geht der Mond nicht auf. Er ist der Erdtrabant oder natürliche Satellit, der sich in einem durchschnittlichen Abstand von 384.403 Kilometern um die Erde bewegt. Dann hat der Mond auch kein Gesicht, sondern Erhebungen und Krater, deren mineralische Zusammensetzung teilweise bekannt ist und die mit Namen benannt werden. Der Wald schweigt deshalb, weil Bäume bekanntermaßen nicht sprechen können. Der weiße Nebel steigt auch nicht empor, er entsteht ganz einfach dann, wenn mit Wasserdampf gesättigte Luft abkühlt, also ein Kondensationsvorgang stattfindet.

»Schau mal da oben«, sagt das Kind und zeigt an den Nachthimmel. »Ja«, antwortet die Mutter »da sieht man die Lichter eines Flugzeuges.« – »Es könnte aber auch ein Feuerdrachen sein«, antwortet das Kind fasziniert-schaudernd.

Gespräch zwischen Mutter und Kind

Die Reduktion einer geistigen Sichtweise, die in den letzten Jahrhunderten und besonders den letzten Jahrzehnten zugenommen hat, geht stetig voran. Wurden früher Planeten und Sterne, die gefunden wurden, mit Namen aus Mythologien benannt und haben damit ihre individuellen Charaktere und ihre Signaturen bekommen, sind es heute Zahlen und Nummern, die entpersonalisiert sind und die Planeten und Sterne als reine Materialansammlungen kennzeichnen und auflisten.

Und der Regenbogen übrigens, an dessen Ende vielleicht ein eingegrabener Schatz gefunden werden kann, ist ein physikalisches Phänomen. Sein radialer Farbverlauf ist das gebrochene Licht des Sonnenlichts. Jedes Staunen, jede Ehrfurcht und jede Ergriffenheit sind jetzt fehl am Platze und für Matthias Claudius würde es in heutiger Zeit ein mitleidiges Grinsen als Reaktion geben und er würde als naiver Romantiker und vielleicht sogar Schlagersänger in die Geschichte eingehen.

Das war wieder einmal ein Ohrwurm für Anja. Sie bekam die altbekannte Melodie von dem aufgehenden Mond nicht mehr aus sich heraus. Den ganzen Tag hatte sie das Lied vor sich hin gesummt. Und immer, wenn sie dieses Lied in ihrem Leben gehört oder nur den Text gelesen hatte, wurde sie ruhiger, bedächtiger und vorsichtiger. Das war eine schöne Stimmung, die absolut nicht zu ihrem hektischen Berufsalltag passte. »Wie es wohl wäre, wenn ich das Lied an jedem Arbeitsalltag summe oder singe?«, fragte sich Anja. Sie nahm an, dass sie ruhiger werden würde.

Anja suchte sich den ganzen Text heraus. Besonders die dritte Strophe hat es ihr angetan. Als sie den Text zum ersten Mal bewusst las, traf es sie fast wie ein Paukenschlag.

> Seht ihr den Mond dort stehen?
> Er ist nur halb zu sehen,
> und ist doch rund und schön!
> So sind wohl manche Sachen,
> die wir getrost verlachen,
> weil unsre Augen sie nicht sehn.

Sie staunte sehr, denn sie kannte bislang nur die erste Strophe. Anja lernte alle Strophen auswendig.

Und ob nach dem Tod etwas sein könnte? Anja hatte sich darüber nie Gedanken gemacht. Sie war in ihrem Leben dem Religionsunterricht in der Schule desinteressiert gefolgt. Sie erinnerte sich auch nicht, dass da jemals über ein »Davor« oder »Danach« gesprochen wurde.

Der Sinn

Ein möglicher Sinn des Lebens bekommt neue Dimensionen, wenn eine geistige Realität angenommen wird, wie es auch eine materielle Realität gibt. Die Möglichkeiten, welchen Sinn das Leben machen kann, erweitern sich in unendliche Höhen. Jetzt ist der Sinn nicht nur auf einen persönlichen oder menschlich-gemeinschaftlichen Sinn begrenzt. Der Sinn eines Lebens geht dabei auch über die Lebenszeit von einigen Jahrzenten hinaus und dehnt sich weit in eine geistige Dimension und Realität aus. Es stellt sich die Frage danach, ob und welche Auswirkungen ein Dasein vor dem Erdenleben und nach dem Erdenleben auf das jetzige Leben und seinen Sinn haben mag und umgekehrt. Ein geistig-spiritueller Sinn ist haltbarer, als es jeder andere gefühlte Sinn im Leben sein kann. Oftmals reduziert sich dieser auf Karriere, Familie, einen schönen ausgedehnten Urlaub, das erbaute Haus oder der schöne Garten. In einem spirituellen Sinne würden alle diese schönen Dinge als Ziele bezeichnet werden, nicht als haltbarer Sinn, der den Tod überdauern kann.

Und wieder die Nonnen

Nonnen, die gemeinsam in einem Kloster leben, haben eine sie verbindende spirituelle Realität. Damit haben sie auch einen gemeinschaftlichen Sinn, der sie mit einer geistigen Dimension verbindet. Eine solche geistige Verbindung ist außerhalb von Klostermauern nur in Religionsgemeinschaften und spirituellen Gemeinschaften zu finden. Doch diese sind meistens mehr oder weniger weit verstreut und nur extrem selten unter einem

Dach zu finden. Gläubige Lebensgemeinschaften, die sich unter einem Dach befinden, haben die Kraft der Vielen, die alle gemeinsam an einem Strang ziehen. Dadurch kann sich die Kraft der Gemeinschaft, wie auch die Kraft des gemeinsamen Geistes potenzieren.

Ein gefundener Sinn – ganz besonders in einem spirituellen Sinne – ist ein starker Schutz davor, eine Demenz zu entwickeln oder das Fortschreiten der Krankheit zu verhindern (siehe Kapitel 7, Ursachen 3) und kaum zu erwartende Kräfte zu entwickeln. Wenn jetzt noch ein geistiger Sinn im Leben dazu kommt, kann dieser vielleicht Krankheit und Tod überdauern, ohne dass eine Abwendung vom Leben stattfindet.

Der Glaube kann Berge versetzen

Der innige Glaube an eine weisheitsvolle Macht, die uns im besten Falle auch noch wohl gesonnen ist, hat etwas zutiefst Tröstliches in sich. Die Glaubwürdigkeit vieler Konfessionen hat in den letzten Jahrzehnten in erheblichem Maße gelitten. Viele Menschen heute, in der so genannten konfessionslosen Zeit, kreieren sich ihr eigenes multi-kulti Glaubensmodell zusammen. Die Begrüßung »Namaste« aus dem Hinduismus ist heute ebenso bekannt geworden, wie es das Yogastudio im Stadtviertel geworden ist. Es ist möglich, in die Rituale und Weisheiten der Ureinwohner Amerikas einzutauchen. Die Vielfalt der Möglichkeiten ist groß und die Exotik des Fremden ist entsprechend reizvoll. Vielleicht wäre es möglich, dort das Staunen wieder zu lernen? Viele Menschen picken sich die Rosinen verschiedener religiöser Sichtweisen aus dem großen Kuchen heraus. Und viele andere wenden sich ganz und gar von jeder Vorstellung einer geistigen Dimension ab.

Welche Kraft jedoch in einem tiefen und unbeirrbaren Glauben stecken kann, bezeugen Wallfahrtsorte und heilige Stätten, die sich auf der ganzen Welt befinden. Die Wirkung eines Glaubens ist – unabhängig von jeder Konfession – in Form von Danksagungen und Bitten überall zu finden. Da werden tiefste Wünsche erhört und Gebete und Gelübde zeigten Wirkungen. Eines jedoch ist sicher: es gibt keine Garantie darauf, dass die Bitte oder der Wunsch auch stante pede erfüllt wird. Wer dann beleidigt ist, wenn sich der Wunsch nicht erfüllen sollte, trug keine Bitte in sich, sondern einen Befehl oder die betreffende Person hatte zumindest einen Deal im Hinterkopf.

»Lieber Gott, mach mich fromm, dass ich in den Himmel komm.«

Christliches Gebet

Ganz früher, als Anja noch ein kleines Mädchen war, kniete sie jeden Abend vor ihrem Bett und betete. Sie sagte dann irgendetwas, worum sie bitten könnte. Sie wusste selbst nicht genau, in welche Richtung das Gebet ging, geschweige denn, was oder wer oder welche göttliche Dimension im Hintergrund stehen könnte. Anja kam sich jedoch als kleines Mädchen ein wenig heilig – im wahrsten Sinne des Wortes – vor, wenn sie dann ins Bett hüpfte. In diesen Momenten war sie in ihren Augen ein richtig guter Mensch.

Sie vertraue heute nur auf sich selbst und sie glaube nur an sich selbst, wie sie manchmal sagte. »Das wäre ja ganz schön«, teilte sie Marion mit, »wenn es dann entweder einen alten Mann mit Rauschebart geben würde oder wenn irgendein Gott mich wirklich als etwas Besonderes ansehen würde oder eine göttliche Dimension so aussehen würde, wie in meinem Traum.« Anja ließ die Schultern hängen. »Marcel Reich-Ranicki hat wohl ganz Recht damit, wenn er sagt, nach dem Tod sei Schluss mit Allem. Aber das muss sehr schön sein, wenn es irgendeine Instanz gäbe, an die ich mich wenden könnte, wenn ich nicht weiterweiß. Das würde mir Sicherheit geben.«

Über solche Themen hatten die Frauen niemals vorher miteinander gesprochen. Die Frage danach, was die eine glaubt, war ihnen viel zu privat, als dass sie darüber jemals sprechen würden. Marion setzte vorsichtig an: »Und was wäre, wenn wir uns darauf einlassen würden, dass beide Möglichkeiten nebeneinanderstehen können? Das wären unterschiedliche Voraussetzungen. Wenn zum Schluss keine geistige Dimension vorhanden ist, ist das doch ganz egal. Dann ging es mir wenigstens in meinem Leben besser als nur die Erwartung eines Nichts – was auch immer das sein kann. Und wenn etwas hinterher kommt, dann sind wir wenigstens vorbereitet.«

Es war den beiden Frauen anzusehen, dass sich vor ihnen noch einmal ein großes Feld aufgetan hatte.

Und danach?

Der Glaube an eine spirituelle Dimension öffnet seine Tür, die bislang verschlossen erschien und keinen Ausweg bot. Vor denjenigen, die wie Marcel Reich-Ranicki davon ausgehen, dass mit dem letzten Atemzug alles aus und vorbei ist, öffnet sich ein schwarzes Loch und alles ist abrupt zu Ende.

> »Ich frage mich immer, ob ich nach meinem Tod in einem schwarzen Loch lande oder nicht«, sagte Tim und verbesserte sich sogleich. »Das ist nicht richtig ausgedrückt, ich frage mich, ob ich mitbekomme, ob ich in einem schwarzen Loch lande oder nicht.«
>
> *Tim, 16 Jahre alt*

Ist ein Mensch bereit, ein wie auch immer geartetes »Danach« zuzulassen, ist damit gleichzeitig ein Weiterdenken über den Tod hinaus möglich. Und für eine solche Form der späteren Existenz stehen alle nur visionär, spektakulär und fiktional denkbaren Möglichkeiten zur Verfügung. Und diesem Sinne könnte der unweigerlich näherkommende Abschied vom Leben auf dieser Erde nicht als das Ende, sondern als der Anfang von etwas Neuem betrachtet werden.

Unendliches Bewusstsein

Buchtitel, Pim van Lommel

Eine geistige Dimension

Jede Kultur der Welt hat sich die Fragen nach einer geistigen Dimension gestellt und auf vielfältige Weise ausprobiert, sich eine Vorstellung einer solchen Dimension zu machen. Möglicherweise meinen alle Kulturen die gleiche Dimension und haben ihr nur verschiedene Namen gegeben. Dass daraus eine weltweit umspannende und einzigartige Form der Rechthaberei entstanden ist, ist unter menschlichen Gesichtspunkten nachvollziehbar. Es ist anzunehmen, dass durch religiöse Disharmonie die meisten Morde verübt wurden, die unsere Welt zu verzeichnen hat. Da wird der heutige Streit unter Wissenschaftlern, ob es eine Seele geben kann oder nicht, vergleichsweise harmlos ausgeführt.

Eine geistige Dimension kann alle Götter in sich bergen, die sich in den jahrtausendealten Kulturen und Religionen entwikkelt haben. Sie können Aspekte der unendlichen Vielfalt sein, die sich in einer geistigen Dimension befinden. Gleichzeitig wird heute vielfach über alles, was Ängste beinhalten könnte, süßlicher Puderzucker gestreut. Nach dem Tod ist »alles« gut, Verstorbene werden husch-husch »ins Licht« gebracht und alle

Götter sind allen wohl gesonnen. Leider produziert Angst vielfach klebrigen Kitsch.

> Eine Frau kommt in den Himmel. Sie wird überall herumgeführt, damit sie sich dort auskennt. Irgendwann sieht sie dort eine sehr, sehr hohe Mauer. Sie fragt: »Was ist denn dort hinter der Mauer?« Ihr wird geantwortet: »Ach, dort wohnen die Christen (oder Muslime/Juden/Anhänger von Mythologien/Druiden). Die denken, sie sind allein hier.«
>
> *Ein Witz*

Schluss – Aus – Feierabend

Die Vorstellungen davon, wo wir eines Tages nach unserem letzten Atemzug landen können, sind weltweit sehr verschieden. Im Judentum, dem Christentum und dem Islam sind diese Vorstellungen nicht sonderlich ausgeschmückt. Deshalb besteht wahrscheinlich auch die Hemmung davor, über den letzten Atemzug hinaus zu denken. Viele Menschen sprechen von einem Regenbogen, über den sie hinweg gehen werden oder auf dem ihre Verstorbenen sitzen. Es ist auch von »armen Seelen« die Rede. Wir sprechen davon, dass unsere Lieben sich im Himmel befinden oder sogar, dass sie schlafen. Die Vorstellung vom Himmel pendelt dabei zwischen blauem Hintergrund mit Schäfchenwolken dekoriert oder einem angenehm warmen Sandstrand mitsamt Hängematte. In Zeiten von Flugreisen kann allerdings ein nachtodlicher Himmel für Kinder und deren Eltern zu einem Problem werden, denn über den Wolken ist der vermisste verstorbene Großvater auf dem Weg in den Urlaub leider nicht zu finden, wie es versprochen war.

Alle diese schwammigen Aussagen haben – neben der zunehmenden Vorrangstellung naturwissenschaftlicher Sichtweisen – mit dazu geführt, dass der Tod in den Industrienationen als ein endgültiger Abschluss von Allem angesehen wird. Dadurch, dass wir keine Vorstellung davon entwickelt haben, was und ob nach dem letzten Atemzug etwas sein könnte, haben wir eine Tür geschlossen. Allgemein besteht die Vorstellung, dass nach dem letzten Atemzug Schluss sei. Dann stehen wir vor einem Abgrund des Nichts. Wir stehen vor einem Abgrund des Nichts. Diese Tür gilt es wieder zu öffnen.

»Ja, wo mag der Himmel sein?«, fragte sich Anja. In ihrer gewohnten Vorstellung war der Himmel oben und die Hölle musste dann ja unten sein. Als sie noch ein Kind war, hatte sie sich immer gefragt, ob alle Menschen, wenn sie bestattet wurden, zunächst einmal in die Hölle oder zumindest ins Fegefeuer kommen würden. Denn schließlich kamen sie ja nach unten.

Anjas Gedanken zogen weiter in ihre Kindheit. Früher hatte sie ein eingerahmtes Bild in ihrem Kinderzimmer gehabt. Darauf waren ein Junge und ein Mädchen zu sehen, die auf einem schmalen Steg über ein Gewässer gingen. Hinter ihnen stand ein großer, freundlich blickender Schutzengel, der sie fürsorglich über das Wasser führte. Ja, das Bild war eindeutig kitschig. Dennoch mochte Anja es viel lieber, als die Schutzengel in Miniaturausgaben, die es heute überall zu kaufen gab. In ihrem Kinderbild war irgendetwas Geheimnisvolles. Und an die ganzen Schutzengel, die heute so inflationär verteilt wurden, glaubte Anja schon gar nicht. Ob die anderen Frauen tatsächlich daran glaubten, wenn sie diese an ihren Rücksäcken festgebunden hatten oder auf der Fensterbank stehen hatten? Anja kratzte sich am Kopf. Wo das Bild mit dem Schutzengel wohl abgeblieben war?

Es gab noch einige Gegenstände, die Anja von ihrer Tante Inge geerbt hatte. Da gab es den hölzernen Kochlöffel und auch ihre schöne Kristallschale. Immer, wenn Anja sie nutzte, kreisten ihre Gedanken um ihre Tante. Aber wo mochte Inge jetzt sein? War sie überhaupt noch ihre Tante? Anja hatte Angst davor, sich weitere Gedanken darüber zu machen. Das würde alles auf den Kopf stellen, was sie bisher angenommen hatte. Anja wollte lieber ein ehrendes Andenken bewahren, das war in jedem Falle sicherer.

Sie war in ihrer Sichtweise nur einmal ins Wanken geraten. In ihrer Klinik war eine alte Dame von mehr als neunzig Jahren eingeliefert und reanimiert worden. Hinterher hatte die Frau die behandelnde Ärztin vorwurfsvoll gefragt, weshalb sie das getan hätte. Jetzt müsse sie wieder drei Tage warten, bis sie sterben könne. Anja und die anderen Pflegekräfte hatten über die Aussage gegrinst und hatten gedacht, dass es ja üblich wäre und so häufig vorkommen würde, dass ältere Menschen, die in eine Klinik kamen, verwirrt waren. Nur, dass die Dame tatsächlich nach drei Tagen starb, war seltsam. Das war Zufall, oder?

Vor Anja taten sich schon wieder viele neue Fragen auf. »Mal angenommen, es gäbe eine Seele und es gäbe eine geistige Dimension. Dann würde es meine Tante in irgendeiner Form auch noch geben. Ist meine Tante dann immer noch verwirrt und orientierungslos?«, fragte Anja Marion, die ihr im Laufe der Zeit auf ihrer Suche nach Antworten immer nähergekommen war. »Sieht sie noch genauso aus? Ist sie eine alte Frau? Ist sie eine Frau? Kann sie lachen? Und wo ist sie?«

Marion stöhnte.

Guck mal, wer da spricht!

Möglicherweise befinden sich in einer geistigen Dimension Instanzen, die klüger, weiser, weitsichtiger und kraftvoller sind, als wir es als kleine, menschliche Wesen je erahnen können. Angesichts des Lebens und des Sterbens sind sie es, die die Regie für jedes weitere Geschehen übernehmen werden. Ganz besonders dann, wenn es sich um Krankheiten handelt, die palliativ behandelt werden, steht außerfrage, dass momentan weder unsere menschlichen Fähigkeiten noch unser Wissen ausreichen, um eine sichere Heilung in Gang zu setzen. Wir können maximal zur Linderung einiger Symptome beitragen. Doch was weiter geschehen wird, liegt weder bei Schwangerschaft und Geburt, noch einer Krankheit, wie es die Demenz ist oder einer anderen lebensbedrohlichen Grenzlage, in unseren menschlichen Händen.

Es scheint auch hier angemessen, ein Denken in größere und höhere Dimensionen zu wagen. Die geistigen Instanzen, die jetzt zuständig sind, sind uns Menschen nur vage bekannt und wir haben auch nur wenige und unbestimmte Worte, geschweige denn konkrete Vorstellungen von ihnen.

- Die Instanzen

Wann immer in unserem Leben etwas geschieht, für das wir weder so einfach eine Erklärung finden können oder dieses Geschehen eindeutig unsere Vorstellungskraft übersteigt, wenden wir uns auf seltsame Weise in Richtung geistiger Dimensionen. Dann sprechen wir von »Glück« oder von »Pech« und von »Zufall«. Doch sie alle haben mit unserer faktischen, vernünftigen, erklärbaren und materiellen Welt kaum Übereinstimmung. Sie sind geistiger Natur und weder wägbar, messbar, noch sind sie beweisbar.

Wir bitten Gott um alles, was wir möchten und was wir keinesfalls möchten und wenden uns an diese Instanz, wie an einen

Coca-Cola-Weihnachtsmann. Das entspricht der Spiritualität einer Konsumgesellschaft.

Oh Lord, won't you buy me
A Mercedes Benz?
My friends all drive Porsches
I must make amends

I worked hard all my lifetime
No help from my friends
Oh Lord, won't you buy me
A Mercedes Benz?

Oh Lord, won't you buy me
A color tv?
Dialing For Dollars
Is trying to find me

I wait for delivery
Each day until three
Oh Lord, won't you buy me
A color tv?

Oh Lord, won't you buy me
A night on the town?
I'm counting on you, Lord
Please don't let me down

Show me you love me
And buy the next round
Oh Lord, won't you buy me
A night on the town?

Oh Lord, won't you buy me
A Mercedes Benz?
My friends all drive Porsches
I must make amends

I worked hard all my lifetime
No help from my friends
Oh Lord, won't you buy me
A Mercedes Benz?

Janis Joplin

Oh Herr, willst du
Mir nicht einen Mercedes Benz kaufen?
Meine Freunde fahren alle Porsches,
Ich muss mich verbessern

Habe mein Leben lang hart gearbeitet
Keine Hilfe von meinen Freunden
Also Herr, willst du
mir nicht einen Mercedes Benz kaufen?

Oh Herr, willst du
Mir nicht einen Farbfernseher kaufen?
»Dialing for Dollars«[1]
Versucht mich zu erreichen

Ich warte auf die Lieferung
Jeden Tag bis drei Uhr
Also, oh Herr, willst du
Mir nicht einen Farbfernseher kaufen?

Oh Herr, willst du
Mir nicht einen Abend in der Stadt bezahlen?
Ich zähle auf Dich, Herr
Bitte lass' mich nicht im Stich!

Beweise, dass Du mich liebst
Und bezahle die nächste Runde

1 ›Dialing for Dollars‹ war ein lokales Fernsehprogramm in den USA und Kanada, das von den 1950-er bis Anfang der 1990-er Jahre ausgestrahlt wurde.

Oh Herr, willst du
Mir nicht einen Abend in der Stadt bezahlen?

Oh Herr, willst du
Mir nicht einem Mercedes Benz kaufen?
Meine Freunde fahren alle Porsches
Ich muss mich verbessern

Habe mein Leben lang hart gearbeitet
Keine Hilfe von meinen Freunden
Also Herr, willst du
Mir nicht einen Mercedes Benz kaufen?

Wir machen das Leben für alles verantwortlich, was nicht so klappt, wie wir es gern hätten. Wir klagen den Tod in unserer Fassungslosigkeit dafür an, das er (oder sie) seine unbestechliche Arbeit verrichtet, wir sagen, dass wir angesichts der »Natur der Dinge« machtlos sind und wir holen immer dann, wenn unsere Logik am Ende angekommen ist, schulterzuckend das Schicksal als verantwortlich-schuldige Instanz heraus.

C'est la vie

Ausspruch

Das Schicksal ist ein Verräter.

Konstantinos Kavafis

Das Leben ist Leiden

Ausspruch

Das Leben ist ein Würfelspiel.

Karl Friedrich Hensler

Der Tod nimmt uns alle

Die Totentänze

Ebenso wie der Wind und das Wasser ist der Tod selbst frei von jeder diskriminierenden Haltung

unbekannt

Die Kunst der Medizin besteht darin, den Kranken solange bei Stimmung zu halten, bis die Natur die Krankheit geheilt hat.

Voltaire

Gott ist das Unlogische.

Raoul Rigault

Gott – wo warst du?

Überschrift der Bildzeitung nach dem Mord an einem Kind

Wenn Gott allmächtig ist, gehört dann auch das Böse zu ihm?

Frage eines Kindes

»C'est la vie«, das war einer der Sprüche, die Anja sehr oft benutzte. Das tat sie, wie sie selbst wusste, immer dann, wenn etwas in ihrem Leben auftrat, was sie nicht ändern konnte und wofür sie keine Erklärung hatte. Dass dann letztlich irgendetwas anderes, Diffuses und kaum zu Greifendes die Leitung übernommen hatte, wollte nur schwer in Anjas Kopf hinein. Doch sie bemerkte, dass so vieles sie beschäftigte. Sie dachte jetzt, nach vielen Wochen einer Suche nach Erklärungen viel mehr an ihre Tante, die sie wirklich sehr gern hatte und sie dachte viel öfter und mit viel mehr Verständnis an Stefan.

Ob er ein Stück dazu beigetragen hatte, dass er krank geworden war? War es allein seine »Lösungsstrategie« gewesen, um sein bisheriges Leben mit seinen Enttäuschungen aufgeben zu können? Hatten die Generationen davor etwas damit zu tun? Wer hatte noch seine Finger mit in diesem Spiel zwischen Gesundheit und Krankheit, zwischen Hoffen und Bangen?

»Ach so, du bist also auf der Suche nach einem Täter«, meinte Marion dazu, als die beiden Frauen eines der seltener gewordenen Male wieder beisammen saßen und Anja ihre Gedanken mitteilte. »Und was ist, wenn alle ihren Teil dazu gegeben haben?« Nachdenklich rührte Anja in ihrer Tasse Tee und antwortete: »Dann gibt es keine Schuldigen. Das ist schade, denn jetzt wird es komplizierter. Dann haben alle mitgemacht. Das ist wie bei der Love-Parade in Duisburg. Da konnte auch niemand allein verantwortlich gemacht werden.« Anja seufzte. Sie hatte gedacht, dass sie um die Auseinandersetzung mit geistigen Instanzen herumkommen würde.

Eine Woche später wachte Anja morgens auf und erinnerte sich noch sehr genau an den Traum, den sie in dieser Nacht geträumt hatte. Sie war in einem Haus mit einem langen Flur, der starke Ähnlichkeit mit den Krankenhausfluren in ihrer Klinik hatte. Die Türen waren glatt und die Klinken an den Türen waren silberfarben, genau wie an ihrem Arbeitsplatz. Vor einer Tür blieb Anja stehen, denn diese hatte einen ganz verschnörkelten, alten Türgriff, wie er in sehr alten Häusern zu finden war. Anja drückte die Türklinke und betrat einen Raum. Dieser war nicht, wie es von den Fluren her zu erwarten war, übersichtlich und praktisch, wie ein Krankenhauszimmer eben war, sondern er war etwas abgedunkelt und sie konnte die Wände und

Ecken nicht genau erkennen, es konnte ebenso gut sein, dass er oval war.

In dem Raum stand ein eckiger, großer Tisch und an diesem Tisch saßen Gestalten. Anja musste sich erst an das etwas bläuliche Licht in dem Raum gewöhnen. Doch ohne, dass irgendjemand ein Wort sagte, wusste Anja bei jeder Gestalt, um wen es sich handelte.

An der linken Tischseite nahm sie ein ovales, sehr warmes Licht wahr. »Komisch«, dachte Anja, wie kann denn ein Licht freundlich sein?« Sie wusste, dass es sich bei dem Licht um eine göttliche Dimension handelte. Und offenkundig war das Licht ihr freundlich gesonnen. Vor ihr, an der anderen Seite des Tisches saßen zwei weitere Gestalten. Eine sah aus, wie aus alten Hippiezeiten, die Gestalt hatte lange Haare, war in kunterbunten Kleidern wie eingewickelt und lachte fröhlich vor sich hin. Sie hatte eine große, dunkle Sonnenbrille auf. Das war das Leben, das ihr fröhlich zuwinkte.

Daneben saß eine alte Frau, die ganz und gar vertieft darin war, ihren Würfelbecher auszuschütten und, nachdem sie ihren Wurf betrachtet hatte, alle Würfel wieder einzusammeln, um sie neu zu würfeln. Neben der alten Frau lagen Jonglierkeulen, Ringe, Bälle und andere Utensilien eines Jongleurs, aus ihren Taschen guckten die Ecken von Spielkarten heraus. Sie war sehr konzentriert auf alles, was sie tat und hatte kaum bemerkt, dass Anja in den Raum hineingekommen war. Anja wusste sofort, dass es sich nur um das Schicksal handeln konnte.

Weiter rechts saß noch eine alte Frau. Sie blickte ernst, hatte sich von Anja abgewendet und war völlig desinteressiert. Diese alte Frau hatte ein schwarzes Band um den Arm gewickelt. Vor ihr auf dem Tisch stand ein Stundenglas. Anja war erstaunt, dass sie sofort bemerkte, dass in dem Stundenglas goldener Sand enthalten war. So etwas hatte sie nie zuvor gesehen. Das sollte also der Tod sein? Anja war sich bisher sicher, dass der Tod zweifellos männlich sein musste. Und nun saß da eine Frau vor ihr!

Doch es war noch eine Gestalt in dem Raum. So etwas hatte Anja schon einmal in dem Film »Der Herr der Ringe« gesehen. Es war ein Wesen, das etwas weiter hinten in der Ecke stand. Ein Baum, der ein Gesicht hatte und Gefühle ausdrücken konnte. Und der Baum konnte sich bewegen. Das war also die Natur. Diese Gestalt murmelte die ganze Zeit vor sich hin: »Ich mache hier doch nur meine Arbeit!«

Anja stand wie angewurzelt vor dem Tisch und wunderte sich sogar im Traum darüber, was sie in diesem Raum entdeckt hatte.

Und jetzt standen alle auf und sahen Anja direkt in die Augen. Sie stellten ihr eine Frage: »Was können wir für dich tun?«

Und dann war Anja wach geworden. Der Traum ließ sie nicht los. Sie dachte in den nächsten Wochen oft daran, was sie geantwortet hätte. Sie wusste genau, dass Betteln wohl ganz sicher nichts bringen würde.

Es scheint nur eine Wahrheit zu geben – leider ist
sie in einzelnen Splittern auf so viele Köpfe verteilt

unbekannt

Es gibt keine absolute Wahrheit. Während in Radiosendern der wochenlange Sonnenschein bei sommerlichen Temperaturen bejubelt wird, lassen die Pflanzen ihre Köpfe hängen. Und während viele Menschen den Mai als den Wonnemonat bezeichnen, treibt ebendieser Monat andere so zur Verzweiflung, dass sie den Suizid als einzigen Ausweg aus der Misere sehen. Es ist sehr leicht, eine Meinung oder Erklärung zu finden und bequem, bei dieser dann auch zu bleiben. Aus einer anderen Perspektive betrachtet, sieht jedoch alles ganz anders aus.

Die Realität steht auf ebenso unsicheren Füßen. Augenscheinlich unter ausschließlich materialistischen Gesichtspunkten betrachtet, geht es einem Menschen mit einem soliden finanziellen Polster sehr gut. Doch niemand weiß, welches Unglück, welches Leid oder welche Einsamkeit sich dahinter verbirgt. Es gibt keine vollkommene Brille, die einen objektiven Blick darauf enthüllt. Die Perspektive gibt immer die Person vor, die von einer Situation betroffen ist. Letztlich weiß dann niemand mehr, was »normal« ist. Niemand weiß, ob unsere Träume, in denen wir nachts schweben können, eher wahr sind, als die tagsüber erlebte Schwerkraft, die von manchen sogar als reine Illusion bezeichnet wird. Welche der Realitäten illusionär ist, ist eine erkenntnistheoretische Betrachtung.

Ich sehe was, was du nicht siehst

> Apropos Brandenburg – die Polizei meldet: In Strausberg retteten sich vier Personen vor einem reißenden Wolf auf ein Dach – bis das Herrchen sein entlaufenes Schäferhündchen gefunden hatte. Und in Kolpin gingen Anwohner vor einem tobenden Stier in Deckung – bis der Bauer seine harmlose Highlander-Kuh wieder einfangen konnte. Ach, Brandenburg – es könnte so einfach sein … Bei mir im Hinterhof ist übrigens gerade ein fleischfressender Flugsaurier gelandet (könnte aber auch eine Taube gewesen sein).
>
> *Kurzmeldung aus dem Checkpoint, 25.05.2020*

Viele Menschen, die krank sind, die sich in einem Abschiedsprozess von ihrem Leben befinden, die trauern, Menschen mit Schlafmangel und andere, die zu lange hungern mussten, sehen und erleben Dinge, die unserer normalen Alltagswelt versperrt sind. Diese Menschen werden – auch unter normalen Gesichtspunkten – als verrückt, verwirrt, durcheinander, mit Wahnvorstellungen behaftet, geisteskrank, idiotisch oder durchgeknallt, bezeichnet.

Wenn es so unendlich viele verschiedene Wahrnehmungen und Wahrheiten gibt, ist es anzunehmen und möglich, dass es auch ebenso viele Realitäten gibt.

Wenn also ein Mensch mit einer Demenz oder einer anderen Krankheit Erlebnisse hat, die andere, »normale« Menschen nicht wahrnehmen, so heißt das nicht, dass diese nicht erlebt wurden. Möglicherweise ist es unsere eigene reduzierte Wahrnehmung, die hier die Grenzen gesetzt hat. Unter diesem Blickwinkel betrachtet, ist nicht mehr klar, wer sich von wem abgewendet hat: Menschen mit einer Demenz von der Normalwelt oder die Normalwelt von Menschen mit einer Demenz. In jedem Falle jedoch könnte, mit einer solchen Betrachtungsweise, Missachtung gegenüber Menschen mit einer Demenz verringert werden – auch wenn wir Probleme dabei haben können, sie zu verstehen, ihre Handlungen nachzuvollziehen oder mit ihnen umzugehen.

Anja traute sich nicht, ihren Traum jemandem zu erzählen. Das war ihr ganz eigenes und persönliches Erlebnis. Der Traum mit dem Konferenzraum war ihr völlig real vorgekommen. Wenn sie ihn irgendjemandem erzählen würde, würden die anderen sicher annehmen, sie sei nicht mehr ganz normal. Ob die Gestalten, die sie in dem Konferenzzimmer getroffen hatte, auch in den Träumen anderer Menschen erschienen und sich dort aber vielleicht anders verhalten würden? Wie wohl der Tod auf sie reagieren würde, wenn sie eine lebensbedrohliche Erkrankung hätte? Ob der auch wie Joe Black aus dem amerikanischen Spielfilm aussehen könnte? Der wäre ihr ehrlich gesagt lieber gewesen, als die alte Frau.

Doch eines wusste Anja: der Traum war so klar und deutlich gewesen. Sie konnte noch die Rundungen des Türgriffes in ihrer Hand spüren. Der Traum war für sie ebenso real, wie der Besuch bei ihrem Zahnarzt einen Tag später.

Als Anja beim Zahnarzt auf ihren Termin wartete, las sie in einer dort liegenden Zeitschrift eine Buchbesprechung. Niemals vorher hätte sie so eine Besprechung gelesen, die sich mit »Materie« beschäftigte. Doch Anja trug so viele unbeantwortete Fragen in sich und war sogar schon bei geistigen Dimensionen angelangt, dass sie sich schon kaum mehr darüber wunderte. Das Buch trug den Titel »Es gibt keine Materie«. Das allein kam Anja sehr absurd vor.

Es waren einfache Worte in der Buchbesprechung, die komplizierte Zusammenhänge darstellten. Hans Peter Dürr schreibt in seinem Buch über Quantenphysik, man sei davon ausgegangen, dass wenn man die kleinsten bekannten Teile zerlegen würde, noch kleinere Teile zu finden wären. Und bei den nahezu kleinsten Teilen, den Atomen, gibt es nur ein winziges, unsichtbares Teilchen, den Kern, um den auf ebenso unsichtbaren Bahnen geladene Teilchen, die Elektronen herumschwirren. Und dazwischen ist Nichts. Wenn der Atomkern zerlegt wird, wird Energie freigesetzt. Und wenn dann weiter zerlegt wird, ist alles, was übrig bleibt Information und Beziehung.

Und eine Beziehung kann aus Liebe oder aus großem Hass und Widerwillen bestehen. Das wusste Anja. Ob sie selbst ein winziges Fünkchen war, das selbst in einem Atom wohnte? Anja schwirrte der Kopf. Doch ganz einfach ausschalten konnte sie ihre Gedanken nicht.

Was Stefan wohl träumte? Und obwohl er alles vergaß und nicht mehr allein und ohne Betreuung leben konnte, wirkte er auf sie immer ausgeglichen. Und Anja hatte sowohl in der Einrichtung, in der ihre Tante gelebt hatte, als auch bei Stefan ganz andere, aggressive oder völlig in sich gekehrte und gar nicht mehr zu erreichende Menschen mit einer Demenz erlebt.

Woher es wohl kommen mag, dass Menschen mit einer Demenz so derartig verschiedene Reaktionen zeigen können? Die einen laufen ununterbrochen herum, die anderen schreien, andere sind aggressiv und noch andere ziehen sich ununterbrochen aus. Wie schön, dass Stefan so ausgeglichen und freundlich war.

Kapitel 13
Die Betroffenen

»Ich saß mit meinem Vater und meiner Mutter gemeinsam in dem Kinofilm »Honig im Kopf«. In dem Film geht es um das Thema Demenz. Mein Vater wurde zunehmend vergesslich und die Krankheitssymptome nahmen seit ein paar Jahren stetig zu. Es gab in diesem Film auch lustige Szenen. Als ich einmal herzlich lachen musste, schaute ich meinen Vater an. Und ich erschrak, denn er weinte und die Tränen liefen an seinem Gesicht herunter.«

Eine betroffene Tochter

»Wir freuen uns immer, wenn neue Bewohner hier in das Alten- und Pflegeheim ziehen. Nur ist es so schade: es dauert manchmal nur sechs Wochen, dann haben sie eine Demenz entwickelt.«

Sonja, Altenpflegerin mit und aus Leidenschaft

Reaktionen auf eine Falle

Es ist eine gängige öffentliche Annahme und Vorstellung, dass Menschen, die älter werden auch automatisch kränker und schwächer werden und im Zuge dessen selbstverständlich auch irgendwann eine Demenz entwickeln. Die Entstehung einer Demenz ist dabei auch nur eine der vielfältigen Möglichkeiten einer zukünftigen Krankheit. Viele ältere Menschen leiden unter ebenso multiplen Diagnosen wie vielfältigen Medikamentencocktails. Doch Alter und Demenz scheinen als obligate

Begleiter vorprogrammiert und werden entsprechend nahezu »erwartet«.

Da sich weder das Älterwerden aufhalten lässt, noch irgendwelche Medikamente gegen eine Demenz bis heute entdeckt oder entwickelt wurden, ist jeder neue, anbrechende Tag ein Schritt in die Richtung älter, kränker und verwirrter zu werden. Das ist eine hoffnungslose Falle, in die wir alle unweigerlich Schritt für Schritt hineintappen werden. Es scheint kein Entrinnen zu geben.

Dabei ist völlig unklar, ob sich bei einem älter werdenden Menschen – wie geschätzt bei etwa 30 % der über Neunzigjährigen – eine Demenz entwickeln wird oder eben nicht.

»Stell dir einmal vor, wir würden gesund und lustig alt werden!«

Chat zwischen zwei älter werdenden Schwestern

Es ist die Unausweichlichkeit angesichts der Endlichkeit alles Lebendigen, die daran so ausgesprochen bitter ist. Ähnlich verhält es sich bei der Diagnose Demenz. Es gibt scheinbar kein Mittel, eine Demenz zu verhindern, es gibt keine Medikamente, die ebenso erfolgreich, wie hoffnungsvermittelnd eingesetzt werden könnten, um eine Demenz zu behandeln. Mittlerweile wissen alle, dass der Prozess unaufhaltsam seinem unerfreulichen Ende entgegen geht. Das ist der große Unterschied zu einem »normalen« Beinbruch: dieser wird abheilen. Eine Demenz heilt nicht so einfach ab. Wer eine solche palliative Diagnose erhält, trägt immer auch einen Fluch bei sich, der sich nicht aufhalten oder gar abwenden lässt.

»Wahrscheinlich ist mein ganzes Leben nur eine Illusion, und ich habe es nur noch nicht gemerkt …«

Unbekannt

Eine Demenz entwickelt sich nicht über Nacht. Es ist ein Prozess, der sich mit unterschiedlicher Vehemenz und Fulminanz ausbreitet und ausweitet – manchmal scheint der Prozess zu schleichen, manchmal scheint er zu stagnieren und manchmal scheint er einen Geschwindigkeitsrekord aufstellen zu wollen. Es ist unklar, und wird kontrovers diskutiert, von welchen Faktoren das abhängig sein mag. Es gibt Zeiten, in denen der Prozess offensichtlich auf der Stelle verharrt, es gibt Tage, an denen alles schlimmer zu werden scheint und andere Tage, an denen die Betroffenen fast normal wirken. Bei einigen Menschen kann sich der Prozess hin zu einer Demenz jahrelang entwickeln, bei anderen ist nach wenigen Wochen oder Monaten das Gesamtbild einer dementiellen Erkrankung zu erkennen. Das ist ganz und gar individuell. In der Regel wird davon ausgegangen, dass ein solcher langer Prozess einer dementiellen Erkrankung bis hin zum letzten Stadium etwa bis zu zwölf Jahre dauern kann. Das ist für Betroffene und ihr Umfeld ein langer und oftmals sehr schmerzhafter Weg.

Der Schreck

Warum ich diese Entdeckung machte? Weil mir gar keine andere Wahl blieb!

© Grigori Jablonskij

Wer einmal einen Termin verpatzt, den Pullover falsch herum angezogen hat, vergessen hat, wo Schlüssel oder Mobiltelefon hingelegt wurden, kann sich, ob der eigenen Schusseligkeit, zunächst einmal etwas unwillig-unwirsch oder humorvoll davon abwenden und die ganze Angelegenheit mehr oder weniger gelassen in den Hintergrund schieben. Tritt jedoch eine Form der Vergesslichkeit auf, die Ereignisse und Erlebnisse von vor wenigen Tagen oder Wochen vollkommen auslöscht, kann der damit verbundene Schreck und die erschütternde Erkenntnis über den eigenen Zustand den Betroffenen stark zusetzen. Dann sind sowohl Unsicherheit, wie auch Scham die selbstverständliche Folge dieser Erkenntnis. Menschen, die ihre Verstandesfähigkeiten einbüßen, werden in einer Gesellschaft, die Denken an erste Stelle gesetzt hat und keinen Unterschied zwischen dem Verstand und dem Geist macht, nicht ernst genommen. In der Folge fallen sie aus der Gesellschaft heraus, denn alles, was nicht mehr gebraucht wird, was unnütz geworden ist, landet entweder im Keller oder irgendwann in einer Einrichtung für Alte und für Menschen mit Krankheit oder Demenz. Insofern ist auch das Herausfallen aus der Gemeinschaft vorprogrammiert und in Folge durchaus kalkuliert. Diese Tatsache findet außerhalb der normalen Aufmerksamkeit statt. Ganz heimlich, still und leise laufen diese Prozesse vor unser aller Augen ab, ohne dass wir es bewusst mitbekommen. Menschen, die alt und krank werden, haben keine Lobby.

»Wie heißt der noch mal? Ich finde den Namen nicht. Heute ist ein schlechter Tag.«

Günther, Betroffener

Dass dann im weiteren Verlauf Depressionen auftreten, ist letztlich nicht weiter verwunderlich, sondern ein leicht nachvollziehbarer Fortgang eines unausweichlichen Geschehens. Die Betroffenen fühlen sich nicht nur ausgegrenzt, sondern sie werden es auch – von wenigen Ausnahmen einmal angesehen. Für die gängige Mehrheit unserer Gesellschaft gibt es kein Zurück in ein »normales« Dasein angesichts der Diagnose. Es wird erwartet, dass die Betroffenen und ihr Umfeld sich – so schwer es auch sein mag – in die Unausweichlichkeit der Zukunft einfügen und sich ihr anpassen und sich bitte – möglichst unmerklich – aus dem trubeligen Leben zurückziehen.

Was ist schlimmer, Alzheimer oder Parkinson?Parkinson, denn lieber ein Bier vergessen als eins verschütten.

Alzheimerwitz, gefunden im Internet

Werdet wie die Kinder …

Bibel, Neues Testament

Je kleiner ein Kind ist, desto mehr Aufmerksamkeit braucht es von Älteren, die in der Lage sind, alles abzuwenden, was unsicher scheint und dem Kind schaden könnte. Das ist bei einem faszinierend-lodernden Feuer, in das sich ein kleines Kind begeistert hineinstürzen würde, nichts anderes, als bei einer verlokkend-glitzernden Wasseroberfläche. Ein Kind würde begeistert über jede Straße rennen – ungeachtet der vorbei donnernden Fahrzeuge. Kinder sind orientierungslos, bis ihr Verstand die Regeln des Alltags einordnen und entsprechend vernünftig abwägen kann, welcher Weg eingeschlagen werden sollte. Mit dieser Umsicht kann viel Schaden vermieden werden.

Menschen, die eine Demenz entwickeln, scheinen sich umgekehrt zu entwickeln: ihre Verstandeskraft nimmt immer mehr ab und sie werden zunehmend orientierungslos, wie tägliche Zeitungsmeldungen und Radionachrichten auf der Suche nach abhanden gekommenen und orientierungslos gewordenen Menschen uns mitteilen.

»Das Alter ist nur eine zweite Kindheit.«

Aristophanes

»Kindlich sein heißt zur Kindheit hinaufsteigen,kindisch sein zur Kindheit hinabsteigen.«

Unbekannt

Die betroffenen Menschen mit einer Demenz wirken zunehmend wie Kinder. Hier ist Vorsicht geboten, denn älter werdende Menschen, egal, ob Erinnerungsvermögen und/oder denkerische Fähigkeiten noch vorhanden sind oder nicht, sind keineswegs Kinder. Je länger ein Mensch lebt, umso länger ist auch seine Lebensgeschichte, seine Biografie und der Fingerabdruck, den die Betreffenden hier hinterlassen haben. Das ist ein großer Unterschied zu einem Neugeborenen, einem Säugling oder Kleinkind. Inwieweit ein Neugeborenes Erfahrungen aus anderen Welten mit sich bringen mag, ist dabei eine parapsychologische Frage, denn diese Frage geht weit über Schwangerschaft und Geburt hinaus.

Insofern sind die Entwicklungen gegenläufig: ein Kind erlernt zunehmend, wie es sich in und mit den Regeln in der jeweiligen Gesellschaft verhält, älter werdende Menschen mit einer Demenz verlernen zunehmend, wie es sich in ihrer Umgebung mit den Regeln verhält.

»Demenz« bezieht sich nur auf den Verstand, »Remenz« beinhaltet Herz und Hand.

Stephan M. Abt

Menschen, die eine Demenz entwickeln, sind in sich intakt, auch wenn sie Wesensveränderungen aufzeigen mögen. Inwieweit sich eine individuelle Persönlichkeit durch Nachlassen des Denkens wandeln kann und inwieweit eine Persönlichkeit überhaupt vom Verstand abhängig ist, sind weitere, tief liegende Fragen.

Glücklich, wer keine Erinnerung hat?

Weder Kinder, noch Menschen mit einer Demenz sind – wie manchmal angenommen – in einer glücklichen Situation, weil sie Dinge vergessen. Das Problem ist, dass sie sich außerhalb der allgemeinen Ordnung von Raum und Zeit befinden, deren Gesetzmäßigkeit den Rest unserer Gesellschaft verbindet und zusammenhält. Wer dort hinausfällt, hat weder eine Begrenzung der Zeit noch des Raumes, wodurch Orientierungslosigkeit und

Heimatlosigkeit entstehen. Die Betroffenen finden keine heimelige, vertraute Umgebung, denn die Welt, in der sie sich einmal befunden haben, ist ihnen völlig fremd geworden. Sie sind im wahrsten Sinne des Wortes »heimatlos« geworden.

Und wer immer sich außerhalb der Zeit befindet, erlebt auch hier keine Grenzen mehr. Die Zeit hat sich aufgehoben und es ist unklar, ob die erlebte Freude oder ein erlebter Schmerz damit jemals wieder aufhören werden. Damit ist erlebter Schmerz unendlich und erlebtes Glück ist es auch. Und das stellt, sowohl für Kinder, wie auch für Menschen mit einer Demenz, deren Orientierung zunehmend verloren geht, eine echte Bedrohung dar. Das ist der Vorteil daran, ein Zeitempfinden zu haben. Wer sich in der Zeit befindet, weiß, dass jeder empfundene Schmerz irgendwann wieder ein Ende finden wird, so sehr er momentan auch weh tun mag.

Der Gewinn

- Zuviel

In der Vergangenheit und auch heute noch wird oftmals als Hintergrund für die Demenz eine chronische Überforderung vermutet. Dieser Zusammenhang ist nicht ganz von der Hand zu weisen, denn es kann schwer sein, einen prall und voll gestopften Alltag mit allen dort wartenden Aufgaben zu erfüllen. Auf Menschen, die im normalen Alltagsleben stehen und dazu noch eine Familie und vielleicht andere Bedürftige versorgen, wartet täglich ein Berg an zu erledigenden Aufgaben und eine niemals endende To-Do-Liste. Diese scheint dann auch täglich länger anstatt kürzer zu werden. Ein solcher Tag wird nie fertig sein und ein solcher Alltag schier unmöglich in seiner Bewältigung.

Vielleicht ist das ganze Kartenhaus eines überforderten Menschen ganz einfach in sich zusammengefallen und hat nur noch ein bisschen Staub hinterlassen. Die weltlichen Probleme mit den anliegenden Aufgaben sind für Menschen mit einer Demenz am Ende angelangt, sobald die Diagnose gestellt wurde und die Umgebung übernimmt, was getan und erledigt werden muss. Die Betroffenen brauchen sich weder um ihre Steuererklärung, noch um die Finanzen, um die Erhaltung von Haus und Hof oder die Versorgung von sich und anderen zu bemühen. Diese Aufgaben sind sie los. Vielleicht wäre es sogar ein erstrebenswerter Zustand, wenn damit nicht die vielen anderen Schattenseiten einer Demenz einhergehen würden.

> »Schon in der Zeit, als meine Mutter zwar vergesslich, doch Gesprächen immer gut zugeneigt war und ihnen auch folgen konnte, fuhren wir ein paar Tage an die See. Sie kam aus ihrem Hotelzimmer nicht heraus, saß nur auf dem Bett und weinte. Dabei war sie früher so gern dort gewesen. Ob sie einfach überfordert war oder ob eine Erinnerung an andere Zeiten sie so traurig gemacht hat, konnten wir nicht herausfinden. Wir wollten ihr so gern einen Gefallen tun. Dann haben wir die Reise vorzeitig abgebrochen.«
>
> *I., Sohn*

Erkrankte bemerken sehr wohl, welche Erwartungen der Gemeinschaft an sie gestellt sind. Gleichzeitig befinden sie sich gerade im Rückzug von den allgemeinen Forderungen des Alltags. Etwas nicht mehr zu können und damit verbundene Erwartungen nicht mehr zu erfüllen, geht mit Stress, Versagensängsten und Mutlosigkeit einher. Auch das ist ein Weg, der in eine tiefe Depression führen kann. Ungewohnte Umgebungen sind auch für ganz normale, gesunde und orientierungsfähige Menschen oftmals eine Herausforderung. Sich in fremden Umgebungen zurecht zu finden, bedeutet, dass alle Sinne wach sein müssen, um den richtigen Weg zu finden. Deshalb sind vertraute Umgebungen, denen die Reizüberflutung weggenommen wurde, für

Menschen mit einer Demenz Ruheorte, die frei von bedrängendem Stress sind.

Wenn Anja ganz ehrlich war, musste sie zugeben, dass sie Stefan ab und zu beneidete. Er brauchte keinen Klempner zu rufen, wenn irgendwo ein Wasserrohr leckte, er brauchte nicht besorgt die steigenden Stromkosten zu beobachten und es war ihm völlig egal, wie besorgniserregende Wahlergebnisse oder Umweltberichte ein düsteres Licht auf die Zukunft warfen. Stefan scherte sich nicht darum.

Anja brauchte also von alltäglichen Dingen kaum bei ihm etwas zu erwähnen. Es schien, als perle alles, was mit kleinen, zu regelnden Alltagsdingen zu tun hatte, an ihm ab, wie Wasser an einem Neoprenanzug. Stefan war frei von allen weltlichen Problemen.

Er war freundlich, wann immer sie bei ihm war und er zeigt nur ab und zu die Tendenz, ein wenig unruhig zu werden, wenn sie mit ihm unterwegs war. Dann hatte er die Sorge, zu spät zurück zu kommen. Anja wusste, dass es fast unnötig war, ihn zu besuchen, wenn sie selbst mit Sachen beschäftigt war, die völlig fern von seiner Welt waren. Er freute sich an kleinen Dingen, die er sah und oft war Anja gerührt davon, welch freundlichen und arglosen und liebenswerten Menschen sie vor sich hatte. Stefan hatte ja kaum Launen. Und Anja wusste, dass das nicht immer der Fall war, wenn Menschen eine Demenz entwickelten.

Stefan hatte sich – wie es Anja schien – in seinem Wesen nicht verändert. Sein ganzes Leben lang war er ein friedlicher Mensch. Und genau diesen Frieden zeigte er auch jetzt.

Zu wenig

Das Gegenteil der Überforderung kann dann eintreten, wenn ein Mensch keine Aufgaben im Leben mehr vor sich sieht. Das kann geschehen, wenn niemand mehr sie braucht, wenn es egal scheint, wann und ob sie überhaupt aus dem Bett aufstehen und sie nichts vor sich sehen, was einen Sinn ergibt oder für das sie innerlich Begeisterung aufbringen können. Dann ist es vollkommen egal, ob sie lesen, ob sie irgendein Handwerk verrichten oder ob sie sich ganz und gar aus der allgemeinen Gesellschaft zurückziehen. Auch in diesem Fall kann eine Demenz eine gnädige Erlösung eines grauen Tages werden.

> »Ich lebe hier in der Einrichtung. Niemand braucht mich mehr und ich sehe alte und klapprig gewordene Menschen um mich, die zunehmend verwirrt wirken und es auch werden. Wir haben Bastelkurse und hören Musik. Was soll ich hier noch? So viel Kuchen kann man gar nicht essen.«
>
> *I, Bewohnerin eines Alten- und Pflegeheims*

Die Unsicherheit

> »Das Einzige, das sicher ist, ist, dass nichts sicher ist.«
>
> *Unbekannt*

Wer ein sicheres Auftreten hat, eine hohe Frustrationstoleranz und ein ebenso hohes Maß an Resilienz, kann sich glücklich schätzen. Ein solcher Mensch bewegt sich in der Gemeinschaft zielsicher, dieser Mensch hat seinen Platz gefunden und eingenommen. Diese Sicherheit erhält Bewunderung.

Verhaspelt sich jedoch ein Mensch beim Sprechen, kann Gedanken nicht hundertprozentig folgen und zeigt die eine oder andere Erinnerungslücke, bekommt dieser Mensch seine Besonderheit gegenteilig zu spüren. Wer sich in einer Umgebung befindet, in der einmal der eine oder andere abschätzende, missachtende oder abfällige Blick aufgefangen wird, landet – von wenigen Ausnahmen einmal abgesehen – unweigerlich in der zunehmenden Unsicherheit. Geschieht das häufiger, wird von allen Betreffenden bereits im Vorfeld angenommen, dass solche Dinge wieder geschehen werden. Das bedeutet, dass neben der Unsicherheit auch das Misstrauen gegenüber der Umgebung ansteigt.

Unsicherheit ist ein guter Nährboden dafür, sich ausgeschlossen und immer minderwertiger zu fühlen. Jede Umgebung von Menschen, die in irgendeiner Weise Besonderheiten tragen, ist in ihrem Verhalten in der Pflicht, diese empfundenen Unsicherheiten vermindern zu können oder – im schlechtesten Fall – sogar zu verstärken. Fürsorglichkeit und Achtsamkeit für diese Menschen aufzubringen und zu zeigen, die in ihrem Leben Handicaps entwickeln, ist eine ethisch-menschliche Aufgabe.

Das Misstrauen

»Jedes Misstrauen ist der Anfang vom Ende einer Beziehung.«

Unbekannt

Jede Unsicherheit allerdings raubt jene traumwandlerische Sicherheit, in der wir alle uns so gern bewegen und benehmen würden. Denn ab jetzt kann jederzeit aus jeder Richtung eine neue Verletzung kommen. Es heißt, vorsichtig zu sein, um ja nicht aufzufallen. Steigendes Misstrauen entfernt alle unweigerlich immer mehr voneinander. Und zunehmendes Misstrauen, wie die zunehmenden Sorgen angesichts einer wenig erfreulichen Zukunftsaussicht machen den Betroffenen den Alltag schwerer und schwerer.

Zunächst kann sich das darin zeigen, dass sich die Betroffenen mehr und mehr in sich selbst zurückziehen. Es kann sein, dass sie unbekannten Menschen und Situationen ausweichen. Und auf die Erfahrung, ausgegrenzt zu werden, reagieren die Betroffenen mit zunehmender Distanz, mit Schroffheit und Zweifeln. Nimmt die Vergesslichkeit zu, werden andere verdächtigt, Gegenstände heimlich zu stehlen und ihnen auch sonst, auf verschiedene Art, Böses zu wollen. Das kann zu erheblichen Schwierigkeiten im Alltag führen. Misstrauen ist ein guter Boden für Einsamkeit und Isolation. Das bedeutet, dass das entstehende Misstrauen alles nur schlimmer werden lässt – ein Teufelskreis!

So viel hatte Anja bislang verstanden: »Jetzt ist jede Kongruenz, Kohärenz und jeder Zustand des SES, wie in der Polyvagaltheorie beschrieben, aufgehoben. Das Leben und das Dasein sind in Unstimmigkeit und sie können kaum mehr ins Gleichgewicht kommen«, erkannte sie. Anja stellte sich das vor, wie eine dreidimensionale Wasserwaage, die stetig ins Gleichgewicht kommen möchte und es nicht mehr schaffen kann, sondern immer mehr in Schieflache gerät. Das geht so lange, bis alles zusammenbricht.

Bedrückt – erdrückt – Depression

Peinlich: wenn alte Simpel Witze machen,worüber nur sie selber lachen.

© Uli Löchner

Betroffene bekommen also ihren eigenen Krankheitsprozess zu Beginn durchaus mit. Sie erleben schmerzhaft, dass sie orientierungsloser werden; die wissen darum, dass sie auf bestimmte Fragen keine Antworten mehr finden; sie sehen, dass sie ungepflegter werden und erleben das Befremden und Erstaunen in ihrer Umgebung. Diese Erlebnisse sind mit einhergehendem Schrecken und mit gleichzeitig empfundener Peinlichkeit verbunden. Die Betroffenen registrieren, dass sie schief angeschaut werden und werden in Folge immer unsicherer. Betroffene wissen genau, dass sie sich mit ihrem veränderten Verhalten immer mehr an den Rand der Normalität bewegen. Das daraus resultierende empfundene Unglück und die zunehmende Unsicherheit münden oftmals in einer manifesten Depression.

Und da auch klar ist, dass sich bei einer Demenz keine Rettung am Horizont abzeichnen wird, kann die Bedrückung ihren Ausdruck in einer mehr oder minder ausgeprägten Lethargie finden. Die Betroffenen zeigen dann keine Begeisterung mehr für irgendetwas. Sie werden stiller und stiller und nehmen stillschweigend und stoisch hin, was geschieht. Ihr Lebenslicht scheint dann wie durch den Druck auf einen Schalter ausgeknipst zu sein und nichts kann diesen Prozess aufhalten, nichts oder kaum etwas kann die Lethargie wieder zu neuem Leben erwecken. Die Betroffenen werden teilnahmslos, sie reagieren sehr reduziert und sie werden immer handlungsunfähiger. Es scheint alles egal zu werden.

Erst dann, wenn eine Demenz schon weiter fortgeschritten ist, erinnern sich die Betroffenen nicht mehr, dass oder wann sowohl ihr Gedächtnis, als auch ihre Denkfähigkeit verschwand. Bis dahin allerdings ist es ein langer Weg. Und diese Erkenntnis des eigenen, zunehmende Unvermögens ist bitter.

- Aggressiv

> »Und wenn ich nur deshalb aggressiv bin, weil ich mich in meiner tiefen Ohnmacht vor dem Ausmaß der Wirklichkeit fürchte?«
>
> *Franz B.*

»So weiß man, dass Aggression gegen einen anderen Menschen umso wahrscheinlicher wird, je wütender man ist und je mehr man eine konkrete Person als Auslöser dafür verantwortlich macht.«

Welt 24.11.2012

»Aggressivität ist eine Handlung, deren Ziel die Verletzung eines Organismus (oder Organismus-Ersatzes) ist.«

Lern-psychologie.de

Gar nicht so selten geschieht es auch, dass die von der Erkenntnis einer zunehmenden Demenz Betroffenen aggressiv werden. Möglicherweise stammt das aus dem verzweifelten Versuch heraus, sich auf irgendeine erdenkliche Weise doch noch gegen ein zu erwartendes und stetig näher rückendes Schicksal stemmen und erwehren zu können. Parallel dazu tauchen immer mehr Missverständnisse zwischen den beiden Welten auf, in denen sich »gesund-normale« Menschen und an Demenz Erkrankte befinden. Die Bandbreite der auftretenden Aggressionen geht von Unmut über Ärger, Wut, Rage, Zorn bis hin zu tätlichen Übergriffen.

So unangenehm gezeigte Aggressivität für alle Beteiligten ist, in jedem Fall liegt ihr eine – wenn auch vergebliche – Handlungsfähigkeit inne, die frei von Resignation zu sein scheint. In jeder Form einer gezeigten Aggression liegt ein erhebliches Aktivitätspotential.

Aggressivität kann sich in diesen Fällen gegen alles richten, was sich in der Umgebung der Erkrankten befindet, ganz besonders in Richtung der besonders vertrauten Menschen. So widersinnig dies erscheinen mag, besonders nahe und vertraute Menschen, insbesondere dann, wenn sie sich in einem Verwandtschaftsverhältnis befinden, sind offensichtlich so selbstverständlich, dass es keinen Grund gibt, sich achtungsvoll oder eben »anständig« zu benehmen.

Wenn die Fähigkeit »vernünftig« zu Denken sich vermindert, tritt eine besondere intuitive Fähigkeit dafür oftmals mehr in den Vordergrund. Menschen mit einer Demenz können häufig sehr zielsicher den Finger in die Wunden ihres Gegenübers legen. Und das geschieht in besonderem Maße im vertrauten Familienmiteinander. Sie wissen auf seltsame Weise, wie sie ihr Gegenüber verletzen und treffen können. Und da sie weder von Benimmregeln, noch von ethischen Normen gebremst werden, erreichen Verletzungen im häuslichen Miteinander ein erstaunliches und schreckliches Maß.

> »Mein Vater wurde aggressiv, wenn ich ihn wusch. Dann holte er manchmal aus und wollte mich schlagen. Da ich als Kind viel Prügel bekommen habe, sagte ich ihm, als er wieder einmal ausholte, wenn er mich einmal treffen würde, würde ich ihn am nächsten Tag in eine stationäre Einrichtung geben. Er hat seine Hand nie wieder gegen mich gerichtet – egal, wie stark seine Demenz zugenommen hatte.«
>
> *P., Tochter*

Für diese schwer zu bewältigenden, aggressiven Reaktionen der Betroffenen auf ihre ausweglose Situation sind verschiedene Abstufungen möglich. Während die einen tatsächlich handgreiflich werden und dabei durchaus erstaunliche körperliche Kräfte aufbringen können, zeigen sich bei anderen die Aggressivität und ihr Unmut dadurch, dass sie streitlustig werden und keiner Zänkerei aus dem Weg gehen. Sie können sich widerspenstig und trotzig gegen alles erwehren, was ihnen angeboten und dargeboten wird. Dies geschieht ganz besonders dann, wenn die Betroffenen in ihrer besonderen Welt von außen darauf hingewiesen werden, dass sie etwas falsch gemacht, gesagt oder gedacht haben. Rechthaberei, Unbelehrbarkeit und Starrsinn führen auch bei allen anderen Menschen, die nicht an einer Demenz erkrankt sind, zu Zorn und erhebliche Aggressivitätsschübe.

Medizinisch-körperlich wird die Entstehung der Aggressivität bei einer Demenz durch die zunehmende Zerstörung des Gehirns, sowie Neurotransmitterstörungen im Gehirn erklärt. Es wird auch beschrieben, dass sowohl Missverständnisse in den Familien oder Einrichtungen, sowie die empfundene Ohnmacht der Betroffenen Hintergrund dafür seien. Auch Schmerzen, die den Erkrankten erhebliche Schwierigkeiten machen und von ihnen nicht (mehr) benannt werden können, werden als Ursache vermutet. Selbst ein Hörgerät, dass nicht mehr funktioniert, kann bei Betroffenen zu Wesensveränderungen führen. Dies ganz einfach deshalb, da sie sich aus den wenigen Fragmenten, die sie auffangen können, ein Gesamtbild zusammensetzen müssen, was unweigerlich zu Missverständnissen und Fehlschlüssen führt.

> »Mein Mann hatte früher einen Posten im Aufsichtsrat einer großen Firma. Als er eine Demenz entwickelte, gebärdete er sich wie ein Befehlshaber in einem totalitären Staat. Er gab unmissverständliche Befehle und holte mit seinem Arm weit aus, um zuzuschlagen, wenn der Befehl nicht sofort ausgeführt wurde. Manchmal dachte ich, ich hätte einen Kaiser Nero in meinem Haus.«
>
> *M., Ehefrau*

»Du bist so hässlich, dass ich's kaum ertragen kann …«

Textzeile von Charles Aznavour

Diese Unfreundlichkeit, Zänkerei und Widerwilligkeit, bis hin zur Aggressivität bringen für alle, die in der Betreuung tätig sind, große Probleme und ebensolche Alltagssorgen mit sich.

Trotz aller Professionalität ist der Umgang mit den Betroffenen für Pflegende erschwert. In Familien zeigt sich überdies eine besondere Schwierigkeit, denn alle sind miteinander auf besondere und langjährige Weise verbunden. Hier spielen Pflichtgefühle, Schuldgefühle, Zuneigung und Abneigung, sowie vielfältige unerfüllte Wünsche und Erwartungen im langjährigen Zusammensein mit. Und offensichtlich kann von beiden Seiten dabei auch Rache im Wunsch nach Ausgleich ausgeübt werden. Besonders für die familiäre Umgebung zeigt sich ein da von ihnen im täglichen Miteinander mit den Betroffenen an Demenz Erkrankten, Besonnenheit, Ausgeglichenheit und bestenfalls noch Humor erwartet und angeraten wird. In einer familiären Gemeinschaft wird von den Pflegenden einer an einer Demenz erkrankten Person erwartet, dass sie sich in dem schweren Alltag durch Besonnenheit, Ausgeglichenheit und - im besten Falle - Humor auszeichnen.

Sowohl in der Klinik, in der Anja arbeitete, wie auch in der Einrichtung bei ihrem Bruder hatte sie erlebt, wie Menschen mit einer Demenz laut und aggressiv geworden waren. Sie hatte gesehen, wie eine Bewohnerin auf eine Pflegerin zu gelaufen war und auf sie einschlug. Sie hatte fortwährendes lautes Schreien erlebt. In ihrer Klinik wurden auch häufiger Menschen, die verwirrt waren eingeliefert und auch von denen waren einige nur schwer zu bändigen. Anja verstand durchaus, weshalb so viele sedierende Medikamente verabreicht wurden. Es wäre für die Betroffenen, die nicht zur Ruhe gebracht werden können, wie auch für die Betreuenden und alle übrigen sich in der Einrichtung befindenden Menschen, nicht auszuhalten, wenn jemand über Stunden schreien oder um sich schlagen würde.

»Auch, wenn ein Mensch stundenlang vor sich hin weint, ist das für alle anderen schwer zu ertragen«, wusste Anja sehr genau. »Und für die Betroffenen selbst ist das ja auch schwer zu ertragen«, wusste Anja bereits sehr wohl.

Ich will hier raus

Menschen mit einer Demenz können ausgesprochen unruhig werden und eine ununterbrochene, kaum zu beruhigende Hast an den Tag legen. Die Unruhe zeigt sich dann auch in einem ausgeprägten Bewegungsdrang. Es ist nur schwer, die Betroffenen dazu zu bewegen, in den angeschlossenen Räumen und Abteilungen zu verbleiben. Sie werden jede Möglichkeit nutzen zu entfliehen – mit der begleitenden Schwierigkeit ihrer bestehenden Orientierungslosigkeit.

Es ist bekannt, dass Menschen, die eine Depression entwickeln, oftmals auch in besonderem Maße Unruhe zeigen können und ununterbrochen von einem auf den anderen Fuß ihr Gewicht verlagern. Der mit einer Demenz einhergehende Bewegungsdrang zeigt das Ausmaß dieser inneren Unruhe ganz und gar körperlich. Möglicherweise ist dies schon eine Art Behandlungsmöglichkeit, ein Ventil aus sich selbst heraus. Vielleicht würde die empfundene Ohnmacht und Unruhe den betreffenden Menschen ansonsten nahezu »sprengen«. Wer sich jetzt bewegen kann, hat vermutlich die Gnade eines Ventils gefunden. Durch Stress und Unruhe entstandene physiologische Spaltprodukte und »Schlacken« könnten – wie durch alle anderen sportlichen Betätigungen auch – abgebaut werden und den Menschen Erleichterung verschaffen.

Leider ist es mit der Umsetzung dazu, Betroffenen diese Möglichkeiten der Bewegung bieten zu können, nicht einfach. Dazu müsste es Ideen und Umsetzungen geben, die den Betroffenen die Chance bieten, sich körperlich in gehörigem Maße auszupowern. Darauf jedoch sind stationäre Einrichtungen und familiäre Strukturen weder aus- noch eingerichtet.

Grenzenlose Enthemmung

»Enthemmt euch!«

Graffito

Jede Gesellschaft hat ihre eigenen kulturellen Normen und Gepflogenheiten entwickelt. Werden diese Regeln befolgt, ist gewährleistet, dass eine Gemeinschaft ohne weitere große Störungen funktionieren kann. Diese Regeln haben sich im Laufe der Jahrhunderte entwickelt und sind teilweise in Gesetzestexten festgehalten, wie es zum Beispiel beim Lärmschutz der Fall ist. Benimmregeln sind einer Wandlung unterworfen und verändern sich ununterbrochen. Heute kann gegoogelt werden, was »Out« ist, was momentan »In« ist und welche spezifischen Regeln im Arbeitsalltag gelten. »Out« sind in der heutigen Zeit z.B. Handküsse oder das Ziehen des Hutes zur Begrüßung. »In« ist heute – in coronäischen Zeiten, das Niesen in die Armbeuge oder die Begrüßung lediglich durch Anstoßen der Ellenbogen. Im Berufsalltag gilt es, Emails zügig zu beantworten oder, dass Kleidung und Auftreten in keiner Weise zu »sexy« (offene Haare, Dekolleté, kurze Röcke, nackte Beine) sein sollen.

Wer sich nicht an bestehende Regeln hält, bricht ein Tabu. Und je mehr sich die Regeln durchgesetzt haben, umso mehr wird auch deutlich, wer in den Kreis der »Insider« hineingehört und wer nicht. Die einfachen Aussagen »Das tut man nicht« oder »Das tut man heute nicht mehr« geben darüber einen vielversprechenden Aufschluss.

Menschen, die eine Demenz entwickelt haben, vergessen manchmal jedes vorher mehr oder minder bereitwillig angelernte und antrainierte Benehmen. Es findet eine Enthemmung statt, die sich auf die ganze Bandbreite des menschlichen Miteinanders ausdehnen kann. Betroffene geben jede vorherige höfliche Distanz zu anderen Menschen auf und rücken allen anderen auf manchmal bedrängende Weise nahe. Andere fallen in redundantes und ununterbrochenes Reden oder Fragen ohne Innehalten.

Das große Tabu

Sie können auch das wohl größte gesellschaftliche Tabu der Sexualität durchbrechen und eine ausgeprägte sexuelle Enthemmung öffentlich an den Tag legen. In einem Fall entledigt die betroffene Person sich ihrer Kleidung, in anderen Fällen wird in Sprache und Körpernähe jede gewohnte Distanz aufgehoben. Für die Umgebung der Betroffenen und besonders die Zugehörigen ist dies eine beschämende Blamage und wird oft als peinliche Bloßstellung erlebt. Auch in diesen Situationen fallen die Betroffenen – und ihre Umgebung mit ihnen – aus der allgemeinen Gesellschaft heraus.

Sexuelle Enthemmung bedeutet auch für die Pflegenden, dass sie manchmal erheblichen Übergriffen ausgesetzt sind. Entsprechende Probleme bestehen in fast allen Einrichtungen. Manchmal werden die Beschwerden von den Pflegenden ernst genommen und sie bekommen Schutz von der Leitung, manchmal wird ihnen bedeutet, sie wollen diese Dinge nicht zu ernst und keineswegs persönlich nehmen. Es braucht schon eine besondere Autorität und eine klare Haltung, um diese Übergriffe zu vermeiden und zu reduzieren. Die Grenze zwischen Berührung und Sexualität ist sehr schmal – unabhängig davon, ob es sich um einen Menschen mit Demenz handelt oder nicht.

Seit Anja sich mit allen Fragen zum Thema Demenz zu beschäftigen begann, lernte sie auch immer mehr, zwischen den Zeilen zu lesen und nicht immer gleich das als Wahrheit anzunehmen, was ihr als Wissen dargeboten wurde. Anja war skeptischer und kritischer geworden. Und je mehr sie erfuhr, umso weniger schien sie zu wissen. Jeder neue Gedanke und jede neue Theorie ließen neue unbekannte Wege vor ihr auftauchen. »Welche Vielfalt an Reaktionsmöglichkeiten«, staunte Anja. »Ob der Sammelbegriff »Demenz« sowieso nur ganz vollkommen unterschiedliche Krankheiten in sich verbarg?« Sie hatten nur eines gemein: die Betroffenen vergaßen zunehmend alles, was mit unserer Alltagsrealität zusammenhängt, wurden orientierungsloser und fielen aus der Gesellschaft heraus.

Anja wusste, dass Menschen, die im Sterben lagen, auch oft ihre Kleidung auszogen und extrem unruhig werden konnten. Anja fragte sich, ob das Ausziehen und die Unruhe mit der Situation zusammenhingen und diejenigen weg von »hier«, weg aus ihrer Situation, aus der Einrichtung und vielleicht sogar aus ihrem Leben wollten?

Wenn Sterbende aus ihrer Wahrnehmung heraus erzählten, konnte es sein, dass sie am Morgen erzählten, auf welcher Party sie nachts gewesen sind und die Nacht durchgetanzt hätten. Sie hatte auch erlebt, dass Sterbende – obwohl bettlägerig – davon berichteten, wie sie am Morgen eine schöne Zigarre draußen im Garten geraucht hätten. Das alles konnte ja gar nicht stimmen! Doch Anja wusste auch um die Klarheit und völlige Überzeugung, mit der die Menschen ihr das berichtet hatten. »Ob die sich dann ganz einfach in einer anderen Realität befanden?« Wieder hatte Anja eine Frage, mit der sie kaum weiterkommen konnte. Manchmal wurden diese Zustände als Wahnvorstellungen oder Halluzinationen angesehen und bezeichnet, manchmal als Demenz oder schlichtweg als Sauerstoffmangel. Anja kam nicht recht weiter. Denn das würde ja noch einmal alles wieder auf den Kopf stellen, was sie bislang gedacht und gelernt hatte.

Dann musste Anja grinsen, als sie an das Thema Sexualität im Großen und Ganzen dachte. Nichts schien erwachsenen Menschen in unserer Gesellschaft so unangenehm und anrüchig zu sein, wie Nacktheit. Sie hatte oft gelesen und gehört, dass dann verhohlen und schamhaft-kopfschüttelnd von »Blankziehen« gesprochen wurde. Wenn jetzt ein Mensch mit einer Demenz hemmungslos wurde, was den Körper und die Sexualität angingen, setzten sie sich vehement über ungeschriebene Gesetze hinweg und hielten einer ganzen Gesellschaft einen Spiegel vor die Nase wegen ihrer Unnatürlichkeit im Umgang mit Nacktheit und Sexualität. Und gleichzeitig könnte das Ausziehen von Kleidung auch bedeuten, dass sie selbst in ihrer Nacktheit den Auszug aus ihrem Körper, der eines Tages mit ihrem Tod stattfinden wird, schon einmal »übten«.

Wenn Anja mit Stefan zusammen war, schien er ganz und gar in seiner eigenen Welt zu sein. Er sprach von Taschen und Schuhen, die er genäht hatte, er malte Ornamente. Er sprach von seinem Lieblingsessen und den Ländern, die der in seinem Leben bereist hatte. Er beschrieb seine Beobachtungen während seiner weiten Reisen. Anja wusste manchmal nicht genau, was sie dazu sagen sollte. Es klang so überzeugend. Doch Anja wusste genau, dass er niemals über die Grenzen des Landes hinausgekommen war.

»Für Stefan ist alles ganz deutlich und real, was er erzählt«, sagte Anja zu sich selbst. »Wenn Stefan unsere Alltagswelt nicht mitbekommt und wir seine auch nicht, was ist denn nun real und wahr? Ob vielleicht alle eine eigene Welt haben, in der sie sich befinden?« Wieder einmal kam Anja nicht weiter mit ihren Gedanken. »Aber meine Träume sind doch auch nur für mich selbst wirklich. Und einige davon sind so glasklar, wie ein wacher Vormittag. Aber was ist denn dann Wahrheit?« Selten hatte Anja so viele »Abers« in sich erlebt.

»Und wenn sich die Betroffenen in einer völlig anderen Realität befinden«, dachte Anja weiter nach, »dann können sie doch keine Entscheidungen treffen, die sich in dieser, unserer Realität befinden und den ganz normalen Alltag in dieser Welt betreffen. Wenn sie woanders sind, dann können sie nur für ihre eigene Welt entscheiden! Sie können weder bestimmen, wann gegessen wird, noch wofür Geld ausgegeben wird.« Anja war wieder einmal sehr verwirrt.

Hans im Glück ...

> »Meine Tante war Zeit ihres Lebens eine kraftvolle Frau. Sie hat immer geradeheraus gesagt, was sie meinte und was sie dachte und machte keinen Hehl daraus. Dadurch war sie für viele andere Menschen eine Herausforderung und sie gingen manchmal besonders vorsichtig mit ihr um. Als sie älter und vergesslicher wurde und nicht mehr allein zurechtkam, wurde sie betreut. In ihren letzten Lebensjahren, als sie nur noch im Rollstuhl sitzen konnte, sagte oder wollte sie kaum noch etwas. Sie murmelte immer ein paar Sätze vor sich hin. Und wenn man genau hinhörte, hörte man sie immer wieder sagen: »Es ist genug. Ich bin fertig. Vielen Dank und auf Wiedersehen!« Etwas anderes hat sie nicht mehr von sich gegeben.«
>
> *W., Nichte*

Es gibt etliche Menschen, die in ihrem Älterwerden kränker werden, eine Demenz entwickeln, die misstrauisch werden, oder die zänkisch, streitlustig, starrsinnig rechthaberisch und/ oder aggressiv werden. Und es gibt Menschen, die im Alter milder und sanfter geworden sind, als sie es früher waren und zunehmend eine Großzügigkeit zeigen, die niemand so richtig vermutet hätte. Und alles das kann auch bei ganz und gar klar denkenden Menschen, unabhängig von einer begleitenden dementiellen Erkrankung ablaufen. Das geht oftmals mit der Bemerkung einher: »Es ist besser, mit der warmen Hand zu schenken!« Ihnen ist Materielles gar nicht mehr so wichtig, wie früher. Sie scheinen sich langsam und stetig, Stück für Stück von der Materie zu lösen, ohne dass es ihnen schwerfallen würde. Und mit einer zunehmenden Demenz geben sie noch bereitwilliger alles von sich weg, was sich ihr Besitz nannte. Möglicherweise haben sie auch vergessen, dass für andere Menschen – und für sie selbst vielleicht auch ehemals – Besitz einen hohen Stellenwert hat.

Große Gesten

Eine ganze Reihe von älter werdenden Menschen, die vielleicht etwas vergesslich geworden sind, denen die moderne Welt fremder wird und die zunehmend Probleme damit haben, sich den heutigen Gegebenheiten flexibel anzupassen, wird vielleicht auch die Materie immer fremder. Es scheint dann, als gehöre die Welt mit allem »Weltlichen« darin den jüngeren Generationen. Älter Gewordene ziehen sich zurück und werden entsprechend auch zurück gedrängt. Materielles ist unwichtiger geworden. Im besten Falle haben die Betroffenen alles gesehen und erlebt und gehabt, was sie sich gewünscht hatten und stellen fest, dass diese ganzen Dinge gar nicht so immens wichtig sind. Dann ist die große, freigiebige Hand möglich. Auch Menschen, die zunehmend in eine Demenz rutschen, können eine vergleichbare Großzügigkeit entwickeln, wie es Menschen in Klarheit im Denken tun.

»Dieser Ring der steht dir bestimmt besonders gut, ich brauche ihn nicht mehr.«

»Ich habe schon lange nicht mehr auf dem Cello gespielt. Meine Fingerfertigkeit hat abgenommen. Magst du es zu dir mitnehmen und darauf spielen?«

»Du wolltest doch immer diesen Tisch gern haben. Ich brauche ihn nicht mehr. Nimm ihn«

Aussagen von älter Gewordenen mit und ohne demenzielle Symptome

Meine Mutter ist jetzt 94 Jahre alt geworden. Sie weiß nicht mehr, ob sie etwas gegessen hat zum Mittag und sie weiß nicht mehr, welcher Tag ist. Ich versorge sie täglich und immer, wenn ich komme, strahlt sie mich an und sie ist unendlich dankbar und sagte sehr liebevolle Dinge. Das ist ganz anders, als ich sie früher erlebt habe. So eine liebevolle Beziehung wie heute hatten wir noch nie.«

R., Tochter

Halunken unterwegs

Dies öffnet Tür und Tor für alle Menschen, die mehr oder weniger gierig Besitztümer anhäufen wollen. Den Betroffenen älteren und an Demenz erkrankten Menschen kann sehr leicht alles abgeluchst werden, was sie ihr Eigen nennen. Damit ist der Weg offen für alle, die mit betrügerischen Absichten Geld und Gut von Menschen an sich reißen wollen. Der so genannte »Enkeltrick« ist nur eine der Straftaten, die an den betroffenen Menschen ausgeübt werden. Pflegenden und Betreuenden ist ein hohes Maß an Standhaftigkeit abzuverlangen, dem Sog und jeder Versuchung zu widerstehen, diese Vergesslichkeit – besonders, wenn diese mit Gutmütigkeit gepaart ist – auf irgendeine Weise auszunutzen.

»Die alt gewordene Dame in der Nachbarwohnung ist freundlich und zuvorkommend. Sie hatte Zeit ihres Lebens eine offene Tür für alle, die auf irgendeine Weise in Not geraten waren. Jetzt zeigt sich, dass sie immer vergesslicher wird. Und ich habe erlebt, wie sie sich am Telefon alles, einfach alles andrehen ließ, was ihr Menschen verkaufen wollten. Sie hat sogar eine Internetflatrate, obwohl sie noch niemals einen Computer hatte, geschweige denn ihn hätte bedienen können. Wir haben uns große Sorgen gemacht. Ihr Sohn hat jetzt jeden Anruf nahezu »verboten« und das Telefon abbestellt. Ich kann das nachvollziehen. Doch jetzt ist sie noch häufiger allein, als sie es vorher schon war.«

B., Nachbarin

»Meine Mutter wohnt noch allein in ihrem Haus. Sie besitzt sehr schöne Designermöbel. Jedes Mal, wenn ich zu ihr komme, fehlt ein Stück. Mal ist es ein Stuhl, ein anderes Mal ein kleiner Tisch und dann wieder fehlt Besteck. Das ist immer dann der Fall, wenn ihre erwachsenen Enkel bei ihr waren und sie besucht hatten.

N., Tochter

Kreativität – Schöpferkraft – Ideenreichtum – Intuition

»Wer aus dem großen Pool an Ideen schöpfen will, sollte dringend den eigenen Verstand ausschalten. Wer weiß, was der Zufall denjenigen dann zufallen lässt?«

Jobst Fricke

Es gibt viele Erwachsene, die vehement und klar ihre Ablehnung ausdrücken, wenn ihnen jemand anrät, einmal ein Bild zu malen. Die Antworten, die kommen, sind klar: »Ich konnte noch nie malen!«, »Um Gottes Willen, nein!«, sowie ein deutliches Stöhnen sind dann zu vernehmen. Die Betroffenen sind nur schwer dazu zu bringen, die Angst davor zu überwinden, Stifte oder Pinsel in die Hand zu nehmen. Das ist ein Problem der ganz normalen Erwachsenenwelt. Wenn hier nicht gerade eine passionierte Künstler*in angesprochen wird, stehen wir vor der Klugheit und Vernunft, die in geregelten Bahnen funktioniert und keineswegs aus der Reihe tanzen mag. In diese Welt gehört Kreativität nicht. Es wäre fatal und würde fast als pathologisch angesehen, wenn ein Kind darum gebeten würde, ein Bild zu malen, und dieses würde sich nicht trauen und damit argumentieren, das könne es nicht. Vernunft und Rationalität passen nur schwer mit Kreativität zusammen.

Gleichzeitig gibt es eine ganze Reihe von Ratgeberbüchern, die Kunsttherapie in der Begleitung von Menschen mit Demenz einsetzen und bewerben möchten. Diese Bücher, die Menschen mit Demenz dazu anleiten und anregen wollen, künstlerisch tätig zu werden, sind in einem erheblich größeren Maße zu finden, als Exponate von Betroffenen.

Wer sich hier jedoch auf die Suche macht, wird zwar wenig finden, doch erstaunlich beeindruckt sein, was Menschen mit einer Demenz aus sich selbst hervorbringen können. Wer weiß, ob es nicht noch viel, viel mehr wäre, würden sie gelassen?

Zielsicher

Menschen mit einem hohen Maß an Intuition vertrauen eher auf ihr »Bauchgefühl«, als auf ihre logischen Gedankenfolgen. Bei Menschen mit einer Demenz reduziert sich ihr logisches Denkvermögen und diese Stelle wird durch Emotionen und

Intuitionen zunehmend ausgefüllt. Das ist der Hintergrund dafür, dass die Betroffenen in erhöhtem Maße Stimmungen aufnehmen und wahrnehmen, denen sich Menschen, die »vernünftig« denken verschließen.

Und es geschieht sehr häufig, dass die betroffenen Erkrankten Stimmungen auffangen und sehr genau wahrnehmen, dass ihnen etwas vorgemacht wird und sie beschummelt, überredet und ausgetrickst werden. Dann kann es geschehen, dass sie plötzlich sehr klar und direkt ihre Fragen stellen und diese so lange wiederholen und nachbohren, bis sie herausgefunden haben, was nicht stimmt. Diese Wahrnehmung stammt aus Kanälen, die den denkenden, orientierten Menschen eher verschlossen sind und die diese Form des »Wissens« auch kaum wahrnehmen, geschweige denn nachvollziehen können.

Dennoch ist das Erstaunen groß, wenn Menschen mit einer Demenz sehr genau herausfinden, wo etwas vor ihnen versteckt wurde, was sie nicht finden sollten. Und sie wissen auch sehr genau, wenn sie durch kleine Alltagslügen beruhigt und ruhiggestellt werden sollen.

> »Mein Schwiegervater kann allen Gesprächen, die ihn interessieren, sehr gut folgen. Wenn er etwas nicht hören will, dann kann er plötzlich nicht hören.«
>
> *H., Schwiegersohn*

Es geschieht häufig, dass Zugehörige und die Umgebung von Menschen mit einer Demenz in erheblichem Maße irritiert sind, wenn sie das erleben und sich nicht erklären können, woher die betroffene Person dies sehr genau weiß. Auch diese intuitiven und umgesetzten Fähigkeiten zeigen ein hohes Maß an Kreativität.

»Ich glaube kaum noch etwas, was ich bislang zum Thema Demenz gelesen und gehört habe«, sagte Anja zu sich selbst. »Das ist ja, als gäbe es zwei oder vielleicht sogar mehrere verschiedenen Planeten auf denen Menschen leben. Das nennt sich wohl »Paralleluniversum«. Es gibt den Planeten der Vernunft – vielleicht ist das der Planet mit Namen IQ? –, auf dem alles erklärt werden kann, auf dem gemessen und gewogen wird und der durch Vernunft und Logik gesteuert wird. Und es gibt einen anderen Planeten, auf dem leben alle, die aus der logischen Vernunft herausgefallen sind, die also zusätzlich zu ihrem Menschsein noch eine Demenz oder eine andere Verwirrtheit entwickelt haben.«

Sie erinnerte sich genau an den Tag, als sie Stefan besuchte und in ihrer Einkaufstasche Kekse und Schokolade versteckte, die sie für sich eingekauft hatte. Sie wollte diese verschenken. Stefan guckte immer wieder auf die Tasche und fragte, was sie darin habe und vermutete, dass sie darin doch etwas zu Essen habe. Anja redete jedoch von Wäsche, und Büchern, die sie bei sich habe. Stefan war während der ganzen Zeit argwöhnisch und fragte wieder und wieder. Das kam ihr sehr seltsam vor. Sie wusste genau, dass ihre Tasche blickdicht war und an keiner Stelle irgendetwas vom Inhalt zu erkennen war.

Anja erinnerte sich auch an das, was sie über Kaspar Hauser gefunden hatte. Ihm waren mit zunehmendem Lernen von Rechnen, Schreiben und Lesen im gleichen Maße seine übersinnlichen Fähigkeiten verloren gegangen. Anja kratzte sich am Kopf. Sie war nicht einverstanden. Ob es erstrebenswert wäre, diese ganze Vernunft zu reduzieren? Kreativität und Spontaneität, Intuition – das alles waren für Anja höchst erstrebenswerte Eigenschaften. Leider könnte sie mit diesen Befähigungen allein ihren Beruf keineswegs ausüben. Und Fakt war auch, dass Menschen mit einer Demenz in dieser Welt der allgemeinen

Normalität mit ihren weltlichen Aufgaben kaum zurechtkommen. Ihre Orientierungslosigkeit bringt die Probleme mit sich, daran führte kein Weg vorbei.

Doch wann war sie eigentlich in den letzten Jahren kreativ gewesen, außer dann, wenn sie Pinsel, Farben und Papier mitgenommen und mit Stefan gemeinsam gemalt hatte, fragte sich Anja etwas ratlos.

Dement? Verwirrt?

> »Als ich meinen Mann nach seinem Sturz im Krankenhaus besuchte, sagten mir alle, seine Demenz werde jeden Tag stärker. Als ich zu ihm ins Zimmer kam, erzählte ich ihm, dass ich tagsüber den Friedhof besucht habe, auf dem wir eines Tages gemeinsam beerdigt werden wollten. Das hatten wir schon vor einigen Jahren so besprochen. Er hob den Kopf, sah mir klar in die Augen und sagte ganz deutlich, dass er das keineswegs mehr wolle. Er wolle kremiert werden und auf jeden Fall in einem Friedwald bestattet werden, das sei viel natürlicher. Ich fragte mich, was jetzt an ihm dement sein sollte.«
>
> *C., Ehefrau*

> »Ich saß fast weinend am Bett meiner Frau, die voraussichtlich in den nächsten Tagen sterben würde. Sie war schon einige Jahre an Demenz erkrankt. Ich wusste nicht richtig, was ich sagen sollte. Dann erzählte ich ihr aus der Zeit, als wir uns kennen gelernt hatten. Ich machte ihr eine Liebeserklärung und sagte ihr, ich würde sie jederzeit wieder heiraten. Sie schaute mich an, ihre

> Augen waren klar. Und sie antwortete, sie würde keinen Tag unserer Ehe bereuen und sie sei mir für alles sehr, sehr dankbar. Heute bin ich über diesen winzigen, klaren Moment sehr froh. Es scheint, als ob das, was ihr im Tiefsten wichtig war, frei von jeder Demenz war.«
>
> *A., Ehemann*

Weltliche Alltagsregelungen gehören nicht zur Welt derer, die eine Demenz entwickelt haben. Vielleicht ist es in einer anderen Realität nicht wichtig, ob Mahlzeiten regelmäßig eingenommen wurden oder wie spät es ist. Vielleicht ist es auch nicht wichtig, ob Rechnungen bezahlt, ob der Müll hinausgebracht und der Herd ausgeschaltet wurde oder ob es tatsächlich wichtig ist, sich jeden Tag zu waschen und die Zähne zu putzen. Und auch viele, viele andere Kleinigkeiten sind möglicherweise irgendwo anders völlig irrelevant. Doch auf eine seltsame Weise geschieht es, dass Menschen, bei denen eine Demenz diagnostiziert wurde, in einigen Momenten ganz und gar klar sein können, wenn es um grundsätzliche Fragen des Lebens und Entscheidungen geht.

> »Ich besuche einen alten Herrn, der im Laufe seines Älterwerdens langsam und stetig immer mehr in eine Demenz hineinrutschte. Wenn ich ihn im Rahmen meiner ehrenamtlichen Tätigkeit alle zwei Wochen besuchte, brachte ich immer drei Stück Kuchen mit – und manchmal waren es Pizzabrote, denn die mochte er so gern. Eines war für ihn, eines für seine Schwester, die schon vor zwanzig Jahren verstorben war und eines für mich. Ich holte für seine Schwester eine Sitzmöglichkeit heran, wir setzten uns gemeinsam an den Tisch und er erzählte ganz normal. Seltsam war das für mich schon.«
>
> *P., Besucher*

Es ist für die Betroffenen ausgesprochen schwer, sich orientiert in einer Realität zu bewegen, die mit ihrer eigenen nur wenig zu tun hat. Und das macht es allen, die sich in der allgemeinen weltlichen Realität bewegen sehr schwer, eine andere Wirklichkeit nicht nur für möglich in Betracht zu ziehen, sondern auch deren Gesetzmäßigkeiten auch nur ansatzweise zu verstehen.

Mogelpackung?

»Kontrollverlust verändert nicht unbedingt den Charakter – aber er macht ihn sichtbar.«

Unbekannt

»Bevor du heiratest, achte als Frau sehr darauf, dass du deinen zukünftigen Mann erst einmal betrunken erlebt hast.«

Schwäbischer Rat an unverheiratete Frauen

Auch ein erhöhter Alkoholpegel führt nicht automatisch dazu, dass Menschen aggressiv werden. In jedem Falle aber werden sie enthemmter und verlieren immer mehr die Kontrolle über sich selbst und über ihr Verhalten. Dabei wird auch ihr Wahrnehmungsradius kleiner.

Menschen, bei denen sich eine Demenz entwickelt, verlieren zunehmend die Kontrolle über sich selbst. Vieles von dem, wie Menschen sich verhalten, ist angelernt und durch die jeweiligen Benimmregeln der Gemeinschaft, in der sie sich befinden, geregelt. In allen »normalen« gemeinschaftlichen Bezügen gibt es diesen Verhaltenskodex, der den allgemeinen Konsens beschreibt. Normalerweise richten sich mehr oder weniger alle Menschen danach.

Diese Normalität verliert bei einer entstehenden Demenz Schritt für Schritt ihre Gültigkeit. Die aufgestellten Regeln gelten für alle, die sich in ihrer Norm befinden. Für alle anderen gelten sie nicht mehr. Diese Menschen haben sich aus der Norm entfernt. Sie können sowohl als krank bezeichnet werden, als »dement«, als »anders« oder auch als »Paradiesvögel«. Möglicherweise sind sie dieselben, die sie schon immer waren.

Damit ist jede Möglichkeit für ein Versteckspiel am Ende angelangt und es zeigt sich, was bislang unter einer darüber gedeckten Schicht verborgen war und bisher durch bestehende Kontrolle kaum an die Oberfläche gerückt ist.

Manchmal, wenn Stefan Besuch bekam, lächelte er ganz freundlich vor sich hin und in sich hinein. Worüber er wohl erfreut war? Anja konnte keinen Grund erkennen. Mittlerweile dachte sie, es sei auch völlig egal, ob sie nachvollziehen könne, weshalb er sich freute – hauptsächlich er tat es.

»Wie kann ich dankbar dafür sein, dass er ein dermaßen angenehmer Mensch ist!«, dachte Anja. Welche Probleme sich wohl vor ihr und allen, die Stefan betreuten, auftun würden, wenn er unruhig oder in irgendeiner Art und Weise unmutig oder sogar aggressiv wäre. Anja konnte nur annehmen, dass es Stefan gut ging. »Woher es wohl kommen mag, dass einige Menschen unruhig werden, andere sanftmütig und freundlich, andere aggressiv, enthemmt oder kreativ?« Diese Frage bewegte Anja. »Vielleicht können sich Menschen letztendlich, wenn eine Demenz in ihr Leben dazugekommen ist, gar nicht mehr verstellen.« Anja nahm sich vor, in Zukunft sehr genau hinzuschauen, wenn sie Menschen mit einer Demenz begegnete.

»Ob tatsächlich das herauskommt, was drin ist?«, fragte sich Anja. Der Ausspruch kam ihr sehr hart vor. »Und ganz abgesehen davon, ob bei einem Menschen seine ganze Persönlichkeit ans Tageslicht kommt, wenn diese Person eine Demenz entwickelt, ein Hilferuf und eine sehr schwere Ohnmachtssituation ist es in jedem Fall, wenn keine andere Möglichkeit mehr besteht, als irgendeine Form der Aggression zu entwickeln«, dachte Anja. Sie hatte Mitgefühl mit den Betroffenen, den Betreuenden und den Familien.

Als sie am nächsten Morgen aufwachte und sie noch ganz verschlafen bei ihrem Kaffee saß, fiel ihr die Geschichte von der Silbermünze ein:

»Frau Meyer hatte ihre Silbermünze, die sie als Glücksbringer immer in ihrer Manteltasche stecken hatte. Auf ihrem Spazierweg im frühen Herbst musste sie sie verloren haben. Sie war sich nur nicht sicher, an welcher Stelle das gewesen sein konnte.

Wann immer sie Zeit fand, ging Frau Meyer den Weg, die Augen fest und aufmerksam an den Boden geheftet. Sie wollte ihren Glücksbringer wiederfinden. Von der Suche ließ sie sich auch nicht durch Wind und Wetter abhalten – allein die zunehmende Dunkelheit hielt sie ab. Bei Dunkelheit schien es ihr unmöglich, etwas auf dem Erdboden finden zu können.

Der Herbst kam und mit ihm das typische Herbstwetter. Es wurde kälter, Sonne und Regen, Wolkenhimmel und Wind wechselten sich ab. Es wurde Oktober und die Blätter regneten nahezu von den Bäumen. Eine Blätterschicht raschelte bei trockenem Wetter und ihren Füßen. Da sah Frau Meyer ein, dass es Unsinn war, jetzt weiter zu suchen. Es wurde kälter und kälter und der erste Schnee deckte alles ab. Die ganze Landschaft versank in der Winterzeit.

Es war April, als das Wetter wieder richtig schön wurde. Im Grunde hatte Frau Meyer immer seltener an die Silbermünze gedacht. Doch auf einem ihrer abendlichen Spaziergänge entdeckte sie einen silbernen Schimmer am Boden. Als sie hinging und sich bückte, hob sie tatsächlich ihre verlorene Münze auf. Frau Meyer freute sich. Und als sie ihre Münze genauer ansah, hatte diese ein paar zusätzliche Dellen bekommen und sie war ganz und gar dunkel, fast schwarz geworden. Erstaunlich, dass sie überhaupt etwas hatte glänzen gesehen. Die Münze hatte in Wind und Wetter gelegen, Insekten und andere Kleintiere waren über sie gekrabbelt. Vielleicht hatte ein Hund sein Geschäft auf ihr verrichtet. Und Frau Meyer nahm die Silbermünze. Sie wusste: egal, was in den Monaten passiert war, NICHTS hatte der Münze wirklich etwas anhaben können, es war immer noch ihre Silbermünze.«

Anja dachte an Stefan und war beruhigt.

Kapitel 14
Die Umgebung der Betroffenen

»Meine Mutter wurde immer vergesslicher. Sie lebte seit einigen Jahren in einer Einrichtung, nicht weit von meiner Wohnung entfernt. Ich habe sie täglich besucht und sei es nur für einen kurzen Moment. Wegen der Corona-Beschränkungen darf jetzt niemand mehr zu ihr kommen. Wir winken uns jetzt täglich einmal durch das Fenster zu. Ich merke, wie sie immer weiter wegrutscht. Ich befürchte, dass sie mich dann, wenn ich sie wieder besuchen kommen darf, gar nicht mehr erkennen wird.«

C., Tochter

Ein ganzer Berg voller Probleme

- Die Alten und die Jungen

»Ich bin immer davon ausgegangen, dass du mich eines Tages pflegst, wenn ich alt und gebrechlich geworden bin. Das gehört sich doch so.«

I., zu ihrer Tochter

Es wird angenommen, dass etwa 80% der Menschen, die eine Demenz entwickeln, in ihrer häuslichen Umgebung wohnen. Das mag verschiedene Ursachen haben, nur eine davon ist die alte Tradition, dass alt gewordene Menschen von ihren Nachkommen gepflegt werden, so, wie sie selbst vordem die Kinder versorgt haben. Dieser Prozess kehrt sich eines Tages um, wenn älter und schwächer gewordene Menschen Hilfeleistung benötigen. Daran hat auch der noch relativ neue Berufsstand der Altenpfleger*innen offensichtlich bislang nicht allzu viel verändert. Auch heute noch hoffen viele älter Gewordene, dass ihnen ihr eigener, vor vielen Jahren geleisteter Dienst, eines Tages zurückerstattet wird. Diese Erwartung besteht weltweit an die jüngere Generation in der einen Gesellschaft mehr, in der anderen Gesellschaft weniger.

> König Anoschirwan, den das ganze Volk auch den Gerechten nannte, wandelte einst zur Zeit, als der Prophet Mohammed geboren wurde, durch sein Reich. Auf einem sonnenbeschienenen Hang sah er einen ehrwürdigen alten Mann mit gekrümmtem Rücken arbeiten. Gefolgt von seinem Hofstaat trat der König näher und sah, dass der Alte kleine, gerade ein Jahr alte Stecklinge pflanzte.
> »Was machst du da«, fragte der König.
> »Ich pflanze Nussbäume«, antwortete der Greis.
> Der König wunderte sich: »Du bist schon so alt. Wozu pflanzt du dann Stecklinge, deren Laub du nicht sehen, in deren Schatten du nicht ruhen und deren Früchte du nicht essen wirst?«
> Der Alte schaute auf und sagte: »Die vor uns kamen, haben gepflanzt, und wir konnten ernten. Wir pflanzen nun, damit die, die nach uns kommen, ernten können.«

Aus »Der Kaufmann und der Papagei« von Nossrat Peseschkian

- Doppelbelastung

Gesellschaftliche Veränderungen in den letzten Jahrzehnten führen dann durchaus zu einem unangenehmen Knirschen im Generationenverständnis. Gehen Ältere davon aus, dass sie in der gleichen Weise im häuslichen Umfeld gepflegt werden, wie sie selbst es bei ihren Vorfahren getan haben, stehen heutige Generationen in einem prall gefüllten Arbeitsalltag, der ihre ganze Kraft, Aufmerksamkeit und Mobilität einfordert. Die traditionellen Familienmuster mit einem Mann als finanziellem Versorger einer Gemeinschaft und der Frau, die sich um alles im häuslichen Bereich inklusive der Pflege und Für- und Umsorge kümmert, sind Vergangenheit. Das traditionelle Muster ist ein Auslaufmodell. Es gibt heute schon mehr Frauen, als angenommen, die den Lebensunterhalt für ihre Familie allein oder zumindest zu einem beachtlichen Anteil leisten – von der Belastung durch Alleinerziehung nicht erst zu sprechen. Die heutige Zeit erwartet von allen, die im Arbeitsleben stehen, sowohl räumliche, als auch zeitliche Flexibilität und ein hohes Maß an Bildung. Damit steht die jetzige Realität den Erwartungen und unerfüllten Hoffnungen einer Generation gegenüber, die bei allen Beteiligten unweigerlich zu Enttäuschungen, Überbelastungen und erheblichem Druck führen. Dadurch besteht das Risiko für Zwiste und handfeste Streitereien. Sehr viele Familien betreten diesen Weg eines dauerhaften Unfriedens freiwillig – auch ohne jede Erkrankung.

Kommt jedoch eine Erkrankung wie eine Demenz und die damit verbundene, notwendige Fürsorge mit erheblichem Mehraufwand an Zeit hinzu, sieht alles nach einem sehr beschwerlichen Weg in der Zukunft aus. Das gilt für alle Beteiligten. Konflikte jeder Art sind vorprogrammiert.

- Die Freiheit ist eine Illusion

Diese Erwartungen darauf, gepflegt zu werden, sitzen sehr tief in uns Menschen und werden nur ansatzweise in Frage gestellt. Pflichtgefühle Älteren gegenüber sind ebenso tief verankert, wie es die – oft unausgesprochene – Erwartung an Jüngere ist, sich achtungsvoll und ehrerbietig Älteren gegenüber zu verhalten. Sowohl das Pflichtgefühl, wie auch diese Erwartungen bestehen weltweit. Und das gilt unabhängig davon, wie ausgefallen, manipulativ, ungerecht oder selbstgerecht sich Ältere oder Jüngere verhalten mögen. Vielleicht ist es die Generation der jungen

Menschen, die sich leichter aus der Verantwortung ziehen kann und denen »Pflicht« an erster Stelle weitgehend egal ist. Je länger und deutlicher allerdings die Erwartung auf der nächsten Generation liegt, umso stärker wird sie sich entfalten und die Umgebung in Beschlag nehmen.

»Ok, Boomer!«

Antwort von Jüngeren an die Generation der 60–75-jährigen Menschen und bedeutet so viel wie: »Deine veralteten Ansichten interessieren mich nicht, hör auf dich mit deiner Lebenserfahrung wichtig zu machen.«

Pflichtgefühl jedoch, das im Vordergrund einer Versorgung steht, hat eine düstere Seite. Die Betroffenen, die maßgeblich aus Pflichtgefühl heraus handeln und ihre nahen Menschen pflegen, halten dies meist nur eine geraume Zeit durch und werden, je länger eine Krankheit oder ein Prozess dauert, pikierter und widerwilliger. Das geschieht besonders dann, wenn die zu Betreuenden ihre unwillige, zänkische, herrische oder egoistische Seite ausleben und zeigen. Diese »Pflicht« gegenüber Fürsorgebedürftigen ähnelt einer generationsüberspannenden emotionalen Erpressung, die massive Widerstände hervorrufen kann. Konflikte dieser Art bergen nachfolgende Schuldgefühle in sich und können solche produzieren. Ein Teufelskreis zeigt sich und wird heftiger, je länger die Situation andauert.

- Die Pflege ist (meist) weiblich

Menschen mit einer Demenz, die im häuslichen Rahmen versorgt sind, werden in erster Linie von Töchtern, Schwiegertöchtern und Ehepartner*innen gepflegt. Das erfordert von den Betreuenden nicht nur ein hohes Maß an Engagement, sondern auch oft massive Einschränkungen des eigenen persönlichen Lebens. Das betrifft das Nachgehen von eigenen Hobbys, den Erhalt privater Kontakte, sowie auch das Sichern des eigenen Lebensunterhaltes, bis hin zur Aufgabe des eigenen Berufes.

In Rahmen der Forschung wurde auch untersucht, wann Frauen und wann Männern mit einer Demenz der Autoschlüssel abgenommen wird und es stellte sich heraus, dass Frauen erheblich früher die Fähigkeit ein Fahrzeug führen zu können abgesprochen wird. Auch in diesem Bereich scheint es erhebliche Unterschiede in den Geschlechterfragen zu geben.

> »Die jüngste EU-Studie zur Bezahlung von Mann und Frau hat einige unglaubliche Erkenntnisse hervorgebracht, etwa die, dass Frankreich die gleiche Bezahlung von Männern und Frauen erst in tausend Jahren erreichen wird.«
>
> *Euronews Oktober 2020*

- Das kostet – oder wie es in Schwaben heißt: »Was koscht, wird zahlt«

Auch wenn es Ansätze dazu gibt, die Pflegezeit auf Renten anzurechnen und eine Auszahlung von Pflegegeld vorzunehmen, kann es bedeuten, dass betroffene Pflegende nur wenig zu ihren eigenen Rentenzahlungen beitragen können, bzw. ihren Lebensunterhalt selbst verdienen können. Pflege und Fürsorge für Menschen im beruflichen Alltag – ob für Kinder oder für alt und krank gewordene Menschen – ist unabhängig davon, ob eine dementielle Erkrankung vorliegt oder nicht, wenig angesehen. Das zeigt sich sowohl in der mangelnden gesellschaftlichen Anerkennung, wie auch in der Honorierung dieser schweren Arbeit. Es ist noch immer maßgeblich Frauenarbeit. In Folge ist es sehr wahrscheinlich, dass sie selbst im Alter unter der Einkommensgrenze liegen werden. Zusätzlich zu allen anderen Belastungen bei der Pflege von Menschen mit einer dementiellen oder anderen Erkrankung, kommt noch die Sorge dazu, eines Tages in Altersarmut zu landen.

»Die Frau arbeitet ja nicht!«
»Oh, sie arbeitet nicht? So ich weiß, versorgt sie drei Kinder.«
»Nein, nein, sie arbeitet schon, aber sie verdient ja nichts.«
»Wie? Sie verdient nichts? Sie arbeitet und versorgt drei Kinder? Sie müsste dafür doch hoch honoriert werden. – Ach so: du meinst, die Frau arbeitet viel, sie verdient auch viel, aber sie bekommt nichts!«
»Ja, da hast du wahrscheinlich Recht.«

Gespräch zwischen einem Ehepaar

Der Schritt dahin, die nahen Angehörigen in eine Einrichtung zu geben, kann auch aus finanziellen Gründen unterlassen werden. Zusätzliche Pflegekosten, die von den Betroffenen und ihren Angehörigen übernommen werden müssen, sind durch den so genannten »Elternunterhalt« gesetzlich geregelt. Eltern und Kinder sind gegenseitig dafür verantwortlich, für den jeweiligen Unterhalt aufzukommen.

Grundsätzlich ist eine ambulante Pflege in der häuslichen Umgebung erheblich günstiger, als in jeder stationären Pflegeeinrichtung. Im Schnitt mussten im Jahr 2019 rund 1.830,00€ pro Monat für einen Pflegeplatz aus Eigenleistung – unabhängig von den geleisteten Beiträgen zu den Pflegeversicherungen – erbracht und dazu gezahlt werden. Unterschiede bestehen je nach Institution und nach Bundesländern.

Diesen hohen Betrag jeden Monat aufzubringen überfordert die meisten Pflegebedürftigen in erheblichem Maße, weshalb Verwandte in direkter Linie für die Pflegekosten aufkommen müssen. Es ist gesetzlich geregelt, welche Kosten für die Kinder tragbar sind. Sie dürfen nicht selbst in Armut geraten durch die hohen Kosten, auch Eigentum gilt als so genanntes »Schonvermögen«, das nicht in die Berechnungen einbezogen wird.

Momentan – seit 2020 – gilt, dass erst ab einem Jahresbruttoeinkommen von 100.000 € eine Beteiligung an den Pflegekosten anfällt.

Die Ausnahmen, »Rabeneltern«

> »Raben? Raben sind beeindruckend in ihrem sozialen Verhalten. Sie könnten ein gutes Vorbild für alle Menschen abgeben, die Eltern werden wollen. Sie kümmern sich intensiv um ihre Jungen. Sind diese noch unsicher im Flug und sitzen unsicher am Boden, fliegen die Eltern hinunter und füttern sie, damit sie Kraft tanken und wieder ins Nest fliegen können. Raben sind klug. Sie leben in funktionieren Gemeinschaften und bilden ein Bund fürs Leben mit ihren Partner*innen. Der Begriff »Rabeneltern« sollte also eine Auszeichnung – keine Schmähung – sein!«
>
> *Unbekannt*

Der Elternunterhalt muss nicht gezahlt werden, wenn sogenannte »Rabeneltern« ihren elterlichen Pflichten, sowohl was den Unterhalt, wie auch emotionale elterliche Aufgaben, nicht nachgekommen sind und diese verweigert haben. Das allerdings müsste immer erst zu beweisen sein und ist ein langer und beschwerlicher Weg dorthin, selbst wenn es Urteile zu diesen Fällen gibt. Als »Rabeneltern« werden diejenigen bezeichnet, die sich nicht um ihre Kinder gekümmert haben, ihnen Unterhalt verweigert haben und/oder sie misshandelt haben.

Es gibt also einige wenige Ausnahmen von der Zahlungspflicht des Elternunterhaltes, wie auch von der Übernahme für die anfallenden Kosten für eine Beerdigung. Letzteres ist nur dann möglich, wenn schwere Misshandlungen vorgelegen haben oder Straftaten begangen wurden. Bestattungskosten allerdings sind selbst dann von den Kindern zu übernehmen, wenn ihnen selbst der Unterhalt vorenthalten blieb.

Auf Dauer eingespannt

Pflegende Angehörige sind eine Verpflichtung angetreten, die ihnen kaum Möglichkeiten verschafft, abzuschalten. Viele besuchen meist täglich ihre nahen Verwandten und schauen nach dem Rechten, es gibt viele Menschen, die an anderen Orten wohnen und jedes Wochenende lange Wege auf sich nehmen, um alt gewordene und an Demenz erkrankte, nahe Menschen zu besuchen. Bei ihnen gibt es keine Chance auf ein erholsames Wochenende zur Regeneration. Diese Überforderung führt auf Dauer in vielen Fällen zu gesundheitlichen Problemen. Auftretende Schwierigkeiten in der eigenen Kernfamilie sind eine fast normale Folge dieser Dauerbelastung. Die eigenen Partner*innen und Familienangehörigen erleben, wie viel Aufmerksamkeit ihnen durch die Belastung durch die Pflege entzogen wird. Angehörige von Menschen mit einer Demenz wissen dabei sehr genau, dass ein außerordentlich langer Weg vor ihnen liegt. Dieser Weg bedeutet oftmals, dass die Pflegenden ihr eigenes Leben über Monate und sogar Jahre aufgeben müssen.

Familiäre Belastungen werden insbesondere dann zur Mühsal, wenn die ganze Last auf den Schultern der einen – meist weiblichen – Person liegt oder einige aus der Familie sich ganz und gar dem Aufgabenbereich entziehen. Das ist leichter, wenn die betreffenden Personen ihr Leben an weiter entfernten Orten verbringen und dadurch genügend Argumente dafür haben, dass sie seltener verfügbar sind. Gleichzeitig wird Männern weitaus mehr zugestanden, dass sie außerhalb ihres Berufes kaum anderweitig eingespannt werden können. Und es hat oftmals den Anschein, dass es Zugehörigen zunehmend egal ist, denn »eine/r« macht ja alles, was notwendig ist.

»Ich bin von Beruf Altenpflegerin. Meine Oma lebt allein und ist an Demenz erkrankt. Vor ein paar Monaten habe ich sie in ihrem Haus besucht und war zwei Wochen bei ihr. Ich war froh, als ich wieder weg konnte. Ich habe in meinem Beruf viel mit Menschen mit Demenz zu tun, das ist also ganz normal. Doch wenn ich arbeite, kann ich nach meinem Feierabend nach Hause gehen und mein eigenes Leben aufnehmen. Das ging in den zwei Wochen nicht. Es war unerträglich, ich habe mir tagelang immer wieder die gleichen Geschichten angehört, sie hatte nach einer halben Stunde alles vergessen, was sie mir schon so oft gesagt hatte, ich war wie gefangen und eingesperrt in diesem Haus. Eine häusliche Dauerpflege von Verwandten kann ich mir weder vorstellen, noch würde ich das jemals übernehmen.«

M., Altenpflegerin

Anja war selbst Krankenschwester. Sie wusste um die geringe Bezahlung ihrer Arbeit. Sie amüsierte sich auch mit einem bitter gefühlten Beigeschmack, als in der Corona-Pandemie plötzlich für alle Pflegenden und die Ärzteschaft von den Balkonen geklatscht wurde. Sie wusste sehr genau um die geringe Anerkennung ihrer Tätigkeit. Wie viele Menschen in ihrer Umgebung oftmals seufzend bemerkt hatten, dass sie selbst »so einen« Beruf niemals ausüben könnten. Niemals wollten sie Menschen irgendwann einmal »den Hintern abwischen« müssen.

Die Vorstellung davor, ihren eigenen Bruder zu pflegen grauste ihr. Sie wusste, dass sie ihre Tätigkeit für alle anderen Menschen ausüben konnte. Doch niemals für einen Menschen, der ihr so nahe war, wie Stefan. Ihn die ganze Zeit um sich zu haben, wäre furchtbar. Anja wusste darum, dass sie manchmal sehr wütend werden konnte. Dann war sie kaum noch zu halten und konnte mit den Füßen um sich treten. Sie war froh, dass so ein Zustand nur extrem selten auftrat. Doch wer weiß, was sie in solchen Momenten tun würde, wenn die Überforderung dermaßen auf ihr lastet? Anja traute sich kaum, den Gedanken zu Ende zu denken. Sie hatte Mitgefühl mit allen, die mit ihren eigenen Kindern ausrasteten und sie hatte auch Mitgefühl mit denen, die in der häuslichen Pflege ihrer Verwandten nicht mehr wussten, was sie taten.

Anja hatte keine eigenen Kinder. Doch die Vorstellung, dass ihr eigener Bruder sie eines Tages pflegen müsste war ihr ebenso zuwider.

Rollentausch

- *Die große Last*

  Bertha war allein in ihrer Wohnung. Sie war in erheblichem Maße verwirrt. Und obwohl sie es nicht sagte, war sie einsam. Sie war Zeit ihres Lebens eine elegante, wenn auch zänkische Frau gewesen. Jetzt war sie alt und sie sah selbst, dass ihre Kleidung ihr egal geworden war. Wenn der Pflegedienst zu ihr kam, öffnete sie die Tür nur einen Spalt und schickte alle wieder weg. Die Frau, die ihr seit vielen Jahren regelmäßig die Wohnung saubermachte, ließ sie hinein, wollte nur mit ihr Kaffee trinken und erzählen, sodass die Wohnung immer schmutziger wurde. Bertha wurde manchmal über einige Wochen nicht geduscht. Die Angehörigen vermuteten, dass sie entweder ihre verschriebenen Medikamente mehrmals am Tag einnahm oder gar nicht. Bertha konnte nicht mehr allein in ihrem Haus leben. Ihre Tochter und

> ihre Familie richteten ein Zimmer in ihrem eigenen Haus ein und nahmen sie zu sich. Bertha war noch immer zänkisch und ihre Unzufriedenheit verstärkte diese Eigenschaft. Sie machte der ganzen Familie den Alltag grau und den Tag düster. Nichts vermochte sie aufzuheitern.
>
> *Geschichte von Familie W.*

Die Tochter von Bertha sah sich zunehmend in der Rolle, die ihre eigene Mutter einmal innegehabt hatte. Manchmal kannte sie ihre eigene Mutter nicht wieder. Zwar war sie immer schon zänkisch gewesen, doch sie hatte ihre Kinder umsorgt und verwöhnt. Ja, sie war eine gute Mutter gewesen. Und jetzt war Berthas Tochter in mütterlicher Fürsorge für ihre eigene Mutter.

In solchen Momenten verschieben sich die Rollen. Kinder werden zu Eltern und die Eltern werden zu »Kindern« in dem Sinne, dass sie unter Obhut stehen müssen, dass sie unfähig werden, sich selbstständig um ihre alltäglichen Bedürfnisse zu kümmern. Sie können irgendwann kaum mehr allein auf die Straße, müssen an alles, was den täglichen Bedarf angeht, erinnert werden, können irgendwann sogar nicht mehr ihr eigenes Essen zubereiten, geschweige denn, die Körperpflege allein bewältigen. Jetzt kippen die ehemaligen, vertrauten Rollen in den Familien und hinterlassen eine verstörende Unordnung jeden Rollenverständnisses. Haben Kinder auf irgendeine Weise ihre Eltern als die angesehen, die wussten, wie es weitergeht, wenn sie selbst keinen Überblick mehr hatten, so sind es jetzt die Eltern, die in vollständige Abhängigkeit von ihren Kindern geraten. Es kann der Zeitpunkt eintreten, dass Kinder ihren Eltern vorschreiben müssen, wann sie ins Bett gehen, wann sie essen, ob sie den Herd selbstständig bedienen dürfen oder was sie anziehen sollen, damit sie wettergerecht ausstaffiert nach draußen gehen können.

Es ist seltsam und verstörend, wenn Kinder in Situationen geraten, ihren Eltern den Alltag zu bestimmen. Diese Verstörung gilt für beide Seiten und birgt Unsicherheiten in sich. Bei diesem Prozess kann jede Achtung den Älteren gegenüber, die einmal bestanden haben mag, verloren gehen. Das macht diesen Prozess sehr schmerzhaft. Wer seine eigenen Eltern nicht mehr ernst nehmen kann, erfährt unweigerlich, dass es kein Anlehnen an eine »große Schulter« mehr möglich ist – das ist unabhängig vom Alter der Betreffenden. Jetzt stehen die Kinder in vorderster Linie, obwohl die Eltern noch am Leben sind.

> »Wir behandeln alle unsere Patient*innen, als seien sie an Demenz erkrankt. Wir reden lauter als normal, wir sehen sie eindringlich an und wir sprechen sehr langsam und eindringlich auf sie ein. So verhält man sich doch nur, wenn man dem Gegenüber nichts zutraut. Ich nehme an, dass wir sie in keiner Weise ernst nehmen.«
>
> *I., Krankenschwester*

Anja dachte an eine junge Kollegin. Sie war gerade erst dreißig Jahre alt und war allein mit ihrer Mutter aufgewachsen. Verwandte gab es nicht. Die Mutter war in relativ jungen Jahren in eine schwere Demenz geraten und erkannte schon nach wenigen Jahren ihre eigene Tochter nicht mehr. Anjas Kollegin hatte Anja einmal gesagt, sie sei schon seit mehreren Jahren die Mutter ihrer eigenen Mutter. Dazu bemerkte sie auch, dass dann, wenn ihre Mutter einmal sterben würde, ihrer beider Vergangenheiten nur noch in ihrer eigenen Erinnerung existent sein würde. Sie fürchtete, dann von ihrer eigenen Geschichte ganz und gar abgeschnitten zu sein. Und sie sah, dass dies Schritt für Schritt und täglich voranschreitend schon passierte. Ihre Kollegin hatte sich noch niemals so abgeschnitten und allein gefühlt.

Anja lebte allein, niemand redete ihr in ihr Leben hinein, was sie sehr genoss. Sie konnte sich nur schwer vorstellen, wie es für sie aussehen würde, wenn jemand – und dann noch aus der eigenen Familie – ihr vorschreiben würde, was sie tun und lassen solle, ob sie noch eine Tafel Schokolade essen dürfe, wann sie aufstehen solle und ob sie eine Mütze aufsetzen solle oder nicht. »Das ist durch und durch hypothetisch«, dachte Anja. »Das ist unmöglich mir das vorzustellen. Beim puren Gedanken daran werde ich wütend!« Wie es den Betroffenen damit gehen mag? Und wie den Zugehörigen? Nach einiger Zeit fiel Anja ein, dass es durchaus Parallelen dazu gibt, wenn sie an ihre Klinik dachte. Sie wusste genau, welche Listen dort vorhanden waren und was Patient*innen dort alles nicht durften.

Ihr schoss durch den Kopf: »Ob die Patient*innen sich dort ähnlich fremdbestimmt vorkommen?«

»What's love got to do with it?«
(Was hat Liebe damit zu tun?)

Tina Turner

»Ich habe meinen Mann sehr geliebt, als wir heirateten. Er ist zwanzig Jahre älter als ich und wir hatten wunderschöne Jahre miteinander. Er hat mich ›auf Händen getragen‹, wie so schön gesagt wird. Und jetzt hat er eine Demenz entwickelt. Er tappt den ganzen Tag hinter mir her, wie ein kleiner Hund. Er kann sich nicht mehr selbst das Hemd zuknöpfen und wenn er auf Toilette war, muss ich alles nachputzen. Er schaut mich an mit großen Augen, er legt den Kopf schief und sein Blick ist hilflos. Er tut mir leid. Das soll der Mann sein, zu dem ich einmal bewundernd aufgeschaut habe?«

R., Ehefrau

»Ich besuche das Ehepaar P. um den Pflegegrad des Mannes zu begutachten. Sie wohnen seit vielen Jahren in einer Wohnung im dritten Stock und sind seit fünfundvierzig Jahren verheiratet. Ich stelle dort fest, dass immer dann, wenn es stürmt und immer dann, wenn es schneit, Frau P. ihren Mann in seinem Rollstuhl auf den Balkon schiebt. Das sieht mir nach einem Racheakt aus. Ich weiß nicht, ob ich wissen möchte, welche Geschichte einer Ehe dahinterstecken mag.«

M., Mitarbeiterin des MDK (medizinischer Dienst der Krankenkassen)

Auf dem langen Weg durch die Krankheit Demenz kann alles verloren gehen, was an einer Beziehung einmal wunderschön, reizvoll und beruhigend war. Menschen möchten gemeinsam alt werden und sie haben in vielen Fällen vernommen, dass ihre Ehe halten soll, »bis dass der Tod sie scheide«. Was das letztendlich für den gemeinsamen Alltag bedeuten kann, erfahren die, die für lange Jahre ihre Angetrauten in der häuslichen Umgebung pflegen.

Dann kann es passieren, dass sich die Pflegenden in ihrer dauernden Überforderung bei dem Gedanken ertappen, dass sie wünschen, dass dies »Alles« endlich vorbei sein möge. Ausgesprochen bedeutet das, dass sie den Tod als erlösend für sich selbst, für den Partner/die Partnerin und ihr eigenes Leben empfinden und diesen herbeiwünschen. Meist erschrecken sich die Betroffenen in einem erheblichen Maße, wenn dieser Gedanke auftaucht. Er wird dann auch schnell weggeschoben, denn »so etwas« darf gar nicht gedacht werden. Es ist durchaus der Fall, dass dann, wenn die Erkrankten ihren letzten Atemzug getan haben, die Familienzugehörigen sich selbst als »Mörder*innen« ansehen. Der Aberglaube, dass der Tod kommt, wenn man an ihn denkt oder ihnen sogar herbeisehnt, ist ein tief verankertes Glaubensmodell.

Da jede Erkrankung an Demenz eine palliative Diagnose ist, wissen alle, dass die Krankheit erst dann zu Ende sein wird, wenn die betreffende Person stirbt. Das allerdings wird in der Regel kaum angesprochen. Jede Bemerkung darüber wird vermieden. Der Tod ist ein großes allgemeines Tabu das auch vor der Krankheit Demenz keinen Halt macht.

Die Folge der Sprachlosigkeit und die Folge der aufkeimenden Gedanken, die niemals gedacht werden dürfen, können spätere schwer lastende Gewissensbisse und Schuldgefühle sein, die die Pflegenden in Krisen bringen, auch wenn ihre Pflegetätigkeit schon lange beendet ist.

> »Ich habe meine Frau, die an Demenz erkrankt war, bis zu ihrem Tod gepflegt. Die Pflege war kein Problem, ich bin selbst Krankenpfleger. Doch die ganzen Fragen dahinter, die mich ununterbrochen bewegt haben, die waren das Problem.«
>
> *M., Witwer und Krankenpfleger*

»Nehmen Sie bloß keine Blumen aus dem Krankenhaus oder vom Friedhof mit nach Hause, sonst nehmen Sie Krankheiten und den Tod auch mit zu sich.« Diesen Satz hatte Anja schon oft gehört. »Ob eine Krankheit an Blumen kleben kann?«, fragte sie sich jetzt. Gleichzeitig wusste sie, dass sie nur ungern etwas aus Stefans Einrichtung, in der er lebte, mit zu sich nehmen mochte. Manchmal wurde ihr dort Essen angeboten, ein Stück Kuchen, ein Becher Joghurt – Anja bedankte sich jedes Mal, doch irgendetwas in ihr wehrte sich, die Gaben anzunehmen.

Sie ertappte sich wieder einmal selbst. Möglicherweise war sie abergläubischer, als sie gedachte hatte. »Möglicherweise sind eine Demenz und viele andere Krankheiten, die gar keine Viren und Bakterien mit sich bringen, doch anstekkend?« Jetzt schüttelte Anja den Kopf über sich selbst.

Trick 17

Irma wohnte noch immer allein, sie wurde zusehends verwirrter. Sie hatte regelmäßigen Besuch von ihrem Pflegedienst. Wenn sie ihre Kinder anrief, erzählte sie die Schlagzeilen, die sie aus der Zeitung aufgenommen hatte. Die Kinder dachten also, es sei alles ganz normal, wenn sie sich noch für die Geschehnisse des Alltags interessierte und sie auch erzählen konnte. Sie rief ihren Sohn, der in der Nähe wohnte regelmäßig einmal in der Woche an. »Mein Telefon ist kaputt«, berichtete sie ihm, »ich kann nicht mehr telefonieren.« Als er hinkam, sah er, dass sie vergessen hatte, es auf die Ladestation zu setzen. In der nächsten Woche war ihr Handy kaputt. Sie hatte vergessen, es aufzuladen. Er stellte fest, dass die wöchentliche Lebensmittellieferung aus Sektflaschen, ein paar Packungen Keksen und einer bestimmten Sorte Mettwurst bestand. Nichts anderes war in ihrem Kühlschrank und ihren Küchenschränken zu finden. Jetzt begann er sich Gedanken zu machen. Je mehr er nachdachte, umso klarer wurde ihm, dass seine Mutter jeden Vorwand nutzte, damit er kommen müsse. Wenn er ihr etwas ganz ruhig erklärte, war sie kleinlaut und unterwürfig. Er kannte sie sein Leben lang. Und er wusste, dass sie ihre »Hilflosigkeit« spielte. Er wurde zunehmend skeptisch. Nachdem er sich mit seinen anderen Verwandten kurzschloss, stellten sie gemeinsam fest, dass sie hervorragend in der Lage war, Aufgaben zu verteilen und alle gegeneinander auszuspielen. Sie wusste genau, bei wem sie täglich mehrmals anrufen konnte, sie wusste genau, bei welchen sie das besser nur alle paar Tage tat. Jeder Versuch der Verwandten, sie dazu zu bewegen, in eine Einrichtung zu ziehen, wurde von ihr vehement abgelehnt. Sie waren um sie besorgt und wussten sehr genau, dass sie einsam war. Der Sohn wusste nicht mehr, ob sie log oder ob es eine Taktik war, die sie zu ihren Handlungen trieb.

Bericht eines angehörigen Sohnes

»Ich war fassungslos. Meine Mutter entwickelte eine immer stärkere Demenz. Sie fand ihre Sachen nicht wieder, sie erinnerte sich nicht mehr, wann wir bei ihr gewesen waren und sie konnte Gesprächen nur mehr eine gute halbe Stunde folgen. Sie war jedoch mobil und konnte mich immer noch besuchen kommen, denn ich wohne auch nicht weit von ihr entfernt. Eines Tages fiel mir auf, dass immer dann, wenn sie dort gewesen war und wieder nach Hause gegangen war, etwas fehlte. Mal war es ein Zehn-Euroschein, ein anderes Mal fehlte eine gute Gesichtscreme, ich vermisste den Aufschnitt, den ich gerade eingekauft hatte. Als ich sie darauf ansprach, schaute sie mich mit großen Augen an und fragte, wie ich nur auf so eine Idee kommen könne. Beim nächsten Mal, als sie bei mir war, war ich aufmerksam und stellte sie dabei, als sie aus einer Schale Euromünzen herausnahm und sie in ihre eigene Tasche steckte. Ich konfrontierte sie. Sie machte große Augen und fing an zu weinen und meinte immer wieder, sie sei doch so arm und habe nichts zum Essen. Es war mitleidserregend. Ich glaubte ihr kein einziges Wort.«

I., Tochter

Menschen, die an einer Demenz erkranken, sind manchmal für die Umgebung kaum wieder zu erkennen. Sie haben andere Fähigkeiten. Gleichzeitig können sie sich zusammenreißen. Das erklärt auch, weshalb fremde Menschen, die von außen kommen, das Ausmaß einer Demenz erst einmal nicht in vollem Umfang erkennen können.

Anja stutzte. Wenn Menschen mit einer Demenz sich zusammenreißen können und über Momente scheinbar »normal« ganz normal, wie alle anderen leben, dann würden sie sich doch in Zeiten, in denen sie überwiegend alleine sind, schneller gehen lassen? Anja erschrak und zuckte zusammen. »So etwas darf man doch gar nicht denken!«, ermahnte sie sich selbst.

Sie erinnerte sich an einige Momente, die sie mit ihrer Tante erlebt hatte. Als diese zunehmend verwirrt wurde, fand sie auf eigenartige Weise doch immer den Schlüssel, mit dem sie die Türen selbständig öffnen konnte, um sich weg zu schleichen. Dieser war vom Pflegepersonal bestens gesichert worden. Auf welche Weise ihre Tante das herausgefunden hatte, war für niemanden zu durchschauen.

Anja dachte auch an eine Frau, deren Mutter sich in der gleichen Einrichtung befand, wie Stefan. Sie war dorthin gekommen, als ihre Tochter, bei der sie drei Jahre gewohnt hatte, die Pflege der Mutter nicht mehr ausgehalten hat. Die Mutter hatte regelmäßig, wenn die Tochter gerade das Bett neu bezogen hatte, ihrer Blase freien Lauf gegeben. Dadurch musste sie das Bett mehrere Male täglich neu beziehen. Die Tochter war nahe am Rande eines Nervenzusammenbruchs und schämte sich für ihre aggressiven Gedanken und Worte, die sich an die Mutter richteten. Und auf erstaunliche Weise hat das ganze Problem aufgehört, seit die Mutter in der Einrichtung lebte. Die Tochter, die ihre Mutter so lange gepflegt hatte war erleichtert – und sehr verletzt. Eine andere Frau, die in der Einrichtung lebte, war Mutter von sechs erwachsenen Kindern. Wenn die Tochter bei ihr war, die sie am meisten besuchte, streichelte sie ihr den Rücken und sagte liebevoll und dankbar den Namen der anderen, ihrer Lieblingstochter. Ob das auch eine gezielt gesetzte Verletzung war? Es entstand Zwietracht unter den Geschwistern.

»Die betroffenen an Demenz Erkrankten wissen so genau, in welche Wunde sie den Finger legen müssen, um einen Menschen treffen zu können. Das ist richtig gemein«, sagte sich Anja. In ihr keimte der Gedanke auf, dass dies ja auch noch schlimmer wäre, als sie gedacht hatte.

Anja erinnerte sich an die vielen kleinen Situationen, in denen Menschen mit einer Demenz Dinge fanden oder von ihnen wussten, die ihnen im Grunde unbekannt sein müssten. »Wenn ich das in einem Film sehen würde, ich würde es nicht glauben«, gestand Anja zu. »Das kann doch auch Zufall sein. Oder ist das Absicht?« Anja bedauerte alle, die sich in vergleichbaren Situationen befanden.

Netzwerke

> »Ich kam in das Haus meiner Mutter. Sie sagte mir, der Pflegedienst sei schon ganz lange nicht mehr bei ihr gewesen. Deshalb habe sie auch weder Stützstrümpfe anziehen können, noch sei sie gewaschen oder geduscht worden. Als ich beim Pflegedienst deshalb vorsprach, erfuhr ich, dass meine Mutter den täglich vorbeikommenden Pflegedienst gar nicht in ihre Wohnung hineingelassen habe. Ich fragte ab diesem Zeitpunkt auch bei der Organisation nach, bei der ihr Notrufknopf angemeldet ist. Und dort erfuhr ich, dass sie schon zweimal in den letzten beiden Monaten hingefallen sei und nicht allein wieder aufstehen konnte. Ich nahm Kontakt zu ihrem Hausarzt auf und erkundigte mich nach den verordneten Medikamenten. Niemand weiß, ob sie ihre Tabletten

einmal pro Tag, wie verordnet, mehrmals oder überhaupt einnimmt.«

W., Sohn

»Das kann doch nicht wahr sein! Meine Schwester erzählt mir regelmäßig, wie schlecht es meiner Mutter geht und dass sie alles vergessen würde. Wenn ich mit ihr spreche, dann erzählt sie mir, was sie gegessen hat, wie gut es ihr geht und was sie erlebt hat. Ich weiß überhaupt nicht, was jetzt stimmt.«

P. Tochter

»Meine Brüder wollen bei unserem Vater, der noch allein in seiner Wohnung wohnt, eine Überwachungskamera einbauen. Sie finden das ausgesprochen praktisch und argumentieren damit, dass heutzutage so eine Kamera schon ausgesprochen kostengünstig wäre und wir damit eine große Sicherheit haben. Ich bin entschieden dagegen! Wir sind doch kein Überwachungsstaat!«

H., Schwester

Meist gibt es eine ganze Reihe von Zugehörigen, die mehr oder minder gemeinsam dafür verantwortlich sind, was weiter geschehen soll, wenn ein Mensch eine Krankheit wie Demenz entwickelt. In einigen Familienzusammenhängen gibt es eine Person, die durch eine Vorsorgevollmacht berechtigt ist, Belange der betroffenen Erkrankten zu regeln und dafür verantwortlich zu sein. Allein dies bietet den Stoff für hoch lodernde Konflikte in den Familien. Treten jetzt Probleme durch die Entstehung der Krankheit auf, ist es ein Leichtes, dass sich aus dem Schwelbrand ein loderndes Feuer entfacht. Problematisch wird es auch, wenn Beteiligte vor Ort sind und umfassend miterleben, welche

Veränderungen im Laufe der sich entwickelnden Demenz auftreten, andere Familienmitglieder ihren Wohnort weiter entfernt haben und nur schemenhaft und fragmentär ein eigenes Bild entwickeln können.

Dabei spielen lang zurückliegende Streitereien, Konkurrenz untereinander, das Buhlen um den wichtigsten Platz im Familiengefüge und gegenseitige Wertschätzung oder Abneigung ihr unheilsames Spiel. Und jetzt kommt alles zu Tage, was vorher allzu gern unter den Teppich gekehrt wurde. In diesen Fällen prallen unterschiedliche Vorstellungen, Wahrnehmungen und Sichtweisen aufeinander und offene Streitereien können aufbrechen. Dies birgt – wie bei Todesfällen auch – ein hohes Risiko in sich, dass Familien vollends auseinanderbrechen und niemand mehr mit den anderen einen Austausch pflegen will.

> »Ich hätte so gern, dass sich alle Fragezeichen, die ich in meinem Leben sehe, zu Wegweisern umformen!«
>
> *C., eine Frau*

Es braucht im besten Falle ein Naturtalent an Mediation, um diese Wege zu einem gemeinsamen Weg ausbauen zu können, damit alle Beteiligten vorankommen. Dann wird wahrscheinlich nur eine gemeinsame Konferenz, die unter größtmöglicher Achtung untereinander stattfindet, diese Chance bieten. Dazu kann möglicherweise eine neutrale Person, die sich außerhalb des Familiengefüges befindet, hilfreich sein. Nur das gemeinsame und offene Gespräch wird verhindern, dass Tuscheleien und Desinformationen das Chaos vergrößern. Es wäre sinnvoll, wenn die gemeinsamen Gespräche dann auch mit den Pflegediensten, Ärzt*innen usw. stattfinden, sonst weiß die eine Seite nicht, was den anderen schon lange klar vor Augen liegt.

Im Sinne der Erkrankten und im Sinne der ganzen familiären Zusammenhänge können auf diese Weise Informationen ausgetauscht und Regelungen getroffen werden, die zu einem größtmöglichen Frieden für alle Beteiligten führen können. Dass dies Übersicht und Umsicht, Zurückhaltung und Achtsamkeit im Umgang miteinander für alle Beteiligten bedeutet, ist offenkundig. Moderne Zeiten bieten dabei den schnellen und unkomplizierten Austausch über Meeting-Plattformen und Gruppenchats.

Konflikte in den Familien von Menschen, die krank sind, kannte Anja nur zu gut. Manchmal stritten die Besucher*innen sich heftig, während sie am Krankenbett standen. Anja hatte auch – kopfschüttelnd und missbilligend – beobachtet, dass in den Taschen der Kranken nach Geld gesucht wurde und deren Habseligkeiten in den Schränken durchwühlt wurden. Sie mochte sich da nicht einmischen. Das alles konnte Anja nicht nachvollziehen und blieb ihr völlig unverständlich.

Bei ihren Besuchen bei Stefan erlebte sie manchmal auch Vergleichbares. Wenn Besucher*innen bei Menschen mit Demenz auftraten, die nicht allzu oft dort waren, erlebte sie es immer wieder, dass mit den Betroffenen extrem laut gesprochen wurde. Dabei waren sie doch an Demenz erkrankt, nicht schwerhörig! Sie hörte auch immer wieder einmal Auseinandersetzungen bei Besucher*innen, die meinten »Das müsse er doch jetzt verstehen!«, oder »Ich habe ihr schon so oft gesagt, dass da niemand in der Ecke ist und sie sich das nur eingebildet hat, sie schon gegessen hat und dass sie mehr trinken muss!«

Anja wusste genau, was den Angehörigen und Zugehörigen von Menschen mit Demenz angeraten wurde: sie sollen behutsam sein, ganz ruhig sprechen und sehr gelassen auftreten. Leider unterschied sich der Alltag bei den Besucher*innen in den Einrichtungen sehr davon. »Wahrscheinlich ist es sehr, sehr schwer, eine Demenz nicht nur zu erkennen, sondern sie auch anzunehmen«, sagte sich

Anja. »Ich habe mich damals vehement dagegen gewehrt, dass ›mein‹ Bruder an Demenz erkrankt sein soll. Das war mir richtig peinlich! Am liebsten hätte ich ihn versteckt und mich auch.« Anja wusste nicht, wie man sich ruhig benehmen soll, wenn alles in einem selbst »Nein« schreit.

Diesen Konflikt konnte Anja sehr gut nachvollziehen.

Validation nach Naomi Feil

Validation ist eine Methode und ein wichtiges Kommunikationsmittel, die es Betreuenden von älter gewordenen und an Demenz erkrankten Menschen möglich und leichter macht, mit ihnen in Kontakt zu kommen und diesen zu halten. Es geht bei der Validation nicht darum, Menschen in einem verwirrten Zustand rational zu begegnen und ihre Aussagen zu korrigieren, sondern ihnen mit Achtung und Wertschätzung ihre eigene Sichtweise und ihren eigenen Zustand zuzugestehen und diesen anzuerkennen. Das gilt auch für die Zustände, in denen die Betreffenden offensichtlich in anderen Wahrnehmungszuständen sind.

Das bedeutet nach Regeln der Validation, dass Menschen, die z.B. ihren verstorbenen Hund bei sich unter dem Bett wahrnehmen, dass diese neben der Auswirkung der Demenz auch die Trauer über den Tod des Hundes nicht verarbeitet haben. Für Betreuende bedeutet die Anwendung der Validation, dass sie 1) eine einfühlsame Grundhaltung den Erkrankten gegenüber haben und zunehmend entwickeln und 2) die Erkrankten besser akzeptieren und über deren »nervige« Verhaltensweisen hinweg blicken können.

Eine wichtige Methodik ist es in der Validation, zu »spiegeln«. Dann werden Körperhaltung, Bewegungen, Gesichtsausdrücke und auch Aussagen wiederholt und damit den Betroffenen quasi zurückgeworfen. Dabei wird vor nachäffen gewarnt, denn das könne dazu führen, dass die Betroffenen sich keineswegs ernst genommen fühlen.

Die Zustände, in denen sich Erkrankte befinden, werden in vier verschiedenen Stufen oder Phasen eingeteilt. In diesen Phasen ist es grundsätzlich wichtig, einfachere Fragen, auf die ebenso einfacher geantwortet werden kann, zu stellen. Warum-Fragen sollen grundsätzlich unterbleiben und eine respektvolle Haltung soll eingenommen werden. Es wird den Betreuenden und auch den Zugehörigen empfohlen, eigene Gedanken, Gefühle, Haltungen und Urteile während der Dauer der Validation in den Hintergrund zu stellen.

Grundsätzlich soll in der Validation die Grundhaltung bestehen, dass alle Menschen einzigartig und wertvoll sind, es einen Grund für deren Verhalten gibt und es sich bei ihrem Verhalten nicht nur um hirnorganische Veränderungen handelt, sondern auch um das Zusammenspiel aus ihren körperlichen, sozialen und psychischen Veränderungen. Sehr alte Menschen sollen akzeptiert werden.

Die Belegung eines Grundkurses vor einer Anwendung ist anzuraten.

»Das ist eigentlich ein sehr schöner Ansatz!«, da war sich Anja sicher. Sie hatte oft erlebt, dass Krankenpflegerinnen aus den Zimmern von Bewohner*innen kamen
und die Augen verdrehten. »Das ist das Gegenteil von Wertschätzung!«

Doch Anja schauderte immer innerlich ein wenig, wenn sie an den Begriff »Spiegeln« dachte. Sie hatte einmal bei einem Arzttermin erlebt, dass der betreffende Arzt offensichtlich etwas über die Methode gehört hatte und sie jetzt anwenden wollte. Alles, was sie sagte, wurde als Frage umformuliert und an sie zurückgegeben. Anja befürchtete nach wenigen Minuten, zu explodieren. »Will der mich auf den Arm nehmen? Hatte ich da eben einen Papagei vor mir?«, schnaubte sie, als sie wieder auf dem Weg nach Hause war. Selten fühlte sie sich so wenig ernst genommen. Nie wieder war sie dorthin gegangen. »Ob alle, die in der Altenpflege arbeiten, das wirklich können? Nur Rückfragen allein gilt nicht!«, zweifelte sie. Sie hoffte sehr, dass eine grundlegende wertschätzende Haltung jeden Fehler, der bei einer Validation gemacht wurde, ausbügeln würde.

Rat-Schläge – im wahrsten Sinne

Angehörigen und Zugehörigen von Menschen mit Demenz stehen viele Ratschläge zur Verfügung. Diese werden ihnen auf vielen Ratgeberseiten im Netz und in Broschüren präsentiert und sie scheinen übereinstimmend.

Rat für die, die jetzt große Herausforderungen und Belastungen zu bewältigen haben, ist sehr sinnvoll – schwer genug ist die Tatsache der dementiellen Erkrankung und der Folgen für das Familiensystem allemal. Die Familien benötigen Unterstützung, die es ihnen möglich macht, handlungsfähig zu bleiben. Es bleibt offen, wie eine solche Liste im Alltag umgesetzt und integriert werden kann:

Seien Sie geduldig.
Seien Sie verständnisvoll.
Seien Sie liebevoll.
Seien Sie humorvoll.
Haben Sie Verständnis, auch wenn die betroffenen Erkrankten aggressiv sind.
Seien Sie emphatisch.
Berühren Sie die Betroffenen.
Sprechen Sie langsam.

Achten Sie auf Ihre Mimik und Gestik.
Nehmen Sie die betroffenen an Demenz Erkrankten ernst.
Nehmen Sie nichts persönlich.
Geben Sie den Betroffenen viel Zeit.
Reden Sie den Betroffenen gut zu.
Lassen Sie sich nicht auf Streit ein, wechseln Sie das Thema.
Unterlassen Sie Vorwürfe.
Halten Sie Blickkontakt.
Fördern Sie die Vitalität und Bewegungsfähigkeit der Betroffenen.
Vermeiden Sie die Überforderung der Betroffenen.
Vermeiden Sie Warum-Fragen und Wahlmöglichkeiten.
Kontrollieren Sie die Medikamenteneinnahme.
Achten Sie auf Nebenwirkungen bei den Medikamenten.
Achten Sie auf vollwertige Ernährung.
Da die Betroffenen oft Tag und Nacht schwer unterscheiden können, aktivieren Sie sie tagsüber, damit sie nachts schlafen.
Nehmen Sie den Betroffenen nicht alles ab.
Achten Sie auf die Umgebung, in der sich die Betroffenen befinden: Erinnerungsfotos, Andenken, vertraute Gerüche, alt bekannte Musikstücke.
Richten Sie feste Plätze für Utensilien ein.
Trainieren Sie das Gedächtnis der Betroffenen (Kreuzworträtsel).
Achten Sie auf Sicherheit: Rauchmelder, Stolperstellen vermeiden, Herd und andere Gefahrenquellen versorgen.
Setzen Sie mit den Betroffenen rechtzeitig Patientenverfügung und Vorsorgevollmacht auf.
Achten Sie auf sich selbst.

Anja kannte sich mit den Hinweisen und Ratschlägen für An- und Zugehörige von Menschen mit Demenz aus. All die Jahre, die sie ihre Tante besucht und erlebt hatte und der regelmäßige Kontakt zu Stefan hatten ihr den Alltag mit Menschen mit einer Demenz nahegebracht, obwohl sie sich erst jetzt inhaltlich mit allen auseinandersetzte.

Als Anja vor der Liste saß, die zur Bewältigung des Alltags angeraten wurde, lachte sie auf. »Wenn das ein Mensch schaffen sollte, wird er oder sie heiliggesprochen. Dazu gehört Weisheit, dazu gehören Überblick, ein besonderes pädagogisches Talent, Ausgewogenheit in sich selbst, wie es nur ein Meditationsmeister zuwege bringen kann und dazu gehören auch Menschenliebe den ganzen, lieben Tag lang und bestenfalls noch pharmakologisches Grundlagenwissen.« Anja wusste, dass sie mit der Anforderung, mehr als zwei Punkte von der Liste schaffen zu können, hemmungslos überfordert wäre. »Das ist ein Vollzeitjob!«, monierte Anja. Sie wusste nicht, wo sie selbst dabei bleiben würde. »Und um auf sich selbst zu achten, müssten wohl auch erst einmal Kurse belegt werden«, grummelte Anja in sich hinein.

Sie erinnerte sich an einen Mann, der den ganzen Tag Kreuzworträtsel gelöst hatte. Er saß vor einem Buch mit Lösungen und schaute bei jeder Frage im Buch nach der Lösung. »Damit hat er bewiesen, dass er noch lesen konnte und wusste, wo er nachschauen muss, mehr allerdings auch nicht. Kreuzworträtsel sind Gehirnjogging?« Anja trug ihre Zweifel daran. »In Kreuzworträtseln wird Wissen abgefragt. Eine eigene Denkleistung ist das überhaupt nicht. Werden Menschen dadurch Millionäre, dass sie viele Fakten kennen, haben sie bewiesen, gut auswendig lernen zu können. Das ist doch keine Klugheit! Das hat doch nichts mit Förderung von Gedanken zu tun. Das ist Zeit totschlagen!«, regte sich Anja auf.

Guter Rat und gutes Netz will Weile haben

Viele Beratungsstellen geben ihr Bestes, den Familien und betreuenden Pflegenden Unterstützung anzubieten. Jeder Pflegedienst, jeder Notrufknopf, Beratungsstellen, Krankenkassen, Selbsthilfeorganisationen und Organisationen wie Caritas, Malteser usw. bieten vielfältige Unterstützungsmöglichkeiten und auch Kurse an. Eine Entlastung der Betreuenden kann auch durch Tagespflegeeinrichtungen und durch den Einsatz von Ehrenamtlichen stattfinden.

»Letzte Hilfe Kurse« (www.letztehilfe.info), die mittlerweile in vielen Teilen Deutschlands angeboten werden, geben Unterstützung bei Fragen und Themen am Lebensende.

Das Netz, die Krankenkassen und Beratungsstellen bieten viele Informationsmöglichkeiten dazu an.

Anja hatte in den Jahren, in denen sie als Krankenschwester arbeitete, vieles gesehen und sie hatte auch in den ganzen Jahren, in denen sie Stefan und ihre Tante besuchte, ebenso vieles gesehen und wahrgenommen, was sie Kopfschütteln ließ und was ihr befremdlich vorkam, was ihr völlig absurd erschien.

Jetzt nahm sie sich vor, mit den Familienzugehörigen ein wenig gnädiger zu sein. Denn sie erkannte, dass die Geschichte mit der Silbermünze auch für die galt, die zwar nicht erkrankt, doch auch betroffen waren.

Kapitel 15
Was ist eine Demenz?

Was denn nun?

»Wer weiß, wer weiß?«

Frage

»Der Wind, der Wind, das himmlische Kind«

aus Grimms Märchen Hänsel und Gretel

»Ach, wie gut, dass niemand weiß …«

aus Grimms Märchen, Rumpelstilzchen

»Wer, wie was? Wieso, weshalb, warum, wer nicht fragt bleibt dumm!«

Titelmusik der Sesamstraße

»Am vielen Fragen erkennt man den Narren«

Deutsches Sprichwort

»Vielleicht ist keine Antwort«

Songtext Yvonne Catterfeld

Corona und Schule: Wer weiß es besser?

»Die Infektionszahlen an den Schulen schnellen in die Höhe. Wie lässt sich das Problem lösen? Lehrer, Eltern, Politiker, Virologen – alle wollen mitreden.«

DocCheck News 11-2020

- Keine Ahnung

Es kann gut sein, dass Sokrates mit seinem Ausspruch: »Ich weiß, dass ich nichts weiß« einen der klügsten Sätze getan hat. Bei jedem auftretenden Phänomen, jeder erscheinenden Krankheit, bei jedem Wahlergebnis und jedem Autounfall hechten wir danach, die Ursachen herauszufinden. Stehen die Ursachen dann im Raum, kann alles weitergehen, wie bisher; das Weltbild stimmt.

In Zeiten der Social Media allerdings ist die Verbreitung von Gerüchten, Fake News und unverbürgten Nachrichten ungeheuer schnell geworden und kaum zu bremsen.

In der Gerüchteküche riecht es nach Sensationen. Die Suppe brodelt und dampft, kommt heiß auf den Tisch und jede mitessende Person darf noch die eine oder andere Zutat dazu geben, selbst dann noch, wenn sie schon abgekühlt ist. Und es geschieht häufig, dass Zutaten in die Suppe gegeben werden, obwohl noch gar nicht probiert wurde, wie die Suppe schmeckt.

unbekannt

News und Gerüchte stehen an der Tagesordnung bei allen Verschwörungstheorien – und ihren Theoretiker*innen. Das ist besonders dann der Fall, wenn Zeiten aufgeregt sind, ob nun individuell herausfordernd oder flächendeckend ausgebreitet. Sehr rasant treten dann – oftmals scheinbare und vielleicht sogar selbst ernannte – Kenner der Hintergründe auf den Plan, die erläutern und dementieren, erklären und widersprechen. Wer jetzt nicht selbst denkt, beginnt im Strudel der Neuigkeiten und Theorien zu taumeln. Das war und ist angesichts der Terroranschläge vom 11. September 2001 ebenso der Fall, wie bei der Mondlandung und natürlich auch bei der Corona-Pandemie. Viele Theorien wollen deren Unwahrheit belegen und negieren deren tatsächliche Existenz bzw. das Geschehen an sich. Das ist bei Entstehungsmythen, den Hintergründen und Ursachen bei der Krankheitsforschung exakt genauso.

Verschwörungen ganz allgemein – unabhängig davon, um was für ein Thema es sich handelt – kennzeichnen sich dadurch, dass die Betroffenen sich aus den üblichen Informationswegen ausklinken und Nachrichten zitiert werden, die dem eigenen Weltbild entsprechen. Weitere Gespräche werden aufgekündigt und der Kontakt wird nur noch mit denen gepflegt, die gleiche Sichtweisen vertreten. Jeder weitere Dialog mit anderen unterbleibt.

Anja war etwas fassungslos und verblüfft, bei dem, was sie auch über Verschwörungen erfahren hatte: Vertreter*innen der Echsenmenschentheorie glauben, dass führende Köpfe in unserer Gesellschaft Echsenmenschen/Reptiloide sind, die sich nur als Menschen tarnen. Es sind Außerirdische, die Blut von Kindern dazu nutzen, um an den Wirkstoff Adrenochrom (ein Nebenprodukt des Adrenalins) zu gelangen. Adrenochrom wird als Anti-Aging und Superdroge angesehen und wurde vor Jahren einmal als Mittel gegen Schizophrenie eingesetzt. Adrenochrom kann jedoch synthetisch hergestellt und im Internet käuflich und rezeptfrei erworben werden. »Das kann dabei herauskommen, wenn nur noch Informationen aus dem eigenen Weltbild genommen werden«, murmelte Anja kopfschüttelnd in einer Mischung aus erschrecktem Amüsement und Sarkasmus vor sich hin.

Anja hatte sich zu Beginn ihrer Suche erst zaghaft und vorsichtig, dann immer breiter gefächert auf den Weg begeben, Informationen über alles zu bekommen, was mit der Krankheit Demenz zusammenhing. Heute wusste sie, dass »eben mal Googlen« eine Falle ist. Es gibt Algorithmen, die dafür sorgen, dass nicht alle Menschen die gleichen Informationen bekommen, wenn sie sich auf den Weg in die virtuellen Medien begeben. Die gestellten Fragen bekommen die Antworten, die abhängig davon sind, was Google bereits über die Suchenden an Informationen zum Profil zur Verfügung steht. Anja hatte einen Satz im Kopf den sie – war der aus der Signaturenlehre? – einmal gefunden hatte, der besagte, dass dann, wenn ein Phänomen oder eine Substanz gesucht und untersucht werden soll, jede einzelne Information dazu gehört und erst dadurch das möglichst umfassende Bild ein annäherndes Ergebnis ermöglicht.

Sie nahm sich für ihre Zukunft vor, mit anderen Menschen, die eine von ihrer eigenen Meinung völlig abweichende Haltungen haben, im Dialog zu bleiben und ihnen auch zuzuhören. Das galt für Anja unabhängig davon, ob es sich um die Krankheit Demenz oder etwas anderes handelte. Erst dann wollte sie ihr eigenes Bild und ihre eigene Sicht finden.

»Ich Experte – du Jane«

Frei nach Tarzan

Es hat schon viele Verirrungen gegeben, die später revidiert werden mussten. Es gab in den 1950-er Jahren Röntgenapparate in Schuhläden, damit vor Ort nachkontrolliert werden konnte, ob den Kindern die Schuhe auch richtig passen. Im Mittelalter wurde gegen Läuse in den Haaren als probates Mittel eine Quecksilberpackung empfohlen.

Auch der »Retter der Mütter«, Ignaz Semmelweis stieß auf erheblichen Widerstand, als er seine Ärztekollegen in Wien davon überzeugen wollte, dass Mütter dadurch sterben können, wenn die Ärzteschaft erst Obduktionen durchführte und dann, ohne zuvor die Hände zu säubern und zu desinfizieren, frisch gebackene Mütter untersuchte. Niemand hat je zählen können, wie viele Tausende von Frauen dadurch gestorben waren. Ignaz Semmelweis verstarb im Alter von nur 47 Jahren unter bis heute nicht eindeutig geklärten Umständen. Dennoch ist die Hygiene heute ein Standard in jeder Klinik und jedem Haushalt geworden. Es hat viele Irrungen und Wirrungen gegeben. Das ist auch das Los der Wissenschaft, so lange bis der »richtige« Weg gefunden wird.

> »Ich habe in einem britischen Geheimdienstbericht gelesen, dass schwedische Wissenschaftler in Langzeitstudien an Finnen herausgefunden haben, dass [...] Touchscreens dick machen.«
>
> *Ein formal perfektes Gerücht/die Känguru-Apokryphen*

Da mit dem Argument »das ist wissenschaftlich erwiesen« viele Diskussionen im Keime erstickt werden, ist es sinnvoll, sich diesen bedeutenden Aspekt unseres heutigen Lebens genauer anzusehen. Wissenschaftler*innen, die ihrem Thema verpflichtet sind und nicht nur ihre Karriere im Kopf haben, gebührt höchster Respekt. Das bedeutet nicht, dass die Sicht einzelner Wissenschaftler*innen in Stein gemeißelte Wahrheit ist. Wissenschaft ist Teil der Zeitgeschichte und die Gültigkeit ihrer Erkenntnisse kann verifiziert oder falsifiziert werden und neue Erkenntnisse gelangen hinzu. Wissenschaft ist keine »heilige Kuh«. Ihre Expertise entsteht immer durch einen offenen Diskurs. Christian Drosten von der Berliner Charité hat vorbildlich gezeigt, dass dies möglich ist.

Es gibt im Bereich der Wissenschaft allerdings eine unselige Unterströmung. Die Einbindung in industriell-kommerzielle Zusammenhänge, ein Alleinvertretungsanspruch für die Wahrheit schlechthin, die Überschreitung der eigenen Kompetenzen und käufliche Karrieregelüste – all das macht eine stolze Burg zu einer bröckelnden Ruine. Auch heute ist die Liste wissenschaftlicher Skandale lang und der Glaube an die Religion des Expert*innentums ist ungebrochen.

Hart und weich

In den so genannten »exakten oder harten« Wissenschaften, wie der Mathematik, Teilen der Biologie und auch Geowissenschaften, können genaue, präzise und formal-logische Aussagen getroffen werden und Hypothesen messbar bestätigt oder verworfen werden. Dem gegenüber stehen die »weichen« Wissenschaften (soft-science), insbesondere Sozialwissenschaften, Medizin, Teile der Biologie, Geisteswissenschaften und Psychologie, die sich mit immateriellen Werten beschäftigen und derart komplex sind, dass sie in keiner Weise vorhersehbar, messbar oder wiederholbar sind. Leben entzieht sich letztlich einer »harten« und »exakten« Wissenschaft.

> »Wenn eine Pflanze eingeht, kannst du so viel Wasser darauf gießen, wie du willst, sie geht trotzdem ein.«
>
> *unbekannt*

> »Schauen Sie einmal, ich habe ihnen folgendes mitgebracht: 95g Wasser, 3g Kohlehydrate, 0,2g Fett, 1g Eiweiß. Dazu: eine Prise Vitamin C, ein winziges Bisschen Provitamin A, etwas Kalium, einen Hauch nur von Terpenen, von Vitamin E, von Phenolsäure und Flavonoiden. Hier haben Sie eine

Rührschüssel und einen Schneebesen. Können Sie mir bitte daraus 100g Tomate zusammenrühren?«

Ein achtungsvoller, pfiffiger Dozent

Kompliziert wird es auch dann, wenn in der Medizin nach »harten und exakten« Methoden erforschte Medikamente auf ein komplexes System, wie einen lebendigen Organismus treffen. Einen kleinen Überblick kann die Statistik, die der Entwicklung vorausgegangen ist über die Wirksamkeit geben, doch exakt anzugeben und vorauszusehen ist das Ergebnis nicht. Hier machen neben allen eingesetzten medizinischen Möglichkeiten die Erfahrung und die Beobachtung den größten Anteil über Wirksamkeit und Unwirksamkeit eingesetzter Maßnahmen aus.

Medizinische Forschung ist eine sehr sinnvolle Arbeit. Allerdings muss auch die Frage danach gestellt werden, wodurch die Forschung finanziert wird. Es gibt wegen der hohen Kosten in der medizinischen Forschung keine Untersuchungen und Studien, die pharmaunabhängig bezahlt werden könnten.

Anja war im Laufe der Monate, in denen sie sich mit der Krankheit Demenz, mit den Ursachen, den Hintergründen und den Auswirkungen auf die Familien beschäftigt hatte, zunehmend aufmerksamer und kritischer darüber geworden, welche Annahmen bestanden und beschrieben wurden. »Seltsam«, dachte sich Anja. »Ich finde nichts über die »Nonnenstudie« auf den Seiten der Alzheimer- und Demenzorganisationen. Wieso beziehen die keine Stellung dazu oder nehmen die Gedanken in ihre eigenen Ansichten auf? Das erscheint mir seltsam. Ob die Expert*innen noch nie etwas davon gehört haben? Das kann doch gar nicht sein!« Anja saß vor den Erfahrungen und dem Wissen und den Fakten die sie in den letzten Monaten gesammelt hatte. Sie staunte und wunderte sich und wusste nicht recht weiter. Es war vieles daran so widersprüchlich.

Ihre fragende und suchende Haltung in den vergangenen Monaten wurde nahezu täglich mit Informationen und neuen Aspekten zum Thema Demenz gefüttert. So fand sie heraus, dass auch in Bayern (Welt 2009) Nonnen über einige Jahre begleitet wurden. Hierbei war das Fazit dieser Studie, dass eine höhere und bessere Bildung offensichtlich ein Schutz gegen die Entstehung von Demenz erhöht. »Seltsam«, dachte Anja. »In dieser Studie haben sie offensichtlich alle anderen Aspekte, wie das gemeinsame und spirituelle Leben mit einem ebenso gemeinsamen Ziel, bei ihren Forschungen unter den Tisch fallen lassen. Ob diese anderen Aspekte nicht auch eine Rolle spielen könnten, wie bei der ursprünglichen Nonnenstudie erwähnt?« Anja zweifelte, ob sie tatsächlich richtig mit ihren Gedanken lag.

Anja grübelte. Sie hatte genügend Erfahrung als Krankenschwester gesammelt, um zu wissen, dass es viele unvorhergesehene Dinge gab, die für Gesundheit und Krankheit entscheidend sein konnten. Und wahrscheinlich war es bei einer Demenz auch nicht anders. Stefan hatte manchmal ganz gute Tage und niemand wusste, warum das so war. Es war auch nicht zu beschreiben, weshalb manchmal der Zimmernachbar von Stefan, der sonst nahezu durchgehend wütend und aggressiv auftrat, manchmal einen ganzen Tag Melodien vor sich hin summte. Anja erinnerte sich: irgendwann hatte sie doch einen Traum von noch ganz anderen Instanzen gehabt, die maßgeblich für jede Krankheit waren. Wie hießen die noch? »Ah, das waren die göttliche Dimension, das Leben, das Schicksal, der Tod und die Natur!«, fiel es Anja wieder ein.

»Ich habe viel mehr Fragen und Gedanken zum Thema Demenz, als ich es zu Beginn meiner Suche hatte«, wurde sich Anja bewusst. Gleichzeitig stelle sie fest, dass sie keine Angst mehr davor hatte, eine Demenz zu entwickeln. Wahrscheinlich sollte sie erst einmal das Leben ausschöpfen.

- Anjas Fragen:

→ Sind Plaques der Hintergrund bei einer Alzheimererkrankung?
→ Was ist die Ursache der Plaques?
→ Kann es sein, dass die Plaques Entzündungen verhindern und nicht krankhaft, sondern sinnvoll sind?
→ Ist ein im Alltag gelebtes spirituelles Ziel im Leben wichtig?
→ Habe ich größere Chancen gesund zu bleiben durch ein höheres Bildungsniveau?
→ Ob ein Glaube Berge versetzen kann?
→ Kann auch ein anderer, als ein christlicher Glaube Berge versetzen?
→ Können Traumata, ob körperlich oder seelisch Demenzen hervorrufen oder zumindest fördern?
→ Können Traumata tatsächlich auf die nachfolgenden Generationen übergehen?
→ Können ein schlechtes Gewissen oder Schuldgefühle eine Demenz hervorrufen?
→ Kann es eine Prävention dafür geben, an Demenz zu erkranken, indem Schuldgefühle und schlechtes Gewissen offengelegt werden?
→ Kann eine Beichte präventiv wirken oder ist es wichtig, den Betroffenen direkt alles offenzulegen?
→ Haben Zukunftsängste einen Zusammenhang mit der Entstehung einer Demenz?
→ Bin ich depressiv?
→ Ist eine Depression eine Diagnose oder ein Symptom der Einsamkeit/Isolation/Fremdheit?
→ Was sind Gründe zum Leben oder Gründe sich vom Leben zu entfernen?
→ Was war zuerst da? Das Huhn oder das Ei?
→ Kann ich lernen, Emotionen zu steuern?
→ Können sich Nerven regenerieren?
→ Gibt es überhaupt einen Grund für die Entstehung einer Demenz?
→ Sind die Hintergründe einer Demenz nicht immer multifaktoriell und vielschichtig?
→ Ob das bei jeder Krankheit so ist?

→ Was haben meine Hormone mit der ganzen Angelegenheit zu tun? Gibt es die überhaupt?
→ Ist die Chance größer, gesund zu bleiben, wenn ich mich gesund ernähre und Sport treibe?
→ Sollte ich einen Tanzkurs belegen?
→ Ob ein Vitamincocktail täglich helfen kann?
→ Bin ich ausreichend neugierig?
→ Wann habe ich zum letzten Mal laut gelacht?
→ Hat eine gelebte Gemeinschaft Präventionscharakter?
→ Was ist der Sinn des Lebens?
→ Gibt es überhaupt eine geistige Dimension? Hat Gott uns verlassen oder wir Gott?
→ Ob ich Hundetrainerin werden sollte?
→ Sollen Menschen mit einer Demenz Kreuzworträtsel raten?
→ Bin ich über- oder unterfordert?
→ Wie kommt es, dass Menschen nach einer Vollnarkose oftmals massive Zeichen einer schweren Demenz aufweisen. Sind nur Entzündungen und Ablagerungen dafür verantwortlich? Oder spielt sich bei einer Vollnarkose noch etwas ganz anderes ab?
→ Was macht einen Menschen so aggressiv oder freundlich, weich oder pervers? Sind wir schon so geboren? Oder entwickelt sich das erst später?
→ Ist eine Demenz eine Flucht? Wer flieht vor wem?
→ Wie kreativ bin ich?
→ Wieso können sich Menschen mit einer Demenz so gut zusammenreißen?
→ Gibt es etwas Böses?
→ Bin ich auch eine Boomer*in?
→ Wie kommt es zu den immensen Kosten für die Pflege?
→ Wie können zugehörige Menschen besser unterstützt werden? Wie können Pflegende besser unterstützt werden?
→ Ich brauche eine Silbermünze! Woher bekomme ich die?

Diese Fragen bewegten Anja. Sie konnte für sich keine eindeutige Haltung finden und sie konnte sich auf die teilweise sehr widersprüchlichen Aussagen nur schwer einen Reim bilden. Nach einigen Wochen und täglichen ausgiebigen Spaziergängen keimte ein Gedanke in ihr auf: »Was, wenn ein völlig in sich und mit sich verlorener Mensch sich in eine Demenz rettet und damit endlich ein ›Fernsehprogramm‹ abstellen kann, das bedrängend, bedrohlich, unerträglich und unaufhaltbar ist?« Einen Moment später keimte noch eine Vorstellung in Anja auf: »Ob die Betroffenen, an Demenz erkrankten auf dem Weg des unaufhaltsamen Abschieds vom Leben sich schon einmal vorsorglich ihres Verstandes entledigt haben? Haben sie den Verstand ausgezogen, wie ein paar alte, unbrauchbare Schuhe?« Unendlich viele Theorien und Annahmen medizinischer, psychologischer, erkenntnistheoretischer und spiritueller Art lagen vor Anja.

Anjas Gedanken drehten sich weiter: »Was wohl passieren würde, wenn Menschen mit einer leichten Demenz mit nur wenigen Zeichen weitgehend auf sich selbst gestellt würden? Das wäre Reaktivierung anstatt Aktivierung.« Sie hatte eine Dokumentation gesehen, in der die Bereitwilligkeit der Menschen zur Unterstützung anderer in extremen Erdregionen, wie der Wüste oder Arktis gezeigt wurde. Sie halfen anderen nur dann, wenn sie erkennen konnten, dass diese selbst in erheblichem Maße Anstrengung zeigten, sonst unterließen sie jede Förderung. Anja war hellwach geworden, als es in dem Film hieß: »Kein Mensch kann zum Leben gezwungen werden!«

Alles dreht sich, alles bewegt sich

Welche Ursachen auch immer hinter der Entstehung der Krankheit Demenz stehen mögen, möglicherweise spielen sie alle zusammen auf dem Weg hin zur Entstehung der Krankheit eine wichtige Rolle.

Vielen Menschen kann das Leben unerträglich werden. Das kann manchmal eine Überforderung, manchmal eine

Unterforderung sein. Es kann Einsamkeit im Hintergrund stehen, es kann Sinnlosigkeit sein, es können Traumata der Vergangenheit sein und es können fehlende oder gefürchtete Lebensperspektiven, Fremdheitsgefühle, gestörte Immunsysteme oder große Verwundbarkeit sein. Es kann sein, dass ein ganzer zusammengemixter Cocktail aus Lebenserfahrungen und Lebensansichten dazu führen kann, dass das Fass überläuft und eine Krankheit, wie es in diesem Falle die Demenz ist, entsteht.

Eine Demenz ist nicht heilbar und es scheint keinen Weg zu der Normalität zurück zu geben, in der sich alle anderen Menschen befinden. Das ist eine Tür, deren Schloss sich mehr und mehr zu verriegeln scheint.

Eine Selbstreflexion und die Reflexion aller gesellschaftlichen und politischen Fragen und Phänomene ist nicht mehr möglich und somit auch nicht mehr erforderlich.

Basta – Aus – Feierabend

Vielleicht steht im Hintergrund für die Krankheit Demenz die Mischung aus allen negativen Einflüssen und Faktoren zusammen. Dann sind wir jedoch alle zumindest zum Teil selber dafür verantwortlich, welchen Lebensumständen wir uns aussetzen. Wir alle gemeinsam sind auch dafür verantwortlich, ob ein Mensch resigniert oder einen Platz in der Gemeinschaft einnehmen kann, der seiner eigenen Würde entspricht. Wir alle sind für unsere gemeinsame Geschichte verantwortlich und wir alle sind dafür verantwortlich, wenn Menschen einsam oder depressiv oder fremd oder eben demenzkrank werden. Der Cocktail, der aus Enttäuschungen, Schweigen, Druck, Missachtung und Ausgrenzung entsteht, ist von allen lebenden und vorher lebenden Menschen zusammengemixt worden. Und es sieht demnach ganz danach aus, dass wir alle auch dafür verantwortlich sind, die Folgen davon zu tragen und zu entschädigen.

Trotz aller offenen Fragen, war Anja ein bisschen beruhigt. Weder ihre Tante, noch Stefan waren »schuld« daran, dass ein tiefer Graben zwischen ihnen und dem Rest der »normalen« Bevölkerung bestand. Ob Menschen mit einer Demenz sich von allen anderen oder der Rest der Gesellschaft sich von ihnen entfernt hatte, war nur schwer zu beurteilen. Wahrscheinlich handelt es sich um ein gigantisches Zusammenspiel verschiedenster Faktoren.

Menschen mit einer Demenz haben mit der Entstehung der Krankheit selbst etwas zu tun – doch alle anderen Menschen auch! Wenn Anja an Stefan dachte, wuchs in ihr ein zaghaftes, mitfühlendes und etwas schuldbewusstes Gefühl.

Durchs Anjas Gedankenwelt zog sich eine Zeile aus einem Popsong wie ein Ohrwurm. Sie summte die Melodie den ganzen Tag vor sich hin:

»Are we human or are we dancer?«
(»Sind wir Menschen oder Tänzer?«)

the Killers

Kein Ausweg oder?

Eine Demenz ist unheilbar und wird deshalb palliativ behandelt, das ist feststehende Meinung aller, die mit der Krankheit zu tun haben und sie erleben und beobachten. Das ist der Weg in eine furchtbare Zukunft, aus der es keinen Ausweg zu geben scheint.

So viel war Anja von Anfang an klar. »Also, nach medizinischen und nach psychologischen Sichtweisen ist das eindeutige und übereinstimmende Ansicht«, rumorte es in ihrem Kopf. »Ob nicht doch vielleicht ein Weg aus der Falle demenzkrank zu werden möglich ist?« Anjas Gedanken sind weitergesponnen, während sie aus ihrem Fenster in die Weite blickte.

»Was wäre, wenn …«, sann sie nach,

- »… die Betroffenen schon bei den ersten Anzeichen einer beginnenden Demenz Aufgaben bekommen würden, die für eine ganze Gemeinschaft wichtig sind? Ob die Betroffenen gar nicht erst weiter wegrutschen würden?
- Ein Mensch mit einer Depression wieder neuen Mut finden könnte? Was wäre, wenn Traumata zügig versorgt werden würden? Was wäre, wenn alt gewordene Menschen Aufgaben und eine Funktion bekämen? Was wäre, wenn überforderte Menschen Entlastung bekämen? Was wäre, wenn unterforderte Menschen eingespannt würden? Was wäre, wenn die Umwelt gesund wäre? Was wäre, wenn Gewissensbisse gemeinschaftlich Erlösung erführen? Was wäre, wenn alle Menschen Brüder/Schwestern wären? Was wäre, wenn die Intuition und die Fähigkeit zum Mitgefühl einen vergleichbaren Stellenwert hätten, wie es jetzt der Verstand hat? Was wäre, wenn wir alle dafür sorgen würden, dass alle anderen stärker anstatt schwächer werden?«

Anjas Blick richtete sich wieder auf den Tisch, an dem sie saß. »Ganz einfach«, sagte sie sich, »dann wären wir dem Paradies auf Erden ein Stück näher und die Krankheit Demenz gehörte vielleicht der Vergangenheit an. Doch wer weiß, wer weiß, ob das möglich werden kann?« Sie entschied, jetzt sofort und ohne »Wenn« und »Aber« damit anzufangen.

Die Kugel rollt

Marion und Anja trafen sich mit den anderen Frauen zum Bowlen. Anja lachte an diesem Abend viel. Und ganz nebenbei berichtete sie den anderen davon, dass sie sich einen Zehnjahreskalender besorgt hatte. Darin hatte sie ihre ersten Pläne eingetragen, die sie in ihrem Leben umsetzen wollte. »Ich will in jedem Jahr etwas ganz und gar Neues lernen. Ich habe mich für das kommende Jahr zu einem Tangokurs angemeldet. Und ich werde Französisch lernen!«, verkündete sie stolz.

»Wie«, fragten die anderen Anja, »Du hast deine Angst besiegt und alle Fragen zur Demenz geklärt?« – »Nein«, antwortete Anja. »Ich habe viel weniger Antworten, als ich vor meiner Suche hatte und viel mehr Fragen. Aber ich habe einen Teil des Pokerspiels verstanden, dass das Leben spielt. Jetzt sitze ich mit am Tisch und ich will gewinnen!«

Ach, wenn ich doch unsterblich wäre ...

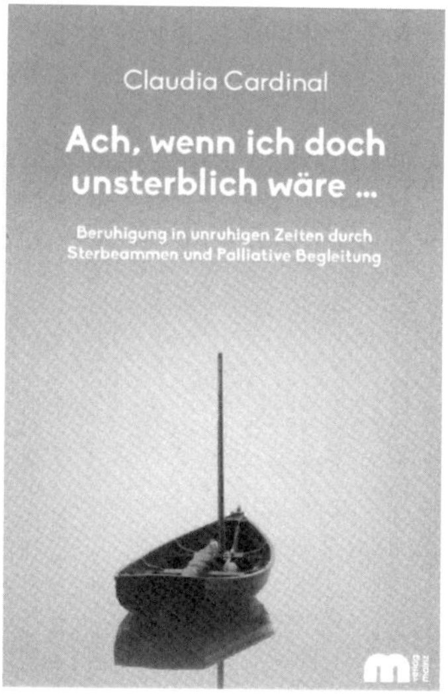

978-3-86317-038-7
226 Seiten
14,80€ (DE)

»Austherapiert«: Eine Diagnose wie ein Urteil – ein Todesurteil! Betroffene Patientinnen und Patienten stehen mit einem Male vor den Trümmern ihrer Existenz und müssen sich mit dem Sterben und dem Tod auseinandersetzen, Themen, die in unserer schnelllebigen westlichen Gesellschaft eine durch und durch private Angelegenheit geworden sind. Umso wertvoller ist die Arbeit der Hospize und der Palliativmedizin, die den Tod enttabuisiert und Betroffenen ein möglichst friedliches und schmerzfreies Sterben ermöglichen will.

Die Heilpraktikerin und Sterbeamme Claudia Cardinal beantwortet viele Fragen rund um die Themen Sterben und Sterbebegleitung und gibt Betroffenen und Angehörigen erste Informationen an die Hand, die Beruhigung in unruhigen Zeiten bieten: Was genau ist Palliativmedizin und wie sieht palliative Betreuung in der Praxis aus? Was sind Hospize und welche Art von Hospizen gibt es? Und wie kann der Tod in unserer Abschiedskultur zumindest etwas alltäglicher und normaler werden?

Claudia Cardinal begründete in den 1990-er Jahren analog zur Geburtsheilkunde eine moderne Sterbeheilkunde und bildet an der von ihr ins Leben gerufenen Akademie in ganz Deutschland Menschen in der Sterbe- und Trauerbegleitung aus. Deutschlandweit gibt es mittlerweile rund 1.000 ausgebildete Sterbeammen und Sterbegefährten.